レジデントノート別冊

救急・ERノート ❷

ショック
実践的な診断と治療
ケースで身につける実践力とPros & Cons

松田直之／編

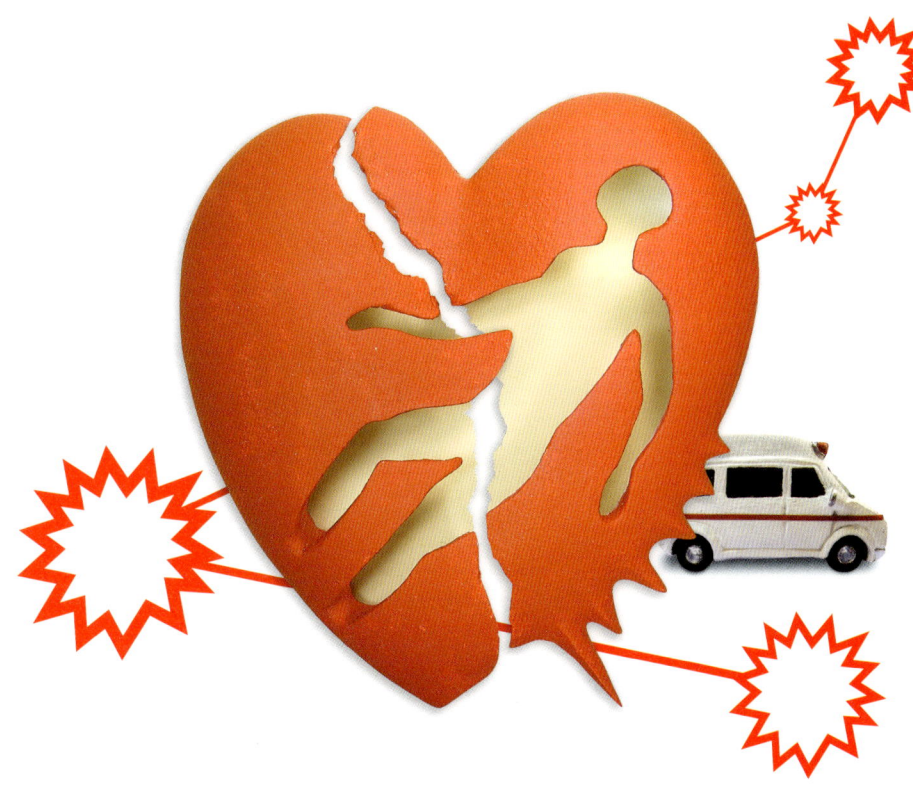

羊土社
YODOSHA

謹告

　本書に記載されている診断法・治療法に関しては，発行時点における最新の情報に基づき，正確を期するよう，著者ならびに出版社はそれぞれ最善の努力を払っております．しかし，医学，医療の進歩により，記載された内容が正確かつ完全ではなくなる場合もございます．

　したがって，実際の診断法・治療法で，熟知していない，あるいは汎用されていない新薬をはじめとする医薬品の使用，検査の実施および判読にあたっては，まず医薬品添付文書や機器および試薬の説明書で確認され，また診療技術に関しては十分考慮されたうえで，常に細心の注意を払われるようお願いいたします．

　本書記載の診断法・治療法・医薬品・検査法・疾患への適応などが，その後の医学研究ならびに医療の進歩により本書発行後に変更された場合，その診断法・治療法・医薬品・検査法・疾患への適応などによる不測の事故に対して，著者ならびに出版社はその責を負いかねますのでご了承ください．

序

　ショック，すなわち急性循環不全は，救急・集中治療領域の対象病態であるが，癌末期の慢性病棟でも，呼吸器病棟でも，また循環器病棟でも，どんな病棟であろうとも頻回に遭遇する病態である．このショックを救命するのか，死として看取るのか…．しかし，残念ながらショックにスピーディに対応できる医師やコ・メディカルは，現在も朱鷺(とき)のごとく少ない．私は羊土社に，このショックの管理を整理する機会を頂いてうれしく感じている．

　従来，ショックというと，学術的な内容の特集となりがちである．例えば，私もショックに対する新規創薬を，近未来の課題とし，現行の治療を容易なものに変換したいと模索している．しかし，その一方で，実際のショック臨床で重要なことは，「救える血圧低下を，確実に昇圧する，組織酸素代謝を正常化する」という，実にシンプルなものである．このために，若い頃に，1度は真剣にショックを考え，実践することで，必ずや治療中の不慮のショック死が減少する．ショックの臨床では，複雑な理論をシンプルな実践に変え，患者個々のホメオスタシスを読み取る技術を蓄え，問題点を感じ取る感性を育てるとよい．

　現在，私はショックの管理には，タイミングが不可欠であり，ショックを進展させないための予防テクニックが必要と提唱している．これが，私が唱える，ショックにおける「防波堤理論」である．理にかなった防御体制を生体内に与えることで，生体破壊が抑制される．ショックの離脱には，防御タイミングを逃さないことが不可欠であり，われわれには後手に回らぬための理論と実践力の研磨が必要である．

　本書は，ショックを実践的に語るものである．執筆者によりwarm shock, cold shockと，発熱の程度はさまざまである．これこそ，十人十色であり，本書は実臨床教育現場の再現である．しかし，これを束ねる私の立場は，ショックの多くはすでに救命できるとするものであり，知識やテクニックの不備により，ショックを遷延させてはいけないというものである．ショック管理は，救急専門医に特化したものではなく，すべての医師ができる技として，流布されなければならない．そして，本書を読むなかで，「自分の治療の方がより良い」と感じる方は，ぜひ，救急・集中治療医学の道へ進み，世界をリードして世界の第一人者となって頂きたい．本書が，ショック管理の基盤となるとともに，皆さんの急性期医療に対する魂を揺さぶるものとなることを祈念している．私は，今なお，ショック管理と毎日対面している．

2011年7月

名古屋大学大学院医学系研究科 救急・集中治療医学分野 教授
松田直之

レジデントノート別冊
救急・ERノート ❷

ショック 実践的な診断と治療
ケースで身につける実践力とPros & Cons

松田直之／編

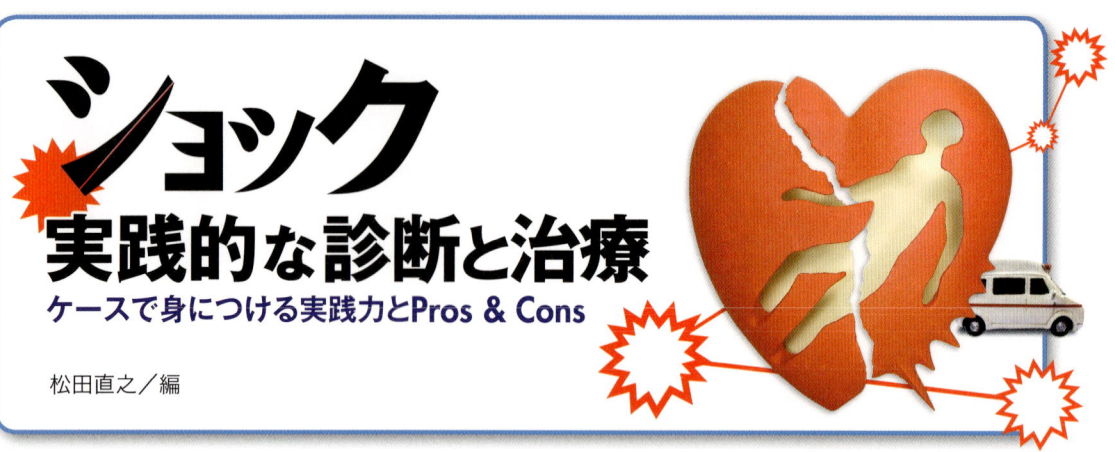

序 ——————————— 松田直之 ……… *3*

略語一覧 ——————————————————— *9*

執筆者一覧 —————————————————— *12*

第1章 【総論】ショックの概略〜誰もが知っておいてほしいこと〜

1 ショックを見逃さないコツとポイント ——————— 松田直之 ……… 14
❶ショックの定義：ショックって何ですか？　❷ショックの初期評価　❸ショックの分類と治療

2 ショックのモニタリングと治療指針 ——————— 松田直之 ……… 23
■ショックの顔つき
［モニタリング］　❶パルスオキシメータとA-lineの波形　❷カプノグラムの有効利用　❸乳酸値上昇に気をつける　❹中心静脈圧の測定と圧波形観察　❺肺動脈カテーテルによる心機能評価　❻混合静脈血酸素飽和度のモニタリング
［治療指針］　❶ショック診断のフロー　❷ショック救命の連鎖

contents

第2章 【各論】症例検討 ショックへの対応

1 敗血症性ショックの診断と治療 ――――― 貝沼関志 ……… 46

[問題解決型ケーススタディ]
[解説：敗血症性ショック] **1**敗血症および敗血症性ショックの定義 **2**どこでEGDTを行うか **3**敗血症性ショックでの輸液，輸血 **4**敗血症，敗血症性ショックでの血液培養検査 **5**敗血症，敗血症性ショックでの感染巣除去 **6**敗血症，敗血症性ショックでの抗菌薬療法 **7**敗血症性ショックでのカテコラミン **8**敗血症での呼吸管理 **9**敗血症での鎮静，鎮痛 **10**敗血症性ショックでのステロイド **11**敗血症でのDIC治療 **12**敗血症での消化管粘膜障害 **13**敗血症での厳格血糖管理および栄養管理 **14**症例の場合について

2 アナフィラキシーショックの診断と治療 ――――― 井上卓也 ……… 61

[問題解決型ケーススタディ]
[解説：アナフィラキシーショック] **1**アナフィラキシーとは **2**アナフィラキシーの症状 **3**アナフィラキシーショックの病態 **4**アナフィラキシーの診断 **5**二相性反応 **6**ショック発症後早期の検査 **7**アナフィラキシーを起こしやすい薬剤 **8**アナフィラキシーショックの治療 **9**造影剤に対するアレルギー反応

3 出血性ショックの診断と治療 ―― 古川 宗，久志本成樹，加藤正人 ……… 70

[問題解決型ケーススタディ]
[解説：出血性ショック] **1**出血性ショックの重症度 **2**出血性ショックの診断 **3**出血性ショックの治療 **4**危機的大量出血

4 外傷におけるショックの診断と治療 ――――― 真弓俊彦 ……… 80

[問題解決型ケーススタディ]
[解説：外傷におけるショック] **1**外傷初療 **2**外傷性ショックはほとんどが出血性である **3**出血以外の外傷性ショック **4**骨髄輸液針
One More Experience 外傷性消化管穿孔

5 神経原性ショックの診断と治療 ――――― 足立裕史 ……… 89

[問題解決型ケーススタディ]
[解説：神経原性ショック] **1**想定外がありうる救急患者 **2**神経原性ショックの頻度は？ **3**神経原性ショックの特徴 **4**適切な対処要領は？ **5**救急領域における神経系モニタリング
One More Experience 脊髄損傷の低体温療法

6 心原性ショックの診断と治療 ……………………………… 都築通孝 ……… 97

[問題解決型ケーススタディ]
[解説：心原性ショック] **1** 心原性ショックの病態とは？　**2** 心原性ショックの臨床像　**3** 症候群としての心原性ショックの管理

7 肺血栓塞栓症の診断と治療 ……………………………… 小野寺睦雄 ……… 106

[問題解決型ケーススタディ]
[解説：肺血栓塞栓症] **1** 肺血栓塞栓症とは　**2** 肺血栓塞栓症の危険因子と症状，身体所見　**3** 肺血栓塞栓症が疑われた場合に行う検査　**4** 肺血栓塞栓症の治療　**5** 予防

8 羊水塞栓症の診断と治療 ……………………………… 今中秀光 ……… 116

[問題解決型ケーススタディ]
[解説：羊水塞栓症]

9 心タンポナーデの診断と治療 ……………………………… 鈴木秀一 ……… 123

[問題解決型ケーススタディ]
[解説：心タンポナーデ] **1** 心タンポナーデの診断　**2** 心タンポナーデの治療

10 緊張性気胸の診断と治療 ……………………………… 久保田信彦，丸藤 哲 ……… 131

[問題解決型ケーススタディ]
[解説：緊張性気胸] **1** 胸腔ドレーン挿入　**2** 合併症
One More Experience エコーの有用性

第3章 合併症管理のポイント

1 重症度評価 ……………………………… 林田 敬，藤島清太郎 ……… 138

1 重症度スコアリングシステム　**2** APACHE Ⅱ　**3** SOFA　**4** SAPS Ⅱ　**5** MPM Ⅱ　**6** スコアリングの実際
One More Experience ICU入室後24時間の重要性

contents

2 急性肺傷害 ———————————————————— 高橋英夫 ……… **151**

[問題解決型ケーススタディ]
[解説：急性肺傷害] **1** ALI/ARDSの診断基準，発症リスク因子　**2** ALI/ARDS発症のメカニズム　**3** 呼吸管理について　**4** 全身管理の指針　**5** 輸液管理について　**6** 人工呼吸管理中の鎮静について

3 急性腎傷害 ———————————————————— 中村智之，西田 修 ……… **162**

[問題解決型ケーススタディ]
[解説：急性腎傷害] **1** 急性腎傷害の定義　**2** 急性腎傷害を回避するための治療　**3** 輸液バランス・体液量管理のポイント　**4** 血液浄化療法の方法について
One More Experience 乳酸値について
One More Experience High flow-volume large size PMMA-HDF（SHEDD-fA）について

4 播種性血管内凝固症候群 ——————————————— 江口 豊 ……… **175**

[問題解決型ケーススタディ]
[解説：播種性血管内凝固症候群] **1** DICの定義　**2** DICの診断基準　**3** DIC治療で注意すべきこと　**4** DICの治療薬使用のコツとポイント
One More Experience ADAMTS-13の低下に注意

第4章　ショック治療のエビデンス〜Pros & Cons〜

1 EGDT：敗血症初期の輸液療法のPros & Cons
① Pros 賛成論 ———————————————————— 渡邉栄三，織田成人 ……… **186**
1 ショックに対する初期輸液療法の歴史　**2** EGDTの検証　**3** Dysoxiaの改善をめざして

② Cons 反対論 ———————————————————— 松田直之 ……… **192**
1 RiversらのEGDTプロトコルの改善の可能性　**2** SAFE studyにみるアルブミン投与　**3** 血管収縮薬の選択の是正　**4** 輸液量の是正

2 カテコラミンの使い方 Pros & Cons
① Pros 賛成論 ———————————————————— 畠山 登 ……… **197**
1 カテコラミンについて　**2** ショック分類とカテコラミンの使用　**3** カテコラミンについてのRCT　**4** カテコラミンに将来はあるか？

② Cons 反対論 ──────────────松田直之 ……… 203
1 カテコラミンの厳格使用について **2** 脱ドパミン作戦 **3** ショック病態にあわせたカテコラミン投与 **4** 心室筋細胞内情報伝達への病態修飾 **5** カテコラミンの免疫破綻作用 **6** カテコラミンの細菌増殖作用

3 ステロイド Pros & Cons ──────────松田直之 ……… 212
[Pros 賛成論] **1** ショックにおける少量ステロイドの適応 **2** アナフィラキシーショック **3** 羊水塞栓症によるショック **4** 副腎クリーゼによるショック **5** 甲状腺機能低下によるショック **6** 敗血症性ショック
[Cons 反対論] **1** 鎮痛・鎮静による偽性副腎クリーゼ **2** 敗血症病態におけるグルココルチコイド受容体発現

4 バゾプレシン Pros & Cons ──────────布宮　伸 ……… 221
■敗血症性ショック
[Pros 賛成論] **1** ガイドラインに記載されている治療法である **2** 有用性を示す臨床試験
[Cons 反対論] **1** 臨床試験の問題点
■現時点での結論
■外傷性（出血性）ショック
[Pros 賛成論] **1** 有効性を示す多くの基礎実験 **2** 有用性を示す臨床試験
[Cons 反対論] **1** これで有効と言えるのか
■現時点での結論

5 敗血症患者における血糖管理 Pros & Cons ──────江木盛時 ……… 228
[Pros 賛成論：高血糖の制御は，敗血症患者を救う] **1** 急性期高血糖の発生 **2** 高血糖の有害性 **3** 急性期高血糖の制御による急性期患者の予後改善の報告
[Cons 反対論：血糖はどこまで下げるべきか？] **1** 2008年版SSCGの問題点 **2** 低血糖の危険性 **3** 強化インスリン療法の有効性に否定的な報告 **4** NICE-SUGAR trial以降のメタ解析

6 ショックと蛋白分解酵素阻害薬 Pros & Cons ──────射場敏明 ……… 236
[Pros 賛成論] **1** 合成，抽出蛋白分解酵素阻害薬 **2** 生理的蛋白分解酵素阻害薬
[Cons 反対論]

索引 ……… 241

略語一覧

AAA ：abdominal aortic aneurysm（腹部大動脈瘤）

AAD ：acute aortic dissection（急性大動脈解離）

A/C ：assist control（強制換気）

ACCP ：American College of Chest Physicians

ACS ：acute coronary syndrome（急性冠症候群）

Ad ：adrenaline（アドレナリン）

ADQI ：Acute Dialysis Quality Initiative

aEDCO$_2$ ：arterial-end-tidal CO$_2$ tension difference（動脈呼気二酸化炭素分圧解離）

AIDS ：acquired immune deficiency syndrome（後天性免疫不全症候群）

AKI ：acute kidney injury（急性腎傷害）

AKIN ：Acute Kidney Injury Network

ALI ：acute lung injury（急性肺傷害）

AMI ：acute myocardial infarction（急性心筋梗塞）

ANP ：atrial natriuretic peptide（心房性 Na 利尿ペプチド）

APACHE ：acute physiology and chronic health evaluation

APRV ：airway pressure release ventilation

APS ：acute physiology score

ARDS ：acute respiratory distress syndrome（急性呼吸促迫症候群）

ARF ：acute renal failure（急性腎不全）

AVP ：arginine vasopressin（バゾプレシン）

CaO$_2$ ：content of arterial oxygen（動脈血酸素含量）

CCO ：continuous cardiac output（連続心拍出量測定）

CHDF ：continuous hemodiafiltration（持続的血液濾過透析）

CI ：cardiac index（心係数）

CO ：cardiac output（心拍出量）

COMT ：catechol-o-methyltransferase（カテコール -O- メチル基転移酵素）

CRRT ：continuous renal replacement therapy（持続的血液浄化療法）

CRT ：capillary refill test

CVP ：central venous pressure（中心静脈圧）

DIC ：disseminated intravascular coagulation（播種性血管内凝固）

DOA ：dopamine（ドパミン）

DOB ：dobutamine（ドブタミン）

ECLA ：extracorporeal lung assist

ECMO ：extracorporeal membrane oxygenation

EDD ：esophageal detector devices（食道挿管検知器）

EGDT ：Early Goal-Directed therapy

ESKD ：end-stage kidney disease（末期腎不全）

FAST ：focused assessment with sonography for trauma

FFP ：fresh frozen plasma（新鮮凍結血漿）

GRE ：glucocorticoid response element（グルココルチコイド反応転写領域）

hANP ：human atrial natriuretic peptide（ヒト心房性ナトリウム利尿ペプチド）

HFO ：high frequency oscillation（高頻度振動換気法）

HRE ：hypoxia response element（虚血反応転写領域）

I-κB ：inhibitory-κB（抑制性 - カッパー B）

IABP ：intraaortic balloon pumping（大動脈内バルーンパンピング）

ICAM-1 ：intracellular adhesion molecule-1

略語一覧

ICH ：intracerebral hemorrhage（脳出血）
ICUAP ：ICU-acquired paresis
IIT ：intensive insulin therapy（強化インスリン療法）
IL-1β ：interleukin-1β
IL-8 ：interleukin-8
IRRT ：intermittent renal replacement therapy（間欠的血液浄化法）
LDH ：lactate dehydrogenase（乳酸デヒドロゲナーゼ）
LIP ：lower inflection point
LVSW ：left ventricle stroke work（左室一回仕事量）
LVSWI ：left ventricle stroke work index（左室一回仕事量係数）
MAO ：monoamine oxidase（モノアミン酸化酵素）
MAP ：mean arterial pressure（平均動脈圧）
MCP-1 ：macrophage chemotactic protein 1
MIP-1α ：macrophage inflammatry protein 1α
MKP-1 ：MAPK phosphatase 1
MODS ：multiple organ dysfunction syndrome（多臓器障害）
MPAP ：mean pulmonary artery pressure（肺動脈平均圧）
MPM ：Mortality Prediction Model
NA ：noradrenaline（ノルアドレナリン）
NOMI ：nonocclusive mesenteric ischemia（非閉塞性腸間膜動脈虚血）
NPPV ：Noninvasive Positive Pressure Ventilation（非侵襲的陽圧換気）
PaCO₂ ：pressure of arterial CO_2（動脈血二酸化炭素分圧）

PADP ：pulmonary artery diastolic pressure（肺動脈拡張期圧）
PAF ：platelet activating factor（血小板活性化因子）
PAI-1 ：plasminogen activator inhibitor-1
PAR ：protease activating receptor
PASP ：pulmonary artery systolic pressure（肺動脈収縮期圧）
PAWP ：pulmonary artery wedge pressure（肺動脈楔入圧）
PCI ：percutaneous coronary intervention（経皮的冠動脈形成術）
PCPS ：percutaneous cardiopulmonary support（経皮的心肺補助装置）
PEEP ：positive end-expiratory pressure（呼気終末陽圧）
P$_{ET}$CO₂ ：end-tidal partial pressure of CO_2（二酸化炭素分圧）
PMMA ：polymethylmethacrylate（ポリメチルメタクリレート）
PMX-DHP ：direct hemoperfusion with polymyxin B immobilized fiber（エンドトキシン吸着療法）
PPI ：proton pump inhibitor（プロトンポンプ阻害薬）
PVR ：pulmonary artery resistance（肺血管抵抗）
PVRI ：pulmonary artery resistance index（肺血管抵抗係数）
RAP ：right atrium pressure（右心房圧）
RASS ：Richmond Agitation-Sedation Scale
RCC ：red cell concentrate（赤血球濃厚液）
RVEDV ：right ventricular end-diastolic volume（右室拡張終期容量）
RVEDVI ：right ventricular end-diastolic volume index（右室拡張終期容量係数）

RVEF	: right ventricular ejection fraction（右心室駆出率）	**SOFA**	: sequential organ failure assessment
RVSW	: right ventricle stroke work（右室一回仕事量）	**SSCG**	: Surviving Sepsis Campaign guidelines
RVSWI	: right ventricle stroke work index（右室一回仕事量係数）	**SV**	: stroke volume（一回拍出量）
SAFE study	: The Saline versus Albumin Fluid Evaluation study	**SVI**	: stroke volume index（一回拍出量係数）
SAH	: subarachnoid hemorrhage（くも膜下出血）	**S$\bar{\text{v}}$O$_2$**	: mixed venous oxygen saturation（混合静脈血酸素飽和度）
SAPS II	: simplified acute physiology score II	**SVR**	: systemic vascular resistance（末梢血管抵抗／体血管抵抗）
SCCM	: Society of Critical Care Medicine	**SVRI**	: systemic vascular resistance index（体血管抵抗係数）
ScvO$_2$	: central venous oxygen saturation（中心静脈酸素飽和度）	**TAE**	: transcatheter arterial embolization（経カテーテル肝動脈塞栓術）
SDH	: subdural hematoma（慢性硬膜下血腫）	**TF**	: tissue factor（組織因子）
SHEDD-fA	: sustained high-efficiency daily diafiltration using a mediator-adsorbing membrane	**TNF-α**	: tumor necrosis factor α
		TRE	: TPA-responsive element
S.I.	: Shock Index（ショック指数）	**UIP**	: upper inflection point
SIMV	: synchronized intermittent mandatory ventilation	**VALI**	: ventilator-associated lung injury（人工呼吸器関連肺損傷）
SIRS	: systemic inflammatory response syndrome（全身性炎症反応症候群）	**VAP**	: ventilator-associated pneumonia（人工呼吸器関連肺炎）
SMA	: superior mesenteric artery（上腸間膜動脈）	**VCAM-1**	: vascular cell adhesion molecule-1
		vWF	: von Willebrand factor

執筆者一覧

❖ 編集

松田直之	名古屋大学大学院医学系研究科 救急・集中治療医学分野

❖ 執筆（掲載順）

松田直之	名古屋大学大学院医学系研究科 救急・集中治療医学分野
貝沼関志	名古屋大学医学部附属病院 集中治療部 麻酔・蘇生医学分野
井上卓也	社会医療法人杏嶺会 一宮西病院 救急科
古川　宗	東北大学病院 高度救命救急センター
久志本成樹	東北大学大学院医学系研究科 外科病態学講座 救急医学分野
加藤正人	東北大学大学院医学系研究科 麻酔科学・周術期医学分野
真弓俊彦	名古屋大学大学院医学系研究科 救急・集中治療医学分野
足立裕史	名古屋大学大学院医学系研究科 救急・集中治療医学分野
都築通孝	名古屋大学大学院医学系研究科 救急・集中治療医学分野
小野寺睦雄	徳島大学病院 救急集中治療部
今中秀光	徳島大学病院 ER・災害医療診療部
鈴木秀一	名古屋大学大学院医学系研究科 救急・集中治療医学分野
久保田信彦	北海道大学病院 先進急性期医療センター
丸藤　哲	北海道大学病院 先進急性期医療センター
林田　敬	慶應義塾大学医学部 救急医学教室
藤島清太郎	慶應義塾大学医学部 救急医学教室
高橋英夫	名古屋大学大学院医学系研究科 救急・集中治療医学分野
中村智之	藤田保健衛生大学医学部 麻酔・侵襲制御医学講座
西田　修	藤田保健衛生大学医学部 麻酔・侵襲制御医学講座
江口　豊	滋賀医科大学 救急集中治療医学講座
渡邉栄三	千葉大学大学院医学研究院 救急集中治療医学
織田成人	千葉大学大学院医学研究院 救急集中治療医学
畠山　登	愛知医科大学 麻酔科学講座
布宮　伸	自治医科大学医学部 麻酔科学・集中治療医学講座 集中治療医学部門
江木盛時	岡山大学病院 集中治療部
射場敏明	順天堂大学 救急災害医学

第1章

【総論】
ショックの概略
~誰もが知っておいてほしいこと~

第1章 【総論】ショックの概略 ～誰もが知っておいてほしいこと～

1 ショックを見逃さないコツとポイント

松田直之

Point

ショック　派手な母さん
- ハ：はじめはABCのチェック
- デ：手で脈の触診
- な：ナースを呼び，緊急バイタルチェック：体温・血圧・心拍数・呼吸数
- か：過呼吸に注意
- あ：汗・発汗の性状に注意
- さん：酸素投与と気道確保

■ はじめに

　ショックを見逃さないコツは，ショックを疑うことから始まる．ショックによる血圧や脈の異常は，患者に対する視診と触診から始まり，すぐにABC（airway/breezing/circulation）を評価することが大切である．本稿では，ショックを疑う徴候とショックの分類をまとめ，ショックを見逃さないコツとポイントを整理する．

1 ショックの定義：ショックって何ですか？

　「ショックです」と上級医を呼び出そうとしたら，いきなり上級医に「今何時だと思ってるんだ，本当にショックなのか？ ショックかどうかちゃんと診断してから連絡をくれ」と苦情を言われた経験が，私にはある．また，「出血性ショックだ，すぐに手術室に入れてくれ，緊急開腹だ！」などと，術後出血性ショックとして30分以内の手術入室を依頼されたが，手術室入室時に末梢静脈路が22Gで1ルートしか入っておらず，彼らは腕を組んでショックを見守っていたという経験もある．さて，どうしたものだろうか？？

表1　ショックの5徴

- 皮膚・顔面蒼白（pallor）
- 肉体的・精神的虚脱（prostration）
- 冷汗（perspiration）
- 脈拍微弱（palselessness）
- 不十分な呼吸（pulmonary insufficiency）

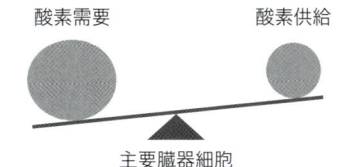

図1　ショックと虚血

　おそらく若い先生は，現在でも，このような経験を，1度ならずとするかもしれない．まず，大切なことは，ショックに対応できるためのABC管理の技術を，麻酔・救急研修などで十分に学ぶことだ．これが，医師として，とりわけショックを見逃さない医師としての第1歩である．

　さて，ショックについては，血管透過性改善薬などの残された創薬の可能性はある．新規創薬の観点に立てば細かな分子機構として学ぶことがたくさんある．しかし，実際の臨床では，このような詳細な知識の多くを削り落とすことができる．まず，ショックを見極める勘所を押さえることが大切である．このようななかで，古くから知られているショックの5徴（表1）を，実臨床のなかで早期に体験しておくとよい．結局，患者の顔色が蒼白だったり，呼吸数が速かったり，大腿などに網状斑が観察されたり，不穏や疲弊感があったり，冷汗が出ていたりという徴候から，まず視診でショックを疑う習慣が大切であり，さらに触診で頻脈や弱脈，すなわち循環に異常が認められるときにはショックを疑い，代謝性アシドーシスの進行を動脈血ガス分析で評価し，治療と診断を同時に進めることが大切である．

　ショックの診断と治療で大切なことは，さまざまな組織の低灌流と低酸素状態を疑うことにある．収縮期圧80 mmHg以下では組織灌流が低下する可能性があり，平均血圧65 mmHg以下では腎血流が低下し始めるかもしれない．そして，頸動脈が触知できなければ，脳血流低下を疑い，脳血流を守るために心肺蘇生が必要となる．

　ショックとは，循環系異常を原因として，組織が必要とする酸素需要に酸素供給が満たない病態であり，組織が嫌気性代謝となることで細胞機能が障害される病態と定義できる（図1）．

ショックと虚血の定義

- ショックとは，循環系異常により組織の酸素需要に酸素供給が満たない病態である．
- 虚血とは，組織の酸素需要に酸素供給が満たない病態である．

> **症例 1**
>
> **ショックを見逃しかけた例**
> 帝王切開術3週間後の過換気症候群として，研修医より上申を受けた．軽度不穏，呼吸数 26回/分，体温 37.2℃，血圧 90/48 mmHg，心拍数 106/分．腹部：軟，反跳痛なし．患者は，最近睡眠不足のようだという．このような病歴と所見をとって，30分間経過観察していたという．しかし，過換気症状が治まらないという．
> 「ショックじゃないの？」
> 研修医「血圧は普段から低めだそうです」
> ダグラス窩膿瘍と腸管浮腫が認められ，ショックであった

2 ショックの初期評価

驚くべきことに，さまざまな分野でさまざまな裏技を知っている医者は存在する．ある上級医は，教科書を読むよりも，患者や先輩から見て学ぶことを得意として成長してきた特徴がある．このような姿勢は，医師人生のなかで大切とするとよい．彼らは，ショックで何をみているのか．

❶ 不穏に注意

ショックでは，脳血流が低下すれば意識障害が生じる．一方，脳血流が維持されている場合でも，代謝性変化や相対的脳虚血により不穏を認める場合もある．肺動脈血栓塞栓症なども，不穏を原因として発症することも多い．緊張性気胸，肺動脈血栓塞栓症，心筋梗塞などのように，痛みを強く訴える場合には，その場所にショックの原因が隠されているかもしれない．夜間に不穏で眠らないなどという症状で，看護師に呼ばれた際には，ABCのチェックと基本バイタル（意識状態，呼吸数，血圧，心拍数，体温）を必ずチェックしよう．眠れないということは，メラトニンを産生する松果体に炎症や虚血が進行しつつあるのかもしれない．脳内で脳血管関門のない代表的な場所は，視床下部，下垂体後葉，松果体であり，それぞれは，発熱，バゾプレシンやオキシトシンの分泌，メラトニンの分泌に関係している．

❷ 頻呼吸に注意

ショックでは，虚血により代謝性アシドーシスが進行するが，過呼吸による呼吸性アルカローシスでpHを正常に保とうとする．動脈血ガス分析をただちにできるトレーニングも必要だが，動脈血ガス分析データは時系列で評価する必要があり，観血的動脈圧ラインを確保し，持続血圧モニタリングとするとよい．ショックが進行すれば，代謝性アシドーシスが進行し，改善傾向があれば代謝性アシドーシスが緩和する．呼吸数増加は，代謝性アシドーシスに対する代償機能として評価し，ショック進行の可能性として周囲に伝えることが大切だ．

MEMO ❶ ショックにおける呼吸数の確認

呼吸数＞20回/分でショックを疑い，呼吸数の変化をモニタリングする．ショック状態では，図2のHenderson-Hasselbalchの式において，嫌気性代謝によって産生される過剰なプロトン（H⁺）の体内蓄積を避けるように，呼吸数が増加し，代謝性アシドーシスを呼吸性アルカローシスで代償しようとする．この評価に，呼吸数の観察が重要となる．

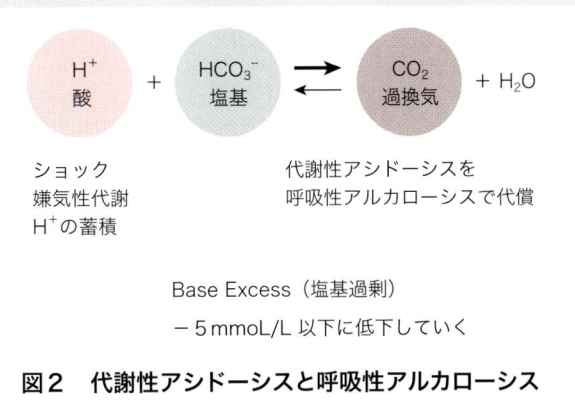

図2　代謝性アシドーシスと呼吸性アルカローシス

MEMO ❷ アシデミアに対する酸素投与の必然性

アシデミアでヘモグロビン・酸素解離曲線（図3）が右方シフトする．このヘモグロビン・酸素解離曲線の右方シフトにより，血液酸素分圧の低い組織末梢ではヘモグロビンからの酸素解離がたやすくなり，酸素分圧の低い局所ではヘモグロビンからの酸素放出が高められる．ショックにおけるアシデミアにおいて，安易にHCO₃⁻イオンの補充でpHを正常化してしまうと，虚血領域での酸素供給量が低下してしまい，組織虚血を進行させる可能性がある．これを，**paradoxical acidosis**という．一方，酸素分圧の高い肺胞レベルの毛細血管内ではヘモグロビンと酸素の結合率が低下するために，血液酸素分圧100 mmHgを目標とした酸素投与が必要となる．これがショックにおける予防的酸素投与の意義である．

（次ページにつづく）

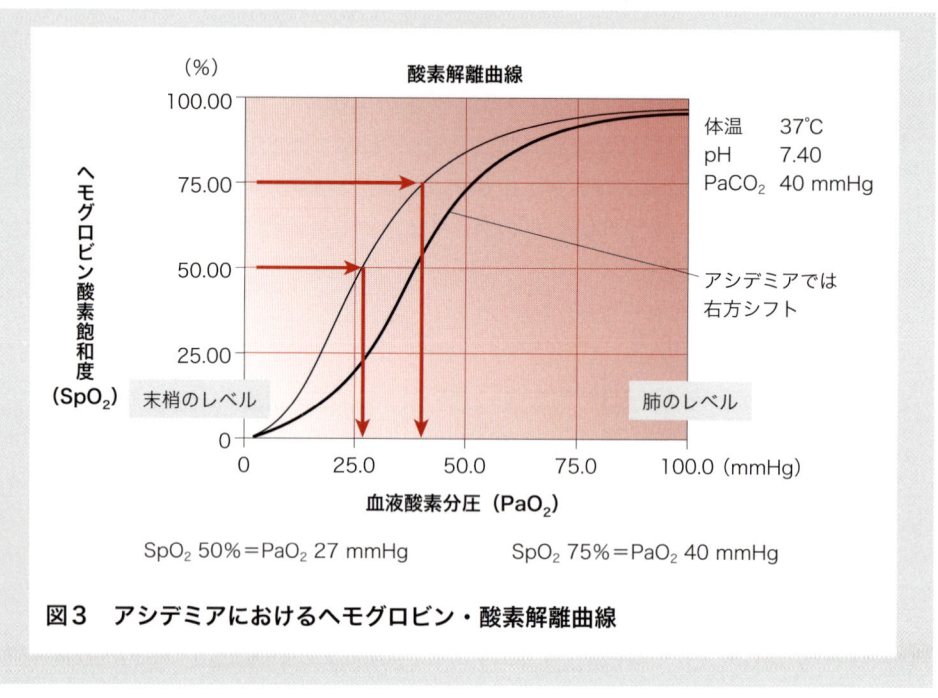

図3　アシデミアにおけるヘモグロビン・酸素解離曲線

❸ 脈の触診のポイント

　ショックでは，手指の爪床を圧迫した後の2秒以内に血液充血が得られないなどの毛細血管の再充血（refilling）の遅延を，補助診断として用いる．これに先立ち，脈の触知はきわめて重要である．視診でおかしいと感じた場合には，意識の確認に次いで，脈の触診を優先することが大切である．

ショック触診のコツとポイント
① 頸動脈が触れない：収縮期血圧60 mmHg以下，心肺蘇生の適応
② 橈骨動脈が触れる：収縮期血圧80 mmHg以上
③ 浅側頭動脈が触れる：収縮期血圧70 mmHg以上
④ 脈は左右で評価するのがよい："片側先生"にならないこと

頸動脈触知のコツとポイント〜正しい頸動脈触知の手順〜
① 甲状軟骨を触知する
② 触知している手を触知している手の肘方向に胸鎖乳突筋の部位までゆっくり引く
③ 指先を2本立てる
④ 頸動脈を触診する

❹ 発汗の性状

　汗は交感神経優位でさらさら，副交感神経優位でねばねばとなる．ショックの多くの場合，

表2　熱型

稽留熱 (continuous fever)	1日の体温差が1℃以内．38℃以上の高熱が持続． 重症肺炎，尿路感染症，髄膜炎，腸チフスなど
弛張熱 (remittent fever)	1日の体温差が1℃以上．37℃以下には下がらない． 敗血症，ウイルス感染症，悪性腫瘍，膠原病など
間歇熱 (intermittent fever)	1日の体温差が1℃以上．37℃以下にまで下がる． ウイルス性上気道炎，肺炎の初発状態など
波状熱 (undulant fever)	発熱時期と発熱しない時期とが区別されているもの． 白血病，脊髄損傷など

　交感神経緊張が高まると発汗の性状は冷たくさらさら，副交感神経優位となって回復した場合などはねばっとしたムチン性の発汗となる．発汗が亢進している際には，ショックを疑う．

❺体温

　熱型は，稽留熱，弛張熱，間歇熱，波状熱（表2）などに分類できるが，ショックにおける体温管理で重要なことは，核温と末梢温を同時に評価することである．血管拡張が生じている場合は，四肢末端が温暖であり，血圧が低いものの交感神経緊張の強い場合には四肢末端が冷たい．

　四肢末梢の血管が拡張している場合には，室温に影響されて核温が低下しやすい．四肢末梢の血管が収縮している場合には，四肢末梢からの熱の放散が低下するために核温が上昇しやすい．

MEMO ❸ 体温管理

1）核温

鼓膜温：脳温
食道温：血液温（食道の静脈温の評価）
膀胱温：腎臓温（尿が存在するとき，膀胱，尿管，腎臓の温度は比較的均質である）
直腸温：血液温（直腸の静脈温の評価）
通常は核温として，膀胱バルーンカテーテルに付属した温度センサーを用いて，膀胱温を持続モニターする．

2）末梢温

足底に皮膚温度センサーを設置する．

❻動脈血ガス分析

　ショックが疑われる状態では，必ず，動脈血ガス分析を行い，代謝性アシドーシスの進行と血清乳酸値の上昇を確認する．これらは，時系列で評価することも大切である．

表3　ショックの分類と主要原因

Ⅰ．血液分布異常性ショック（distributive shock）	Ⅲ．心原性ショック（cardiogenic shock）
A．全身性炎症に関連したもの 　敗血症，外傷，高侵襲手術，急性膵炎，広範囲熱傷，虚血再灌流，羊水塞栓症など	A．心筋性 　虚血性心疾患，心臓手術，心筋挫傷，心筋炎，心筋症，薬剤性（β遮断薬，Ca^{2+}チャネル拮抗薬，向精神薬，抗うつ薬），敗血症，アナフィラキシー，羊水塞栓症，副腎機能低下など
B．アナフィラキシー	
C．神経原性ショック 　脊髄損傷，脊椎くも膜下麻酔，硬膜外麻酔など	B．機械性 　弁膜症，心室瘤，心室中隔欠損症，不整脈など
D．薬剤性ショック 　麻酔薬，メジャートランキライザー，マイナートランキライザー，血管拡張薬など	Ⅳ．心外閉塞・拘束性ショック（extracardiac obstructive shock）
	A．心タンポナーデ
E．副腎機能低下	B．胸腔内圧上昇 　緊張性気胸，過度の呼気終末陽圧，大量血胸，大量胸水など
Ⅱ．循環血液量減少性ショック（oligemic shock）	
A．出血性ショック 　外傷，手術，吐血，下血など	C．血管閉塞 　肺血栓塞栓症，羊水塞栓症など
B．非出血性ショック 　熱傷，脱水，下痢，嘔吐，炎症に伴うサードスペース形成，胸水貯留，腹水貯留，乳び胸，尿崩症や糖尿病等に伴う大量利尿など	D．収縮性心外膜炎

3 ショックの分類と治療

　現在のショック分類（表3）は，病態にあわせた治療の提案として統合され，従来の原因による分類と区分して使用されている．治療に対しては，現在のショック分類として考えることが大切と記載する．しかし，ショックの病態は現在のショック分類の1つと1対1対応するものではなく，ショック病態は複合病態となりやすいことも覚えておいてほしい．さらにショックが進行した病態では，血管内皮細胞傷害の進行により組織低灌流状態となり，臓器不全が不可逆となりやすい．ショックの遷延を避ける適切な治療が大切であり，**播種性血管内凝固症候群**（disseminated intravascular coagulation：DIC）や**DIC依存性低灌流**（DIC-dependent hypoperfusion）の進展を阻止しなければならない．

MEMO 4　ショックの新旧の分類

【古い分類】

・出血性ショック

・敗血症性ショック

・外傷性ショック

・アナフィラキシーショック

・心原性ショック

・熱傷性ショック

　　　　　　　など

> 【新しい分類】
> ・血液分布異常性ショック
> ・循環血液量減少性ショック
> ・心原性ショック
> ・心外閉塞・拘束性ショック

　ショックの治療では，ショックを惹起している基本病態を，血液分布異常，循環血液量減少，心原性，心外閉塞・拘束性の4つに分類して診断し，各々に対して適切な治療を施すことが大切である．この治療の目標は，組織酸素代謝の改善であり，具体的な治療目標として，血圧維持，頻脈改善，尿量維持，血液凝固異常の改善，および意識改善をおく．このなかでも，尿量≧0.5 mL/kg/時を維持することはきわめて大切であり，ショックで産生される炎症性サイトカインなどを体外排泄させ，ショック遷延を阻止する意義をもつ．このようなショック病態の鑑別は，まず，心外閉塞・拘束性を評価し，次に血液分布異常，循環血液量減少，心原性を評価するとよい．

❶ 心外閉塞・拘束性ショック

　心外閉塞・拘束性ショックは，心嚢の圧迫あるいは血管系閉塞により，心機能が制限される病態である．このような心外閉塞・拘束性ショックでは，早期診断により，早急に原因を除去する必要がある．**緊張性気胸**では胸腔穿刺を急ぎ，**大量血胸**では胸腔ドレナージ，**心タンポナーデ**や**肺血栓塞栓症**では経皮的心肺補助の適応を考慮する．

❷ 血液分布異常性ショック

　血液分布異常性ショックは，血管拡張病態により，相対的に循環血液量が減少する病態である．このような状態では，適切な輸液療法と血管収縮薬が治療の根底である．血管収縮薬としては，ノルアドレナリンあるいはバゾプレシンが推奨される．ドパミンやドブタミンは，アドレナリン作動性α1受容体よりもアドレナリン作動性β2受容体と親和性が強く，アドレナリン作動性β2受容体を介した血管拡張作用を惹起するため，血液分布異常性ショックに使うべきではない．

❸ 循環血液量減少性ショック

　循環血液量減少性ショックは絶対的に循環血液量が減少する病態であり，細胞外液の補充や組織酸素化を維持するための赤血球輸血などを考慮しなければならない．現在，赤血球輸血は，虚血性心疾患の既往のある場合はヘモグロビン値10 g/dL，その他ではヘモグロビン値7 g/dLを目標とする．一方，血小板濃厚液の投与目安は，急性期では血小板数5万/μL未満とするが，慢性期で状態の落ち着いている際には出血傾向で評価する．また，新鮮凍結血漿の投与はプロトロンビン時間（PT）がINR 2.0以上あるいは活性値30％未満，活性化部分トロンボプラスチン時間（APTT）が各施設の正常値の2倍以上の延長あるいは活性値25％未満，フィブリノーゲンが100 mg/dL未満が推奨されている．しかし，外傷や手術などの出血において，赤血球輸

血が6単位を超えて行われるような場合には，新鮮凍結血漿を濃厚赤血球液と同等の比率で早期から十分に投与することで，生命予後が改善することも知られており，新鮮凍結血漿による凝固因子の早期補充が必要なケースと考えるとよい．

❹心原性ショック

心機能異常においては，虚血による心収縮性低下に加えて，拡張障害を評価する必要がある．虚血や敗血症などの炎症性サイトカイン血症では，心筋細胞内Ca^{2+}貯留（Ca^{2+} overload, Ca^{2+}過負荷）による心拡張不全が生じやすい．このような状態では，アドレナリンβ受容体刺激薬などの心収縮薬が有効とはならない．心機能は，輸液や輸血による心前負荷に対して，十分に拡張が得られるか，十分に収縮性が保たれるかにより評価する．このような評価には，心エコーが有用である．

文献・参考図書

1) 松田直之：ショック治療の最前線－ショック初期における輸液管理の動向－．臨床麻酔，31（増）：483-498, 2007
2) 松田直之，影山俊一郎 ほか：敗血症病態における血管内皮細胞のアポトーシス．日本薬理学会誌，131：96-100, 2008
3) 松田直之，小池 薫：敗血症性ショックの病態と創薬．Shock, 23：66-71, 2009
4) 松田直之：敗血症病態における転写因子NF-κBの機能解析．麻酔，58：S305-311, 2009

第1章 【総論】ショックの概略 ～誰もが知っておいてほしいこと～

2 ショックのモニタリングと治療指針

松田直之

Point

- ショック病態のクロスオーバー：ショックでは心血管系のいくつかの病態が混在する
- 波形観察の重要性：パルスオキシメータ波形，観血的動脈圧波形，中心静脈圧波形
- ショックにおけるカプノグラムの有効利用：aEDCO$_2$増大の回避
- ショックにおける抗菌薬の適正利用に対する説明ができる
- 血液濾過透析における抗菌薬の補充量を説明できる
- ショックにおける乳酸産生の機序と乳酸クリアランスについて説明できる

■はじめに

　ショックは急性循環不全と同義であり，心血管系の異常を原因としてさまざまな組織に虚血が進行する病態である．虚血により細胞機能が刻一刻と障害されていくことを念頭に置き，診断と治療を並行して進めることが大切である．この診断と治療には，優先順位をつけるべきであり，まず心外閉塞・拘束性ショックを除外し，心原性ショックと循環血液量減少性ショックの可能性を心電図やエコーなどで同時に評価し，さらに並行して血液分布異常性ショックの程度を評価するとよい．このような診断過程で，輸液やカテコラミン投与による治療反応性をどのようにモニタリングするかが大切であり，治療効果が診断の補助となる．ショック病態は心・血管要因が複合して形成されることも多く，適切な循環モニタリングのなかで，心臓と血管と閉塞・拘束性要因を個別に評価し，ショックの治療指針を立てる必要がある．本稿では，ショックのモニタリングと治療指針についてまとめる．

■ショックの顔つき

　ヒトは怒ったり，笑ったり，照れたり，怒りながら笑ったりする．ショックも，必ずしも単一の病態として存在するわけではなく，心外閉塞・拘束性ショック，循環血液量減少性ショック，心原性ショック，血液分布異常性ショックの4病態のいくつかが混在し，ショックが形成

されることが多い．すなわち，出血性ショック，敗血症性ショック，心原性ショック，アナフィラキシーショックなどの病因でショックを語るとき，そのショックのなかにはいくつかの心血管病態が混在し，ショックが形成されていることを念頭に置く．

　例えば，心臓手術後の心機能低下は，低心機能と心外傷を背景とした心原性ショックを基盤とする．しかし，心原性に組織虚血が持続すれば，誘導された炎症性サイトカインにより敗血症と同様な血液分布異常性ショックとなるし，心拡張不全となるし，心房細動の発症率が高まる．さらに病態が進行すれば，血管内皮細胞傷害や播種性血管内凝固症候群を合併し，末梢循環の損なわれたcold shockへ移行する．このような病因に対して，ドパミンやドブタミンを使わない工夫，ノルアドレナリン投与やステロイド補充などのタイミングを時系列で的確に評価しなければならない．

　また，重症アナフィラキシーは血管拡張による血液分布異常性ショックや気道浮腫だけではなく，いわゆる心アナフィラキシーとして心浮腫や心機能抑制を惹起し，心原性ショックや心嚢液貯留を併発することがある．アドレナリンは，肥満細胞などからのヒスタミン遊離抑制作用に加えて，アドレナリン作動性α1受容体作用とβ受容体作用をもつため，第1選択薬となる．

　一方，出血などに伴う循環血液量減少性ショックも，貧血と組織低灌流による虚血の持続により，炎症性サイトカインや血管拡張物質・血管透過性物質の産生が高まり，血液分布異常性ショックを併発しやすい．心外閉塞・拘束性ショックも，ショックを遷延させると炎症性サイトカインなどの産生により血液分布異常性ショックと心原性ショックを併発する．

　産婦人科領域では，出産時に合併する羊水塞栓症によるショックにより，致死的病態が導かれることがある．羊水による心外閉塞性ショックに加えて，羊水に対する白血球系細胞の異物認識反応に伴う血管拡張物質・血管透過性物質の放出，さらに炎症性サイトカイン放出に伴い，血液分布異常性ショックや心原性ショックを併発しやすい．

　このように，ショック病態では4つの病態がクロスオーバーする可能性があり，原因の同定に加えて，拘束性要因，心臓で起こっている現象，血管で起こっている現象について，時系列で個別に評価をする必要がある．この心血管機能評価のために，いくつかのモニタリングが有用となる．

MEMO ❶　ショック病態を修飾する初期の重要な炎症性分子

　組織に存在するさまざまな基幹細胞は，虚血（hypoxia）により転写活性化領域hypoxia response element（HRE）が活性化されると炎症性サイトカインや一酸化窒素（NO）などを産生する能力をもつ．産生された炎症性サイトカインは，それらの受容体をもつ種々の細胞に作用して，炎症性物質の産生を高める．このような炎症性物質は，全身から切り離して局所を守るための自己応答として作用するが，炎症性サイトカインの全身灌流により，まさに全身性炎症反応として，血液分布異常性ショックと心原性ショックとしてショック病態が形成される．表1は，虚血，敗血症，急性膵炎，広範囲熱傷などの全身性炎症の初期に出現する代表的分子の作用をまとめたものである．このような炎症分子は，転写亢進により時系列で産生量を高める傾向があり，その産生を低下させるためにショックの遷延を防ぐ必要がある．

表1　全身性炎症を導く炎症性物質と役割

炎症性サイトカイン	tumor necrosis factor α（TNF-α），interleukin-1β（IL-1β）など．これらの受容体は，白血球系細胞だけではなく，さまざまな主要臓器の支持細胞や血管内皮細胞に存在し，組織炎症を増悪させる．これらは小分子であり，原尿を維持することで排泄が期待される
造血因子	granulucyte colony-stimulating factor, macrophage colony-stimulating factor など．幼弱球，顆粒球やマクロファージなどを骨髄で産生する．血管内皮細胞などに分化する多能性分化細胞が，全身性炎症期には骨髄で産生される
ケモカイン	interleukin-8（IL-8），macrophage inflammatry protein 1α（MIP-1α），macrophage chemotactic protein 1（MCP-1），eotaxin, Gro-α, -β, -γ, ENA-78など．好中球やマクロファージなどを炎症局所へ遊走させる
接着分子	intracellular adhesion molecule-1（ICAM-1），vascular cell adhesion molecule-1（VCAM-1），E-selectinなど．白血球や血小板の炎症局所へのローリングと接着に関与する
血管拡張物質・血管透過性物質	誘導型NO合成酵素（iNOS），誘導型シクロオキシゲナーゼ（COX2）など．COX2は，プロスタグランジンを産生する．iNOSから産生される一酸化窒素（NO）は，肺や腸間膜動脈領域などのさまざまな血管系を拡張させ，さらに毛細血管領域で血管透過性を亢進させる．プロスタグランジンも，血管内皮細胞の存在する部位では，NO産生を介して血管拡張作用と血管透過性亢進作用をもつ
凝固亢進物質	von Willebrand factor（vWF），tissue factor（TF：組織因子，第Ⅶ因子），plasminogen activator inhibitor-1（PAI-1）など．vWFは血小板一次凝集反応，TFはフィブリノーゲン産生，PAI-1は線溶抑制に作用する．TFにより活性化されたトロンビンは，トロンビン受容体を介して血管炎症と血管内皮細胞死を増悪させる．全身性炎症の初期は，PAI-1活性化により線溶が抑制される

モニタリング

1 パルスオキシメータとA-lineの波形

　ショック初期の身体所見として，従来，爪床圧迫による**capillary refill test（CRT）**が用いられてきた．CRTは，爪床の圧迫後の爪床毛細血管再充填に2秒以上かかる場合にショックを疑うという検査である．一方，CRTに代わって指先に装着したパルスオキシメータや橈骨動脈に留置した観血的動脈圧の圧波形（A-line波形）をショックの病態評価に利用できる．A-lineによる持続血圧モニタリングは，急性期医療の基本技であり，橈骨動脈あるいは大腿動脈へ5分以内の短時間でカテーテル留置できるようにトレーニングされなければならない．このA-line設置までの間は，パルスオキシメータの圧波形を観察し，心収縮性，体血管抵抗，循環血液量を評価するとよい．

　知っておくべき知識として，パルスオキシメータや観血的動脈圧の圧波形は，

① 循環血液量（**呼吸性変動**で評価）
② 心収縮性（dp/dt：**percussion wave**の立ち上がり角で評価）
③ 心拍出量（**波形下面積**で評価）

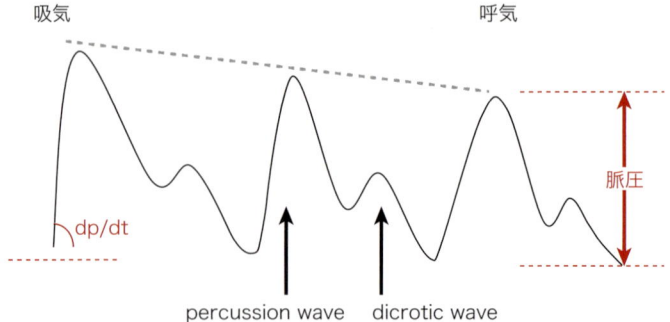

図1　パルスオキシメータ波形や観血的動脈圧波形の呼吸性変動

④ 体血管抵抗（**dicrotic wave** の有無で評価）
⑤ 脈圧（**波形幅**で評価）

などを連続して掲示してくれることである（図1）．

　まず，循環血液量のモニタとして，これらの波形観察が有効である．心タンポナーデや緊張性気胸は，呼吸による脈圧変動が"奇脈（pulsus paradoxus）"として得られる代表病態だが，循環血液量低下状態でも"奇脈"が観察される．さらに，心収縮性低下状態ではdp/dtの低下が認められ，さらにdicrotic waveが存在すれば体血管抵抗は高く，dicrotic waveが存在しなければ体血管抵抗は低いと評価できる．一方，大動脈弁逆流症では，収縮期の立ち上がり角が急峻となり，percussion waveが2峰化しやすい．このように，パルスオキシメータやA-lineの波形観察は，鎮静薬や血管拡張薬の導入にも利用でき，dicrotic waveや呼吸性変動の程度，dp/dtの変化に着眼するとよい．測定された血圧の脈圧を，パルスオキシメータやA-lineの脈高とし，最大の呼吸変動をmmHgとして把握するとよい．波形の呼吸性変動は，最大気道内圧とともに評価する．

　このような波形管理は，アナフィラキシー，敗血症，神経原性ショックなどの血液分布異常性ショックの評価にも有効である．血管拡張により体血管抵抗が減じた際には，dicrotic waveが消失し，呼吸性変動が強まり，dp/dtが低下し，波形下面積が減少する．ノルアドレナリンなどのアドレナリン作動性α1受容体作動薬，またはバゾプレシンなどの血管収縮薬を使用する際には，体血管抵抗をdicrotic waveの回復でモニタする（図2）．また，輸液によるショック治療の反応性評価として，輸血や急速輸液の際には波形の呼吸性変動とdp/dtの改善を観察する（図2）．心機能が悪い場合や血管拡張がきわめて強い場合には，輸液によるdp/dtの上昇が得られにくく，心原性ショックなどの要因をエコーで評価する．

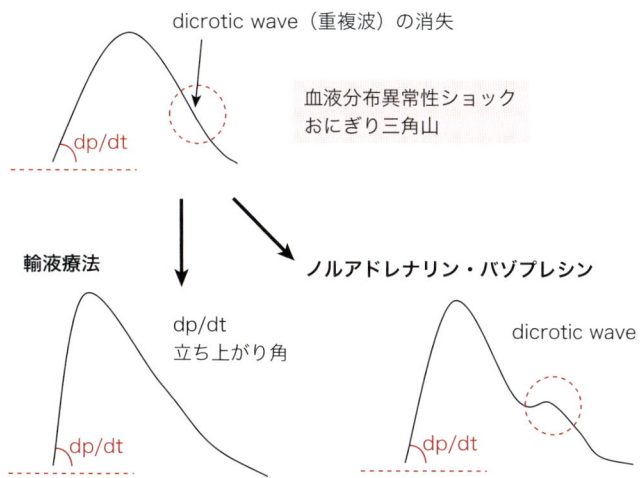

図2　パルスオキシメータや観血的動脈圧における輸液療法や血管作動薬の波形修飾

MEMO ❷ パルスオキシメータおよびA-line波形の呼吸性変動

"奇脈"は，吸気時に脈圧が10 mmHg以上低下する現象である．1669年にRichard Lowerが収縮性心外膜炎で発見し，1873年にAdolf Kussmaulが吸気時に心尖拍動は触知できるが脈が触知できなくなる病態を奇妙であるとして命名した．吸気時に左室容量が減少し，頸静脈が怒張する現象は"Kussmaul徴候"として知られているが，一般に吸期初期には血圧上昇，吸期を長く保つと血圧が低下する現象が生じる[1, 2]．これは，吸期初期は心肺循環が高まり，吸期を長くとると拡張した肺に血流が貯留し，さらに拡張した肺により心室中隔が左方に偏位し，左心拡張障害が生じることによる．一方，呼期では肺内血液が左心系にしぼり出され，さらに肺による右方からの心嚢圧排が緩和されるため，左室拡張能が高まり，血圧が上昇する．このような奇脈は，心タンポナーデに限らず，強度の脱水所見である．

これに対して，"逆奇脈"とは，呼期に血圧が低下し，吸期に血圧が上昇する所見であり，閉塞性肥大型心筋症や左心不全で観察される．左心不全では，1拍ごとに脈波の大小がくり返される"交互脈"を認める場合もある．収縮性の低下した心臓では，吸気時間を短くとると吸気時に左心室が圧迫されるために，血圧が一瞬上昇する．このような逆奇脈を認める場合には，ほぼ同時に施行される心エコーとともに，輸液方法に注意が必要である．いずれにしても，循環血液量の減少した状態では，末梢の脈波は呼吸性に強く変動することに注意するとよい．

2 カプノグラムの有効利用

　カプノグラムは，呼吸の有無や呼気ガスの呼気終末二酸化炭素分圧（end-tidal partial pressure of CO_2：$P_{ET}CO_2$）を知るばかりではなく，右心拍出や肺循環の程度を知ることができるモニタである．動脈血ガス分析の動脈血二酸化炭素分圧（pressure of arterial CO_2：$PaCO_2$）の代用として，手術室，救急初療室，集中治療室では，ルーティンなモニタである．

　一方，ショックなどの重症病態管理においてカプノグラムで重要なことは，動脈血や中心静脈血における二酸化炭素分圧（$PaCO_2$，$PcvCO_2$）と$P_{ET}CO_2$との解離（arterial-end-tidal CO_2 tension difference：$aEDCO_2 = PaCO_2 - P_{ET}CO_2$）に注意することである．救急搬送中の患者では，$aEDCO_2$が増大することが知られている[3]．通常，$PaCO_2$は$P_{ET}CO_2$より3〜4 mmHg高く，$aEDCO_2$は4 mmHg以下である．この$aEDCO_2$が増大する，すなわち$P_{ET}CO_2$が低下傾向を示すときは，以下を考える．

1）肺胞低換気

　急性肺傷害の進行，末梢気道浮腫，喘息，誤った人工呼吸器設定〔短吸気時間設定，低PEEP（positive end-expiratory pressure：呼気終末陽圧）設定，安易な強制換気回数増加など〕などを考え，各々の病態を是正する．

2）肺灌流低下

　低右心拍出量，左室拡張障害，肺血栓塞栓症，緊張性気胸，大量血胸，肺血管内皮細胞傷害進行などで肺血流が減少すると$aEDCO_2$は増大する．これらの評価を行うとともに，昇圧の必要性の1つの目安として，$P_{ET}CO_2$の急激な低下に注意するとよい．

MEMO 3　カプノグラムを形成する4つの波形

　カプノグラフィ波型は横軸が時間経過，縦軸がPCO_2を示し，4相から成り立つ（図3）．

① 第Ⅰ相：吸気終末からまさに呼気が開始されようとした時期に形成され，人工呼吸中は気管チューブやサンプリング部までの回路などの死腔のガス排泄で形成される相であり，PCO_2の上昇が生じない．

② 第Ⅱ相：末梢気道より呼気ガスが排泄されることで，その呼気流量にしたがってPCO_2の上昇が形成される．第Ⅱ相から第Ⅲ相への変化は呼気流量の急激な増加によって形成されるものであり，この流量の大半は気道レベルおよび気管チューブなどのガス排泄により生じる．

③ 第Ⅲ相：第Ⅲ相はalveolar plateauと呼ばれており，肺胞気が完全に排泄される相である．残存する気道内ガスとゆっくりと交じり合うことでPCO_2がなだらかに上昇し，最終点が$P_{ET}CO_2$となる．

④ 第Ⅳ相：吸気開始によりPCO_2が低下するのが第Ⅳ相である．

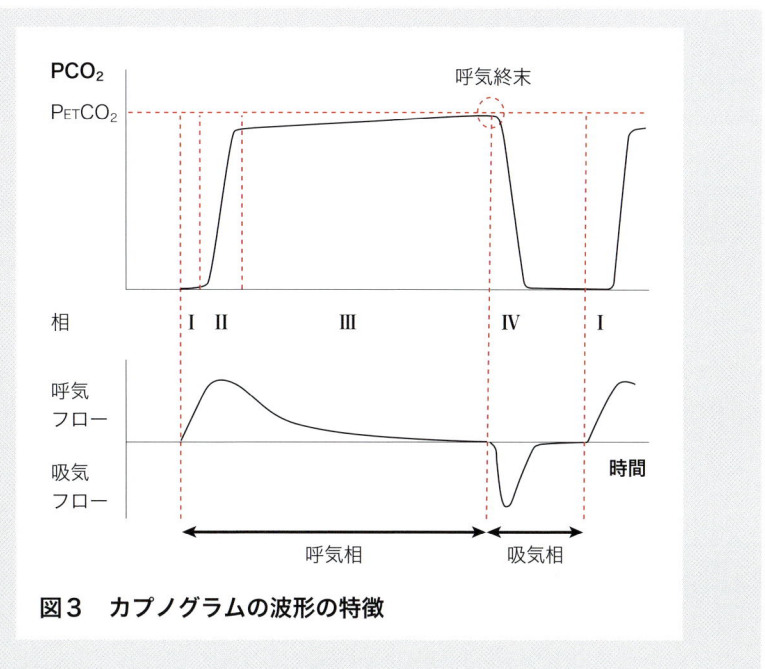

図3 カプノグラムの波形の特徴

3 乳酸値上昇に気をつける

　ショックにおける代謝性アシドーシスは，乳酸アシドーシスである．ショックの臨床で大切なことは，ショックが進行すると血清乳酸値が上昇してくることであり[4]，この上昇が持続する限り，組織虚血が持続している．敗血症性ショックでは，6時間の**乳酸クリアランス**（初回血清乳酸値－6時間後血清乳酸値／初回血清乳酸値×100）（％）が最低でも30％以上であることが，治療効果として期待される[5]．現在，この乳酸クリアランスは，6時間ではなく，3時間，2時間と短時間での評価が用いられている．このように，血清乳酸値は時系列で評価する必要があり，ショック治療の最終目標として，血清乳酸値の正常化をめざすことが必要である．

MEMO ❹ 嫌気性代謝と乳酸値上昇のメカニズム

　糖代謝経路である解糖系は，微生物にも保存されている**Embden-Meyerhof経路**（エムデン・マイエルホフ経路）であり，D-グルコースの嫌気的分解によるピルビン酸産生と乳酸生成までの発酵過程である．一方，酸素を利用したD-グルコースの好気性代謝でもEmbden-Meyerhof経路が用いられるが，好気的条件では産生されたピルビン酸がミトコンドリアのTCA回路と呼吸鎖で使用され，より多くのATPを産生している．Embden-Meyerhof経路は，1分子のグルコースより2分子のピルビン酸，2分子のATP，4分子のH^+を産生することを特徴とし，嫌気性代謝でATPを産生する唯一の経路である．

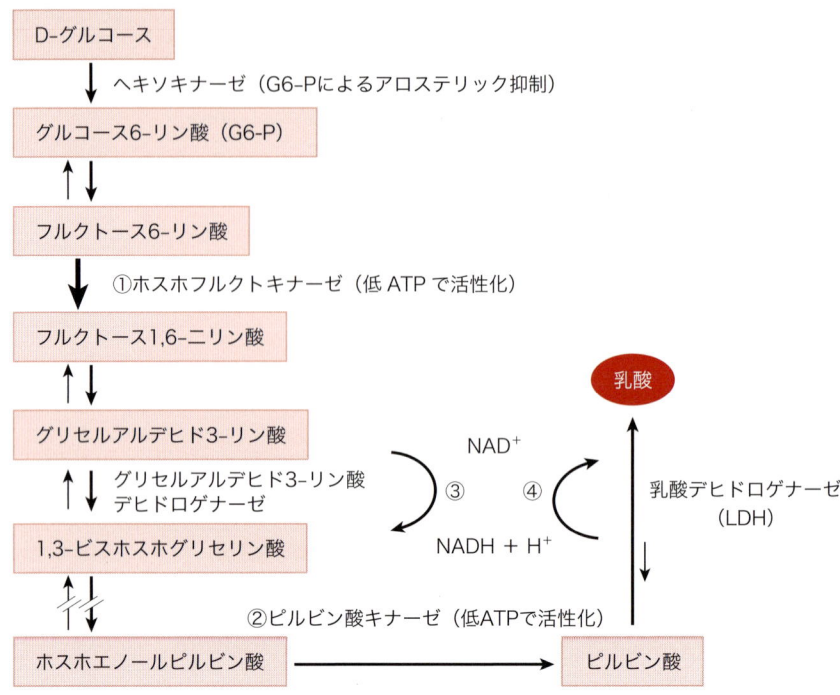

図4 ショックにおける乳酸産生のカスケード

　このEmbden-Meyerhof経路（図4）の律速酵素は，ホスホフルクトキナーゼ（図4①）であり，アデノシン3-リン酸（ATP）の加水分解によってフルクトース6-リン酸をフルクトース1,6-二リン酸に変換している．ホスホフルクトキナーゼは，ATPのアロステリック効果により抑制されるために，好気性代謝で十分にATPが産生されている場合には抑制されているが，嫌気性代謝でのATP産生低下により活性が上昇し，Embden-Meyerhof経路が活性化する．同様に，ホスホエノールピルビン酸をピルビン酸に変換するピルビン酸キナーゼ（図4②）もATPによってアロステリック抑制され，低ATP状態で活性化する．これにより，Embden-Meyerhof経路によるピルビン酸産生は，好気性代謝ではなく，嫌気性代謝で亢進する．

　一方，Embden-Meyerhof経路を低酸素状態で維持するためには，特にNAD$^+$（nicotinamide adenine dinucleotide）を利用したグリセルアルデヒド3-リン酸から1,3-ビスホスホグリセリン酸を産生する過程（図4③）が重要であり，補酵素として利用するNAD$^+$の枯渇を防ぐためにピルビン酸が乳酸に変換される（図4④）．ピルビン酸から乳酸への変換酵素である乳酸デヒドロゲナーゼ（lactate dehydrogenase：LDH）は，乳酸産生過程でNADHをNAD$^+$へ変換する酵素であり，ショックに伴うさまざまな組織の細胞死により細胞内より血液中に放出され，血中濃度を高める．

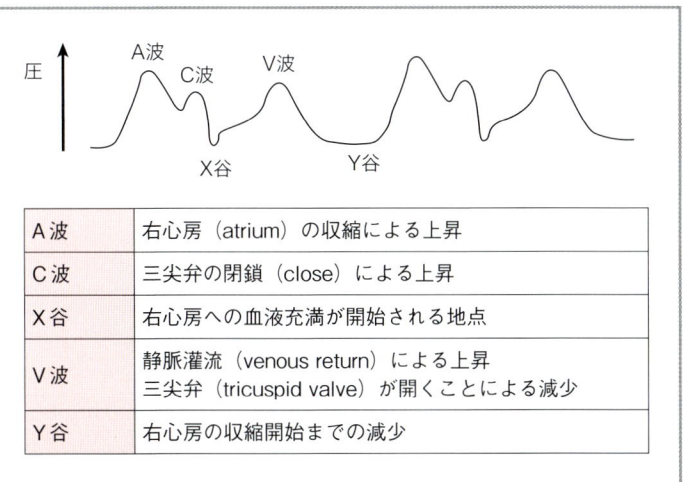

図5 中心静脈圧波形の5成分

　すなわち，虚血での血清乳酸濃度上昇の一因は，NAD⁺産生を高め，Embden-Meyerhof経路を維持するために，ピルビン酸の乳酸変換を促進することにある．このような現象は，運動中の筋肉においてATP量が減少することでEmbden-Meyerhof経路が活性化し，ピルビン酸が乳酸に変換される現象としても知られている．酸素化された好気性条件では，ATP産生量により，ホスホフルクトキナーゼとピルビン酸キナーゼが抑制され，Embden-Meyerhof経路の活性は亢進していない．

4 中心静脈圧の測定と圧波形観察

　ショックにおける中心静脈路は，通常3ルーメンカテーテルの挿入とし，循環管理の安定期には早期に抜去する．ショック管理において，中心静脈路挿入に30分以上をかけることは望ましくない．消毒やmaximum barrier precautionを前提として，5分程度，長くみて10分で中心静脈路の挿入が完了できるようにトレーニングすることが大切である．また，血小板減少を伴う場合も多く，止血の比較的しやすい内頸静脈を第一選択とするとよい．この1ルーメンを用いて中心静脈圧（central venous pressure：CVP）を持続モニタできる．

　CVPとはカテーテルが胸腔内にある際の静脈圧である．CVPの波形は，3つの陽性波（A波，C波，V波）と，2つの陰性波（X谷，Y谷）で構成される．この中心静脈圧波形の特徴を，図5と図6に示した．

　A波（atrium construction）は右心房筋の収縮により生じ，心電図のP波に一致する．C波（closed tricuspid valve）は三尖弁閉鎖により生じ，心電図のR波に一致する．V波（venous

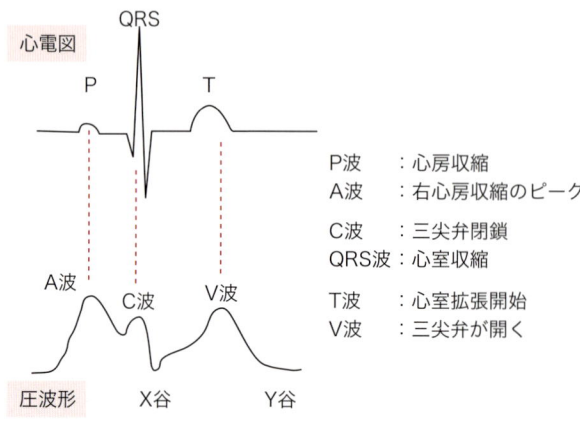

図6 中心静脈圧波形の成分を心電図より評価する

表2 中心静脈圧波形異常の病態

A波：右心房収縮の異常
　① A波消失：心房細動，三尖弁閉鎖不全
　② 巨大化　：三尖弁狭窄症，肺高血圧症，房室解離

X谷消失：三尖弁閉鎖不全

Y谷の異常
　① 消失　：心タンポナーデ
　② 急峻化：右心不全，三尖弁閉鎖不全
　③ 遅延　：三尖弁狭窄症，肺高血圧症，房室解離

return）は三尖弁閉鎖期に右心房への静脈灌流上昇によって生じ，心電図のT波に一致し，三尖弁開放により低下する．このような上昇波の間に，陰性波としてX谷とY谷が形成される．

CVP波形の特徴として，表2のようないくつかの所見を観察するとよい．三尖弁閉鎖不全や心房細動で右心房キックが低下している場合には，A波が消失傾向を示す．また，全身性炎症や急速輸液により三尖弁閉鎖不全が進行するとX谷が軽微となり，C波とV波が突出し，Y谷が急峻化する．全身性炎症では，右心房が肺と同様に浮腫状になり，右心房の拡張・収縮障害が生じやすいことも念頭に置くとよい．

このような中心静脈路から，中心静脈酸素飽和度（central venous oxygen saturation：$ScvO_2$）を測定できる．$ScvO_2$のモニタリングで注意すべき点は，カテーテル先端の位置である．カテーテル先端の位置が右心房内にある場合は，心筋酸素消費の結果を含めて$ScvO_2$は混合静脈血酸素飽和度（mixed venous oxygen saturation：$S\bar{v}O_2$）と近似するが，上大静脈にカテーテル先端がある場合には頭蓋内と上肢の酸素消費量に依存し，内臓，下腿，心臓などの静

脈灌流を必ずしも反映しない．また，ドパミンやドブタミンを用いて頻脈傾向が高まっている場合には，$ScvO_2$は$S\bar{v}O_2$と解離しやすい．ショック初期の治療指標として，血清乳酸濃度と同様に，$ScvO_2>65\%$の維持を目標とすることは可能であるが，カテーテル先端位置による誤差を多角的に評価することが大切である．

> **MEMO 5　混合静脈血酸素含量** (content of mixed venous oxygen：CvO_2)
>
> 静脈血中の酸素含量は動脈血中と同様に，静脈血酸素分圧（PvO_2）が主体なわけではなく，ヘモグロビン（Hb）とヘモグロビン酸素飽和度（SO_2）が重要である．CvO_2を算出する計算式を示す．
>
> $$CvO_2 (mL/dL) = 1.34 \times Hb \times S\bar{v}O_2/100 + 0.0031 \times PvO_2$$
>
> この式を見てわかるように，静脈血中の酸素含量は，静脈血酸素分圧よりHbと$S\bar{v}O_2$に強く影響される．出血が持続していない場合や急速輸液が行われていない場合はHbに変化がないため，$S\bar{v}O_2$ 55％では正常下限の65％と比べて，静脈血酸素含量が約77％（50％/65％）に低下することになる．この$S\bar{v}O_2$を測定するのが肺動脈カテーテルであるが，この代用として中心静脈路からの$ScvO_2$を利用できる．しかし，中心静脈路からの血液サンプリングをどこでしているのか，つまり，上大静脈領域，下大静脈領域，右心房領域で反映する静脈灌流が異なるため，中心静脈カテーテルの先端位置を評価し，$ScvO_2$と$S\bar{v}O_2$の差を評価することで臓器酸素需要の差を知ることもできる．脳酸素代謝は発熱や鎮静，心酸素代謝は頻脈で影響を受けることに注意が必要である．

5　肺動脈カテーテルによる心機能評価

1970年にHarold James SwanとWilliam Ganzら[6]によりスワン・ガンツカテーテルとして肺動脈カテーテルがN Engl J Medに公表されて以来，40年の歳月が経過した．現在も心機能管理に，肺動脈カテーテルを用いる機会も多い．しかし，モニタは限りなく非侵襲への進化をみせ，ショック管理の初期治療は，エコーによる可視的な心機能評価で十分である．このような現状において，集中治療領域ではショック病態の把握が難しい際に，短期的に肺動脈カテーテルを利用することがある．現在，肺動脈カテーテルは，肺動脈楔入圧（pulmonary artery wedge pressure：PAWP）や心係数以外の細かな測定項目が付加された．さらに肺動脈カテーテルから得られる$S\bar{v}O_2$は，現在も組織酸素供給低下を知るために有用である．

現在，肺動脈カテーテルとして本邦でもっとも利用されているものは，Edwards Lifesciences社のオキシメトリCCO/CEDVサーモダイリューション・カテーテルである．これは，サーマルフィラメントとサーミスター・コネクターによる熱希釈法により，連続心拍出量測定（continuous cardiac output：CCO）と右心室駆出率（right ventricle ejection fraction：

表3　肺動脈カテーテルで評価できるもの

① 心臓および肺動脈系内圧
　・右心房圧（right atrium pressure：RAP）
　・肺動脈収縮期圧（pulmonary artery systolic pressure：PASP）
　・肺動脈拡張期圧（pulmonary artery diastolic pressure：PADP）
　・肺動脈平均圧（mean pulmonary artery pressure：MPAP）
　・肺動脈楔入圧（pulmonary artery wedge pressure：PAWP）
② 心拍出量（cardiac output：CO）と心係数（cardiac index：CI）
③ 混合静脈血酸素飽和度（mixed venous oxygen saturation：SvO_2）
④ 右心室駆出率（right ventricular ejection fraction：RVEF）
⑤ 右心室拡張終期容量（right ventricular end-diastolic volume：RVEDV）
⑥ 体血管抵抗（systemic vascular resistance：SVR）

表4　肺動脈カテーテルで計算される係数と正常値

	正常域	算出方法
心係数 （cardiac index：CI）	2.5〜4.0 L/分/m^2	熱希釈法
一回拍出量係数 （stroke volume index：SVI）	33〜47 mL/回/m^2	CI × HR × 1,000
右室駆出率 （right ventricular ejection fraction：RVEF）	40〜60％	熱希釈法
右室拡張終期容量係数（right ventricular end-diastolic volume index：RVEDVI）	60〜100 mL/m^2	SVI/RVEF
体血管抵抗係数 （systemic vascular resistance index：SVRI）	1,970〜2,390 dyne・秒/cm^5/m^2	80 ×（MAP － CVP）/CI
肺血管抵抗係数 （pulmonary artery resistance index：PVRI）	225〜285 dyne・秒/cm^5/m^2	80 ×（MPAP － PAWP）/CI
右室一回仕事量係数 （right ventricle stroke work index：RVSWI）	5〜10 gm・m/回/m^2	SVI ×（MPAP － CVP）× 0.0136
左室一回仕事量係数 （left ventricle stroke work index：LVSWI）	45〜75 gm・m/回/m^2	SVI ×（MAP － PAWP）× 0.0136

RVEF）の連続測定を可能としている（表3）．さらに，ビジランスヘモダイナミックモニター（Edwards Lifesciences社）を用いて，観血的動脈圧とCVPと心拍数を連動させることにより，一回拍出量（stroke volume：SV），右室拡張終期容量（right ventricular end-diastolic volume：RVEDV），肺血管抵抗（pulmonary artery resistance：PVR），体血管抵抗（systemic vascular resistance：SVR），右室一回仕事量（right ventricle stroke work：RVSW），左室一回仕事量（left ventricle stroke work：LVSW）を，体表面積で除した係数としてモニタすることができる（表4）．

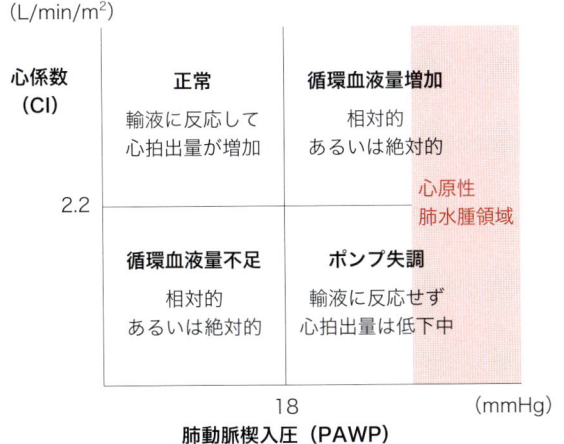

図7 Forrester subset分類における病態把握

表5 混合静脈血酸素飽和度($S\bar{v}O_2$)の異常で考えること

$S\bar{v}O_2$が低い場合（＜65％）
酸素運搬量低下（心拍出量低下，貧血，低酸素） 酸素消費量増加（代謝亢進など）
$S\bar{v}O_2$が高い場合（＞80％）
酸素消費量減少（代謝抑制，組織酸素利用障害，動静脈シャントなど） 酸素運搬量増加（心拍出量増加，多血症など）

　このようなモニタリングにおいて，右室前負荷はCVP，右室後負荷はPVR，左室前負荷はPAWP，左室後負荷はSVRとして評価し，右心系と左心系を個別に輸液バランス，心拡張性，心収縮性，および血管抵抗として評価する．その結果として，右心機能と左心機能をRVSWとLVSWでモニタする．現在も，Forrester subset分類[7]（図7）を左心機能の評価に用いているが，右心機能に関してもCVP，PVR，RVSWを用いて評価できる．

6 混合静脈血酸素飽和度のモニタリング

　肺動脈カテーテルが普及する過程で，$S\bar{v}O_2$が連続測定できるようになったのは1990年代である．$S\bar{v}O_2$は，上大静脈，下大静脈，右心房冠静脈洞から流入する最終静脈血の酸素飽和度であり，全身の酸素運搬量と酸素消費量のバランスを反映する．現在，$S\bar{v}O_2$は，肺動脈カテーテルの先端に設置された光ファイバーの2波長反射式分光光度法で，パルスオキシメータと同様な機序により連続モニタできる．

　このように持続計測される$S\bar{v}O_2$の急激な変化や異常には，注意が必要である（表5）．$S\bar{v}O_2$が65％以下に低下している場合には，酸素運搬量が低いか，酸素消費量が高いか，すなわち組

織酸素需要に対して酸素供給低下の状態であり，組織虚血が進行する可能性を示す．一方，$S\bar{v}O_2$ が80％以上に高い場合には，

① 代謝抑制
② 組織酸素利用障害（敗血症，多臓器不全，血管内皮細胞傷害を伴う播種性血管内凝固症候群など）
③ 動静脈シャント
④ 高心拍出量

などを考える．$S\bar{v}O_2$ は，酸素運搬量を規定する①心拍出量，②Hb，③SaO_2 と，④酸素消費量により決定されるため，酸素消費量，Hb，SaO_2 が安定している状態では，心拍出量の急激な変化を鋭敏に反映する．一方，種々のショック病態では，輸液や出血によりHbが変化する可能性があり，心機能だけで$S\bar{v}O_2$ を評価することはできない．治療過程におけるHbを適時補正するために，再び肺動脈血を採取して，キャリブレーションを必要とする．

MEMO 6　肺動脈カテーテルの適正使用

肺動脈カテーテルを用いて，ショック管理の方向性を知ることができるが，肺動脈カテーテル留置により，①カテーテル感染症，②血小板減少，③肺梗塞などのリスクが高まるため，原則3日間の使用とし，早急に抜去する．さらに，肺動脈カテーテルによる以下のリスクを回避しなければならない．

1）肺動脈カテーテル先端の位置確認

肺動脈カテーテル先端が末梢の肺血管床に移動しないように注意する．カテーテル先端が肺血管床に接触する場合には，先端位に位置する$S\bar{v}O_2$ の測定用の光ファイバーのシグナルクオリティインジケータ（SQI）が3あるいは4と高くなる．この際には，SQIが2以下となるように肺動脈カテーテルを引き戻す．肺動脈カテーテル先端が末梢の肺血管床に移動すると，肺梗塞の原因となる．

2）肺動脈カテーテルのバルーン拡張に対する注意

高齢者や肺高血圧のある症例などでは肺動脈が硬化しており，肺動脈末梢で不注意にバルーンを膨らませると肺動脈損傷の可能性がある．肺動脈カテーテルの拡張バルーンは，最大1.5 mLまでに対応している．また，バルーン拡張に際しては，液体注入は禁忌であり，原則として空気を用いる．液体は回収できなくなる可能性がある．さらに，バルーンを拡張させたままにしておくことで，肺梗塞の可能性が高まるため，肺動脈楔入圧の測定を行うときのみ，バルーンを拡張させる．

治療指針

1 ショック診断のフロー

　ショック治療には，ショック進行を回避する診断と治療のタイミングが重要である．すなわち，ショックに付随する全身性炎症を可能な限り早期に制御することが大切である．

　多くのショックでは，ショック発症の状況聴取により，大まかな原因把握が可能である．たとえば，アナフィラキシー，心筋梗塞，肺血栓塞栓症，気胸，出血，頸部損傷，羊水塞栓症，敗血症などは，ショック発症までの状況聴取により推定しやすい．しかし，初期評価で重要なことは，主因以外の評価も怠らないことである．すなわち，ショック誘因に関与する気胸，血胸，肺血栓塞栓症，胸水，心囊液，腹腔内異常，感染症，ホルモン異常，心機能などの合併の評価は，ショックのすべてにおいて評価が必要である．

　初期診療の段階では，12誘導心電図，心エコー，胸部単純X線像，腹部エコー，血液・生化学検査を必修とし，さらに，必要に応じて胸部から腹部までのCT検査，頸髄損傷を疑えば頸椎評価を加える．そして，感染症合併を疑う場合には，血液培養検体2セットを含めた細菌培養検体を提出する．他院からの転院例などの数日にわたりショックが遷延している場合には，甲状腺機能と副腎機能の評価が不可欠であり，コルチゾール，ACTH，TSH，T3，T4のホルモン検査を追加する．このようななかで，昇圧を目標としたもっとも的確な手法を，心外閉塞・拘束性ショック，循環血液量減少性ショック，心原性ショック，血液分布異常性ショックの4病態に優先順位をつけて，的確に治療する．

2 ショック救命の連鎖

　ショック救命のためには，いくつかのポイントとなる連鎖（chain of survival in shock）がある．私の推奨するショック救命のための連鎖は，

① 初期診療におけるショックの原因評価と早期原因回避
② 循環血液量の適正化と原尿維持
③ open lung strategy
④ 血管内皮細胞傷害合併の予防
⑤ 血清乳酸値上昇の抑制
⑥ 栄養管理
⑦ 血糖管理
⑧ 感染管理
⑨ 体液バランスの最終是正
⑩ 深部静脈血栓症予防

の10項目を基盤とする．個々の詳細な内容は，第3章「合併症管理のポイント」，第4章

「ショック治療のエビデンス〜Pros & Cons〜」を参照して頂きたい．ショック救命の連鎖の要点を，以下にまとめる．

❶初期診療におけるショックの原因評価と原因除去

本稿で述べたように，緊張性気胸，肺血栓塞栓症，心タンポナーデなどの心外閉塞・拘束性ショック，心筋梗塞に伴う心原性ショック，外傷に伴う出血性ショック，アナフィラキシー，敗血症などは，初期診療でただちに診断と治療が行われ，すぐに血行動態を安定させることが必要である．一方，ショックが遷延する病態では，出血合併の評価を行うとともに，コルチゾールや甲状腺ホルモンの低下を疑い，疑わしき場合には，これらの検査を提出し，少量グルココルチコイド療法を開始する．すべてのショックにおいて，ショックを誘導する原因は，速やかに除去することが大切である．

❷輸液量の適正化と原尿維持作戦

ショック初期の管理でもっとも重要な要因は，病態生理学的には原尿の維持である．すなわち，フロセミドや少量ドパミンなどで尿細管再吸収を抑制するのではなく，適切な輸液や輸血により，体液バランスを整え，原尿を維持することが大切である．しかし，この評価は未だ定まっておらず，今後の臨床研究に期待される．急性腎傷害のRIFLEクライテリア[8]やAKINクライテリア[9]のように，腎傷害の進行予防は尿量＞0.5 mL/時を絶やさない工夫にある．このためには，腎血流を低下させないことが必要であり，平均血圧 ≧ 65 mmHgを目的として輸液療法，Hb，カテコラミンの適正使用が期待される．ショックにおけるHbは，通常はHb≧7 g/dL，心機能が悪い場合にはHb 10 g/dLを目標とする．また，心機能低下症例では，安易にアドレナリン作動性β受容体を刺激するのではなく，十二指腸内へ留置した栄養チューブよりピモベンダン（アカルディ®）を経管投与するとよい．一方，血液分布異常性ショックでは，ノルアドレナリンかバゾプレシンの少量持続投与とし，第2病日レベルまでに離脱できるように輸液管理する．しかし，慢性腎不全患者においては，サイトカイン除去療法やサイトカイン吸着療法の確立が急務である．現在，原尿維持目的で，ハンプ®（カリペリチド：0.05 µg/kg/分〜）が期待できるが，これも今後の評価を待つ必要がある．原尿が維持できない場合には，すでにショック対応ができていない可能性がある．

❸ open lung strategy

ショック病態に合併する急性肺傷害は，末梢気道や肺胞領域の浮腫と虚脱を主体とする．このため，酸素マスクで対応するよりは非侵襲的人工呼吸（BiPAPマスク）などで，末梢気道を拡張させることが望ましい．喀痰排泄量が多い場合には，人工呼吸管理に移行し，第3病日の人工呼吸離脱を目標とする．

❹血管内皮細胞傷害の予防

ショックの遷延により血管内皮細胞傷害が進行し，播種性血管内凝固症候群として血小板減少が進行する．この病態には，炎症性サイトカインや活性化第Ⅱ因子（トロンビン）が関与す

る．血管内皮細胞や血小板にはトロンビン受容体（protease activating receptor：PAR）が存在し，その細胞内情報伝達を介して血管内皮細胞傷害と血小板沈着が促進する．トロンビンを抑制するアンチトロンビンⅢ（ATⅢ）はショックなどの全身性炎症病態の急性期に減少する傾向がある．現在，血管内皮保護作用として，活性値70％を目標としたATⅢ製剤や，リコンビナントトロンボモデュリン製剤（リコモジュリン®）の投与が期待されている．

❺血清乳酸値上昇の抑制

組織酸素代謝障害の血清マーカーとして，血清乳酸値を利用するとよい．本稿で述べたように，乳酸値の低下をショック治療の目標とする．

❻早期経腸栄養とアミノ酸補充の重要性

ショックで産生される炎症性サイトカインなどの急性相反応タンパクは，さまざまな細胞の崩壊に伴うタンパク異化により供給される．この炎症によるタンパク異化の病態も，転写因子を含めた分子機構として解明されてきている．炎症が遷延する限り，炎症性物質の新たな産生のために，必須アミノ酸は体内で減少する．ショック離脱時から適切にアミノ酸付加がなされていない場合，感染症を併発することで全身性炎症が再燃すると致死的病態として，タンパク異化がさらに深刻化する．

ショックにおける炎症源は，放置された腸管領域にも及ぶため，下血が著明でない限り炎症早期から腸を休ませない工夫が必要である．特に小腸領域の腸粘膜脱落を予防し，腸蠕動および腸管傍リンパ節装置活性を維持し，腸管浮腫を軽減することにより，少しでも腸管由来の炎症性素因を除去する工夫が必要である．

現在，ショックバイタル回避の後は，第1病日以内にただちに経腸栄養を開始する．腸粘膜の浮腫を軽減させるためには，ショック離脱時より経腸栄養剤を20 mL/時レベルで開始し，さらにペプチドやアミノ酸を30 g/日レベルで経管投与するとよい．胃内残量の多い場合には，十二指腸内へ栄養チューブを留置する．ショック離脱後の体液バランス調節は，必ずしも利尿として得る必要はなく，腸から下痢として水を引くという概念も存在する．

❼血糖管理

ショックに限らず急性期治療のすべてにおいて，200 mg/dLを超える血糖値管理では，感染症罹患率が上昇し，組織回復が遅延する可能性がある．現在，急性期血糖管理は，まず糖負荷量の是正を基盤とする．一方，即効型インスリンやインスリン抵抗性改善薬を用いた治療過程は，低血糖合併に注意が必要なため，血糖コントロールは140〜180 mg/dLが妥当と考えられる．

❽感染予防および抗菌薬適正使用の徹底

ショック後の免疫能回復のために，できるだけ早期にカテコラミンを離脱し，経腸栄養を完成させることを勧める．その一方で，医療従事者はベッドサイドでのアルコール性手指消毒を含めて接触感染予防を徹底しなければならない．

一方，すでに敗血症として感染症罹患の疑いのある場合には，疑わしき感染部位の検体と，

血液培養検体（2セット）を提出し，抗菌薬のde-escalationとし，治療的抗菌薬投与が必要となる．治療的抗菌薬の選択にあたっては，

① グラム陽性菌が原因なのか
② グラム陰性菌が原因なのか
③ 嫌気性菌が原因なのか
④ グラム陽性菌であればMRSAの可能性があるのか
⑤ グラム陰性菌であれば緑膿菌の可能性があるのか

の5点を考慮する．このためにグラム染色は不可欠である．

　実際の抗菌薬の使用にあたっては，抗菌薬の薬理学的特性を重視する．すなわち，ペニシリン系抗菌薬，カルバペネム系抗菌薬，セファロスポリン系抗菌薬であれば，細菌細胞壁に作用するため，起炎菌のMICを血中濃度が超える時間が重要であり，time above MIC（TAM）を十分に長くとるために，1日3～4回の投与が原則である．キノロン系抗菌薬とアミノグリコシド系抗菌薬は，菌体細胞内に入ることで殺菌効果を示すため，最大血中濃度（peak）が重要となる．キノロン系抗菌薬とアミノグリコシド系抗菌薬の最大血中濃度を高めるためには，分割投与ではなく1日1回の投与が原則となる．現在，私がよくde-escalationに用いる初期抗菌薬は，TAM系としてゾシン®（1回18g 1日4回），フィニバックス®（1回3g 1日6回），メロペン®（1回3g 1日3回），クラフォラン®（1回4g 1日4回），Peak系としてクラビット®（1回500 mg 1日1回），パズクロス®（1回2g 1日1回）である．これらを，腎機能を考慮して，調節している．

　一方，緑膿菌に対してアミドグリコシド系抗菌薬を併用する場合は，アミカシンは7～7.5 mg/kgの短時間投与でピーク濃度56～64 μg/mLを目標とし，トラフ濃度は10 μg/mL以下にもち込み，ゲンタマイシンやトブラマイシンでは3 mg/kgの短時間静脈内投与でピーク濃度を16～24 μg/mLを目標とし，トラフ濃度を2 μg/mL以下にもち込むとよい．

　また，MRSA治療では，テイコプラニン：トラフ濃度17 μg/mL以上，バンコマイシン：トラフ濃度15 μg/mL，アルベカシン：ピーク濃度12 μg/mLが必要であり，添付文書や従来の投与法では菌体数減少が期待できない．この濃度のバンコマイシンは，腎機能傷害を増悪させる可能性があり，私は推奨しない．真菌感染では，血漿（1→3）-β-D-glucan値の上昇が認められる場合に，アムビゾーム®やファンガード®などの抗真菌薬の投与を開始する．フルコナゾールは，血液浄化中は血中濃度を高めにくく，推奨されない．血液培養検査でカンジダが検出された場合は，眼内炎の合併にも留意する．

　一方，ショック病態で利尿が得られない場合に，持続血液濾過透析を併用する場合がある．この場合，抗菌薬などの透析，濾過，吸着を個別に評価しなければならない．Trotmanら[10]は，持続血液濾過透析において，透析1 L/時，濾過1 L/時の設定で除去される最低量の抗菌薬量をまとめているが（表6），濾過量を上げることで，さらに抗菌薬が除去される可能性に注意する必要がある．また，サイトカイン除去効率の良いPMMA膜などでは，抗菌薬も吸着される可能性があり，未だすべての抗菌薬に対する十分なデータがないため，集中治療領域での評価が重要である．利尿が得られている場合や利尿が回復してきている場合には，血液濾過浄化

表6 持続血液濾過透析（透析1L/時，濾過1L/時）における抗菌薬補充必要最低量

ピペラシリン	2.25～3.375 g q 6時間ごと
セフォタキシム	2 g q12時間ごと
メロペネム	1 g q12時間ごと
シプロフロキサシン	200～400 mg q12時間ごと
コリスチン	2.5 mg/kg q48時間ごと
バンコマイシン	1 g q24時間ごと
リネゾリド	600 mg q 12時間ごと
ゲンタマイシン	2 mg/kg q24～48時間ごと
トブラマイシン	2 mg/kg q24～48時間ごと
アミカシン	7.5 mg/kg q24～48時間ごと
クリンダマイシン	600～900 mg q 8時間ごと
アムホテリシンBリポ	4 mg/kg q12時間ごと
アシクロビル	5～7.5 mg/kg q24時間ごと

文献10より引用

用の投与量と腎排泄量を個別に考え，表6を最小限として抗菌薬投与量を増加させる必要がある．血液濾過透析療法を併用した際の敗血症性ショックの治療成績の不良性には，抗菌薬の適正投与がなされていない可能性を念頭に置かねばならない．

現在，起炎菌が明確ではない敗血症性ショックなどでは，血液培養2セットに加え，喀痰，尿，胃液，便の細菌培養検査を提出し，広域スペクトラムの抗菌薬を選択し，細菌培養検査の結果に基づき，抗菌薬のスペクトルを狭いものに変更する方法を，de-escalationと呼んでいる．

❾炎症改善期の体液量調節

ショック罹患時の炎症性サイトカインなどの炎症性分子の産生に呼応して，肺や腸管をはじめ体内に水分貯留が生じる．このような場合の水バランス改善に注意する．体液量調節には，フロセミド（ラシックス®）を用いるのでよい．

❿深部静脈血栓症への注意

ショックに限らず全身性炎症病態は，凝固亢進と線溶抑制による過凝固を特徴とする．回復期の肺血栓塞栓症に十分に注意し，回復期には抗凝固療法を併用するとよい．

さいごに，ショックに対する診断と治療の戦略を図8にまとめる．

```
┌─────────────────────────────────────────────────────┐
│ ショックバイタルへの即座の対応                          │
│   処置：気道確保，酸素投与，輸液路の確保，保温         │
│   初期モニタリング：持続心電図，パルスオキシメータ，    │
│                    カプノグラム，エコー，血液ガス分析  │
└─────────────────────────────────────────────────────┘
                          ↓
┌─────────────────────────────────────────────────────┐
│ パラレル診断・パラレル評価                             │
│   血管閉塞・拘束性要因，心原性要因，血管拡張性，        │
│   ヘモグロビン（Hb）濃度                              │
│  ┌──────────────────────────┐ ┌──────────────────┐  │
│  │● 拘束性要因：胸部打診・胸部聴診│ │● 血液分布異常要因  │ │
│  │● 心原性要因：12誘導心電図，心エコー│ │ ・パルスオキシメータ観察│
│  │● 肺動脈血栓塞栓症：心エコー    │ │ ・輸液反応性の評価 │  │
│  │  （右心拡大所見）            │ │ ・アナフィラキシー所見の評価│
│  │● 出血性ショック：眼瞼結膜評価， │ │ ・感染合併の評価   │  │
│  │  ヘモグロビン評価            │ │ ・脊髄損傷合併の評価│  │
│  │  ・輸液反応性の評価          │ │ ・ホルモン異常の評価│  │
│  │  ・外出血の評価：体表診断（骨折を含む）│└──────────────────┘│
│  │  ・内出血の評価              │                      │
│  │    胸部・骨盤：ポータブル単純X線│                      │
│  │    腹腔内出血：FAST（エコー診断）│                      │
│  │    後腹膜出血：CT            │                      │
│  │● 代謝性アシドーシスと血清乳酸値の時系列評価│          │
│  └──────────────────────────┘                      │
└─────────────────────────────────────────────────────┘
                          ↓
┌─────────────────────────────────────────────────────┐
│ 段階的治療                                            │
│  ・拘束要因の回避                                     │
│  ・心筋梗塞→心カテ（1時間以内）                        │
│  ・外傷→外傷初療に準じる                              │
│  ・原尿維持のための適正輸液                            │
│  ・輸血 Hb ≥ 7 g/dL                                  │
│  ・カテコラミンの適正使用                              │
└─────────────────────────────────────────────────────┘
```

図8　ショックに対する診断と治療の戦略

文献・参考図書

1) Morgan, B. C., et al. : The hemodynamic effects of intermittent positive pressure ventilation. Anesthesiology, 30 : 297-305, 1969
   ↑間歇的陽圧呼吸により，吸気初期から大静脈圧が低下し，肺動脈圧と大動脈圧は一時的上昇の後に減少することを示した古典的な論文．

2) Michard, F., et al. : Relation between respiratory changes in arterial pulse pressure and fluid responsiveness in septic patients with acute circulatory failure. Am J Respir Crit Care Med, 162 : 134-138, 2000
   ↑呼吸による動脈圧変動の定量化が，輸液蘇生に利用できる可能性を提示した原著論文．

3) Belpomme, V., et al. : Correlation of arterial PCO_2 and $PETCO_2$ in prehospital controlled ventilation. Am J Emerg Med, 23 : 852-859, 2005
   ↑病院前救護体制の100名の救急搬送において，36名に動脈血CO_2分圧（$PaCO_2$）と呼気ガスCO_2分圧（$PETCO_2$）に10 mmHgを超える解離が認められたという報告．

4) Weil, M. H., Afifi, A. A. : Experimental and clinical studies on lactate and pyruvate as indicators of the severity of acute circulatory failure（shock）. Circulation, 41 : 989-1001, 1970
   ↑ショックで血清乳酸値が上昇するという古典的論文．

5) Nguyen, H. B., et al. : Early lactate clearance is associated with biomarkers of inflammation, coagulation, apoptosis, organ dysfunction and mortality in severe sepsis and septic shock. J Inflamm (Lond), 7 : 6-16, 2010

　↑敗血症性ショックおよび重症敗血症患者220例を対象として，血清乳酸値の6時間クリアランス（初回血清乳酸値－6時間後血清乳酸値／初回血清乳酸値×100）(%)の影響を評価した原著論文．血清乳酸値の6時間クリアランスが30％を超える段階で，6時間クリアランスに依存して，炎症性サイトカインなどの急性相反応タンパクの出現が減少し，生命予後が改善している．

6) Swan, H. J., et al. : Catheterization of the heart in man with use of a flow-directed balloon-tipped catheter. N Engl J Med, 283 : 447-451, 1970

　↑肺動脈カテーテルをヒトの心機能評価に用いたHarold James SwanとWilliam Ganzらの古典的原著論文．

7) Forrester, J. S., et al. : Correlative classification of clinical and hemodynamic function after acute myocardial infarction. Am J Cardiol, 39 : 137-145, 1977

　↑急性心筋梗塞200症例に対してForrester分類による治療がまとめられた古典的原著論文．

8) Bellomo, R., et al. : Acute renal failure－Definition, outcome measures, animal models, fluid therapy and information technology needs〔The Second International Consensus Conference of the Acute Dialysis Quality Initiative（ADQI）Group〕. Crit Care, 8 : R204-21, 2004

　↑Acute Dialysis Quality Initiative（ADQI）グループにより公表された急性腎傷害のRIFLE（acronym indicating Risk of renal dysfunction；Injury to the kidney；Failure of kidney function, Loss of kidney function and End-stage kidney disease）クライテリア．

9) Mehta, R. L., et al. : Acute Kidney Injury Network: report of an initiative to improve outcomes in acute kidney injury. Crit Care, 11 : R31, 2007

　↑Acute Kidney Injury Network（AKIN）により2007年に公表された急性腎傷害分類．

10) Trotman, R. L., et al. : Antibiotic dosing in critically ill adult patients receiving continuous renal replacement therapy. Clin Infect Dis, 41 : 1159-1166, 2005

　↑集中治療患者の無尿の持続濾過透析において，透析1L/時，濾過1L/時の設定での抗菌薬の除去量をまとめた総説．このデータは，持続濾過透析における抗菌薬投与の最小量に過ぎない．

第2章

【各論】
症例検討
ショックへの対応

第2章 【各論】症例検討 ショックへの対応

1 敗血症性ショックの診断と治療

貝沼関志

Point

- 敗血症（sepsis），重症敗血症（severe sepsis），敗血症性ショック（septic shock）の違いをわきまえる
- 敗血症性ショックの場合，EGDTに沿ってまずもって急速輸液を開始する
- ショックに伴う生理学的徴候の危機的状況を克服しつつ，敗血症の原因となっている病巣にできるだけ早く迫り，果敢に根本治療を開始する

■ はじめに

　敗血症の診断・治療に関するはじめてのガイドラインであるSSCG（Surviving Sepsis Campaign guidelines：2004年10月，改訂版2008年10月）[1]に沿って，典型例を紹介しながら，基本的な診断治療過程および最新の治療，まだ議論が続いている問題点なども交えて概説する．

問題解決型ケーススタディ

症例 救急隊からの通報

　13時45分に救急隊から，通報．72歳男性が昨晩20時頃突然の腹痛で近医受診し胃薬をもらったが，本日朝より腹痛増強し，救急車を依頼した．救急隊からの通報では腹痛，腹部膨満，頻呼吸，発熱38.9℃，意識レベルは2桁，SpO_2 90%，血圧72/38 mmHg，脈不整とのことで搬送依頼があり受け入れた．

↪救急隊からの通報から病着までにするべきこと

スタンダードプレコーション，救急セット以外にエコー電源入れ，CT準備，技師さんへの連絡をしながら，心の準備をする．腹痛に38.5℃以上の発熱を伴うものとして汎発性腹膜炎，腹腔内膿瘍，腸管壊死，尿路系感染症などを頭に置いておく．

経過1　救急車到着時の所見と対応

13時51分に救急入口に救急車を出迎えた．救急車は6分で到着．家族も同乗していた．患者は名前が言え腹痛を訴えていること，頻呼吸であること，橈骨動脈触診での頻脈，不整，手指は湿潤冷汗していることを確認しながら初療室に到着．
マスクにて酸素10 L投与，モニター装着 SpO$_2$ 94％．意識レベルはGCSで3-4-6．浅速呼吸．左右の胸の上がりは左右差なし，聴診で呼吸音左右差なし，stridor, wheeze, crackleなし．触診で冷汗以外異常なし，鼓音濁音なし．血圧は66/30 mmHg, 心拍数は144/分で不整．体温38.6℃．点滴を18 G静脈留置針で左肘静脈より確保しラクテック®の急速輸液を開始した．家族の話では既往歴は5年前に多発性脳梗塞を指摘されたが麻痺なく日常生活は良好という．

↪初療室に到着，バイタルサインのチェックから始める

まず生命を脅かす生理学的異常を素早く評価し，蘇生しながら鑑別診断を念頭に診察を進める．バイタルサイン（意識，気道，呼吸，循環，体温）の評価には視診，聴診，触診，打診から得る身体所見とモニター（血圧，心電図，SpO$_2$, 体温は最低限）所見を併用する．バイタルサインが不安定ならまず**十分な酸素と末梢静脈路を上肢に2本確保**する．**急性冠症候群（acute coronary syndrome：ACS）と腹部大動脈瘤（abdominal aortic aneurysm：AAA）をまず除外**することから始める．なぜならこの2つはERですみやかにショックに陥り即死することがあるからである．

頻呼吸，頻脈，低血圧，発熱から，循環虚脱，呼吸不全，低酸素症，低血糖，感染症，発作性頻拍，心不全代謝性アシドーシスや呼吸性アルカローシスをきたす疾患などを頭に置く．脈拍触知だけでAFと想像できたが，十二誘導心電図，胸部・腹部X線はこの時点でとる．急速輸液しながら進める．原則的に家族を同席させ，病歴聴取に家族の助けを借りることも高齢者では役立つ．意識の判定には家族に「いつもと違う点」を尋ねたりするのも役立つ．

経過2　敗血症性ショックの診断と初期対応

リンゲル液を30分以上で1,500 mL投与したが血圧は76/55 mmHgであった．SIRSの診断基準のうち3項目を満たし，かつ上記急速輸液でも収縮期血圧が90 mmHg以下のため敗血症性ショックと診断．Early Goal-Directed Therapy（EGDT）に沿い，動脈カテーテル挿入，

Presep®カテーテルを挿入した．同時に尿道カテーテルを挿入したが無尿であった．採血は入院時セット一式を提出し，血ガスではPaO$_2$ 180 mmHg，PaCO$_2$ 32 mmHg，BE － 4 mEq/L，乳酸 5 mmol/Lであった．CVP 6 mmHg，ScvO$_2$ 62％であった．

さらに晶質液2,000 mLと5％アルブミン1,000 mL，ヘスパンダー® 1 Lを急速投与しCVPが10 mmHgになったが平均血圧（MAP）が58 mmHgのためドパミン10 μg/kg/分，さらにノルアドレナリン0.2 μg/kg/分を投与した．しかし，MAPは60 mmHgにとどまったため，バゾプレシンを2単位/時の速度で開始すると，15分後に血圧は86/58（67）mmHg，ScvO$_2$は67％となった．この間に動脈血ガスでのヘモグロビン濃度6.8 g/dLとなっていたためRCC（赤血球濃厚液）を6単位開始した．

入室4時間後には尿量30 mL/時程度は得られるようになり，ScvO$_2$は72％，Hb値は10.1 g/dLとなった．ここで2回目のルーチン検査を提出した．

↪ Early Goal-Directed Therapy（EGDT）に沿い，初期蘇生を完遂する

敗血症性ショックの定義はSIRS（systemic inflammatory response syndrome：全身性炎症反応症候群）の基準4項目のうち2項目以上を満たし，Riversら[2]によれば

① 30分で20〜30 mL/kgの晶質液輸液を行っても収縮期血圧が90 mmHg以下の場合，または

② 血中乳酸値が4 mmol/L（36 mg/dL）以上の場合

とされ，EGDT（後述の図2）の適応となる[2, 3]．これに則り，動脈カテーテル，中心静脈カテーテル挿入は必須であるが，**EGDTはカテーテル挿入を待って行うものでなく同時並行である**．中心静脈カテーテルは薬剤投与とモニタリングの両方に使用するためダブル，できればトリプルルーメンでかつScvO$_2$が測れるものが推奨される．これは血圧やCVPなどの循環指標が改善された後も組織低灌流が残存する場合があることをふまえてその指標としてScvO$_2$を採用したものである．本例では急速大量輸液とカテコラミン，バゾプレシンでMAP，CVPを最適化したうえでRCC 4単位を投与しHt 30％以上（Hb 10.1 g/dL）とした．投与するカテコラミンの種類，バゾプレシンの追加，輸血療法などについて後述の解説を参照されたい．

経過3　1回目ルーチン検査の結果

100％リザーバーマスク15 L/分でPaO$_2$ 381 mmHg，PaCO$_2$ 28 mmHg，BE － 6.0 mEq/L，乳酸 4.5 mmol/L，WBC 5,100/μL（Neutro 91.5％，Lymph 6.1％），Hb 6.8 g/dL，Ht 20％，血小板14.4万/μL，AST 42 IU/L，ALT 27 IU/L，ALP 134 IU/L，TP 3.1 g/dL，Alb 1.5 g/dL，血糖 121 mg/dL，BUN 21 mg/dL，Cre 0.50 mg/dL，eGFR 121.4 mL/分/1.73 m^2，Na 133 mEq/L，Cl 105 mEq/L，K 3.7 mEq/L，Ca 6.4 mg/dL，TB 0.3 mg/dL，DB 0.1 mg/dL，アミラーゼ 409 IU/L，CRP 0.90 mg/dL，APTT 40.1秒，PT 15.5秒，PT（INR）1.22，

Fib 222 mg/dL，HB抗原（−），HCV抗体（−），梅毒（−）
尿検査：混濁なし，タンパク（−），潜血（−），ケトン体（1＋）
十二誘導心電図：Sinus Rhythm，心拍数 96 /分，ST変化なし，TnT陰性
胸部単純X線：横隔膜挙上，両側肺野に区域に限局しない浸潤影あり．胸水なし
腹部単純X線：胃および小腸の拡張が著しい

➡1回目のルーチン検査結果から考えられることは？

　酸素化は保たれているが痛みのためか過換気気味である．代謝性アシドーシスがあり乳酸値も上昇している．Neutroは91.5％と高値，ショックだが，肝腎機能はまだ保たれているようだ．貧血と低アルブミン血症は低栄養または炎症による消耗かもしれない．ACSは否定的である．腹部膨満の原因として腹部単純X線からイレウスの可能性がある．

経過4　ショックの原因検索

バイタルサインが再度悪化することに注意しながら，ショックの原因を探る．
腹部は臍部を中心に膨隆，腸雑音減弱，自発痛と圧痛および筋性防御と反跳痛を腹部全体に認めた．
体温は38.9℃であり，四肢末梢は温かかった．
腹部単純X線では広範な小腸，大腸ガスを認めた．
エコーを施行，心嚢液貯留なしだったが腹部では消化管ガスが多く観察困難であった．
急性腹症に伴う敗血症と考え右大腿動脈および右大腿静脈から血培を提出した．また尿培，痰培をとりグラム染色に回した．腹膜炎の所見から，グラム陰性の好気性菌と嫌気性菌の両者を考え広域スペクトラムのメロペン® 1回1g 1日3回を開始した．

➡診断過程で病巣を想定し1時間以内のできるだけ早くにempiricに抗菌薬を投与する

　バイタルサイン安定後も常に思わぬ重症疾患が隠れており，またそのための最悪の状態をも想定しながら診察を進める．そうすることによって，病歴聴取で聞き漏らすことなく，鑑別疾患が重症のものから順に出てくる．腹痛が主症状で，緊急に外科的治療を必要とする疾患群を急性腹症と呼んでいるが，その原因は消化器だけでなく，腹部血管，子宮付属器や泌尿器疾患など多岐にわたる．まずは，**すぐに緊急の対応を迫られる「破れる」「詰まる」の疾患**（後述MEMO①−表2参照）は頭の隅に置いておく[4]．

　腹部診察として，痛みの始まりかた，食事や体動との関係，痛みの部位，程度，持続時間を病歴聴取する．高齢者では，我慢づよさ，痛みへの鈍感，内服薬剤の影響がしばしば痛みの程度をわからなくし，反跳痛や筋性防御の所見も明らかでない場合もある．急性心筋梗塞，特発性食道破裂，大動脈瘤切迫破裂，SMA（上腸間膜動脈）閉

塞，虫垂炎なども当然，鑑別のなかに入れる．急激な腹痛が6時間も続いている場合，また一般に高齢者ほど，腹痛の原因は外科的疾患であることが多い．

胸部X線では軽度の肺門部での肺紋理の増強があった．つづけて単純腹部X線を見るが，その目的は基本的に**消化管ガスの異常，液体貯留，石灰化の3点**の確認であり，本症例では消化管ガスの異常を認めた．エコーではガス像が著明のためやや poor imaging であったが小腸の著明な拡張と内容物の to-and-fro movement があった．

経過5 病着2時間後の2回目ルーチン検査の血液検査の結果

40％マスク10 L/分でPaO$_2$ 121 mmHg，PaCO$_2$ 32 mmHg，BE －8.8 mEq/L，乳酸 7.2 mmol/L，WBC 11,500/μL（Neutro 94.3％，Lymph 3.6％），Hb 10.7 g/dL，Ht 31.0％，血小板 6.2万/μL，AST 68 IU/L，ALT 33 IU/L，ALP 118 IU/L，TP 5.5 g/dL，Alb 3.2 g/dL，血糖 117 mg/dL，BUN 17 mg/dL，Cre 0.47 mg/dL，eGFR 129.9 mL/分/1.73m^2，Na 137 mEq/L，Cl 104 mEq/L，K 3.7 mEq/L，Ca 7.2 mg/dL，TB 0.6 mg/dL，DB 0.2 mg/dL，アミラーゼ 400 IU/L，CRP 8.58 mg/dL，APTT 53.4秒，PT 22秒，PT（INR）2.03，Fib 324 mg/dL，D-dimer 14.76μg/mL，FDP 29.6 μg/mL，AT Ⅲ 33％，プロカルシトニン 33.6 ng/mL

➡ 2回目の検査所見から考えられることは？

乳酸アシドーシスは進行傾向である．病着時に Neutro は91.5％と高値，2時間でWBC，CRPが急上昇してきた．貧血と低アルブミン血症はRCCとアルブミン投与により補正されている．急性期DIC基準により4時間後には7点でDIC（disseminated intravascular coagulation：播種性血管内凝固）と診断した．リコモジュリン®22,800単位/日，ノンスロン®1,500単位/日の投与を開始することとした．プロカルシトニン上昇は感染によるものと推定される．収縮期血圧が90 mmHgを上回ってきたので追加画像検査として，腹部CT（イレウスも疑ったので）を造影で依頼した．

経過6 追加検査

腹部造影CT：肝左葉を中心に門脈内に著明なガス像．小腸の壁内気腫著明．腹水なし．遊離ガス像なし（図1）．

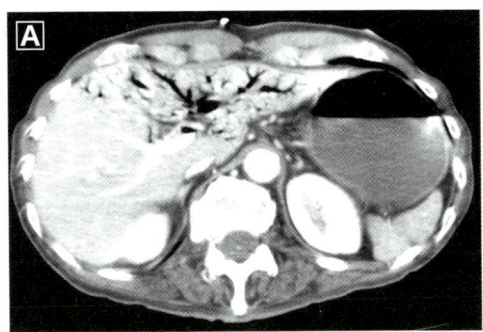

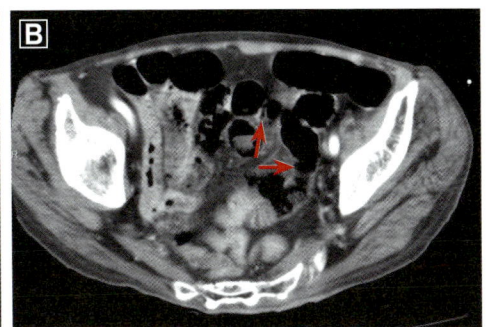

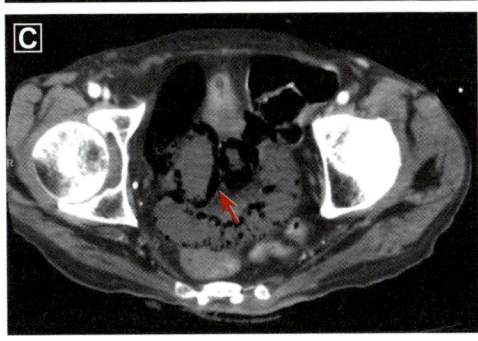

図1　腹部造影CT
A) 肝左葉中心に樹枝状に門脈ガスを認める．B) 小腸は造影効果不良（→）である．C) 腸管に壁内気腫（→）を認める

🡆 腹部造影CTからわかることは？

　肝左葉に樹枝状の門脈内ガスがみられる．骨盤内の小腸は拡張しており，腸管壁内気腫も多数みられる．また壁の造影効果は不良であり腸管壊死の可能性がある．腹腔動脈，上腸間膜動脈の起始部および末梢に閉塞所見はみられない．腹腔内の遊離ガスはみられない．腹水は少量である．以上から非閉塞性腸管虚血症を疑い19時30分より緊急開腹術を施行した．

経過7　手術所見

開腹すると腹水は少量で小腸は全体に拡張していたが，絞扼性でなく麻痺性イレウスと考えられた．小腸には非連続性の粘膜壊死像が透見されたが全層性の腸管壊死は認めなかった．上腸間膜動脈の拍動は触知良好であり血栓は触れなかった．以上よりNOMI（nonocclusive mesenteric ischemia：非閉塞性腸間膜動脈虚血）と診断したが，今後，粘膜の虚血が壊死へと進行する可能性もあるため，セカンドルック手術を前提に閉腹した．術後3日目にセカンドルック手術を行ったところ，非連続性の粘膜壊死像は消失し，上腸間膜動脈の拍動触知も良好であったので腸管切除せず，ダグラス窩にドレーンを挿入して閉腹した．

🡆 この後の治療方針はどうする？

　ICUには手術後21時35分に気管挿管のまま入室した．入室時60％酸素投与，SIMV 8回，PCV 15 cmH$_2$O，PEEP 8 cmH$_2$Oの人工呼吸下でPaO$_2$ 96 mmHg，

PaCO$_2$ 36 mmHg，BE －6 mEq/L，ドパミン 10 μg/kg/分，ノルアドレナリン 0.2 μg/kg/分，バゾプレシンを 2 単位/時投与下に血圧 76/48 mmHg，心拍数 136/分，心房細動，尿量 20 mL/時であった．四肢の浮腫がみられた．

敗血症性ショック持続に対してエンドトキシン測定，プロカルシトニン測定後 PMX-DHP（エンドトキシン吸着）を開始することとした．開始後徐々に血圧上昇し，ドパミン OFF，ノルアドレナリン 0.02 μg/kg/分，バゾプレシン OFF まで減量でき，開始 2 時間後には血圧 110/78 mmHg，心拍数 92/分となった．

NOMI に対しては観血的動脈圧からの心拍出量測定を行い CI を 3.0 L/分/m^2，SVV を 12％以下，収縮期血圧を 120 mmHg 以上に維持し，乳酸の上昇，代謝性アシドーシスの増悪がないことを確認しつつ，貧血の進行のないことを確認しつつ，下血についても注意深く観察することとした．

最終経過　肺うっ血の改善から退院へ

当初みられた軽度の肺うっ血は，CVP，SVV の連続モニタリングおよびエコーでの下大静脈径の頻回の測定により循環血液量が減少しないように適宜アルブミン等を補充しつつハンプ®，ラシックス® を併用して全身の浮腫の軽減に努めた．それに伴い肺野のうっ血は減少し人工呼吸を weaning し 5 日後に気管挿管を抜管した．AF は持続したが，血管内への refilling とともに AF は洞調律に復した．下血，乳酸アシドーシスの進行はなかった．3 日目にエコー下に ED チューブを鼻腔から十二指腸に挿入し，インジゴカルミン® を注入したが，ダグラス窩ドレーンよりの漏出なく，抜管後に造影 CT にて腸管の造影効果を認め，ED チューブよりの経管栄養を開始し，ICU 退室，3 週間後に独歩退院となった．

教訓

・敗血症性ショックと診断したら急速輸液から始めて，まずは生理学的徴候の安定につとめる
・血培 2 セット提出後早期に empiric に十分な量の抗菌薬を投与する
・多方面の手段を駆使して診断に迫り病巣を同定し，多臓器不全となっても決してあきらめず，患者を退院させるまで執拗に治療する

解説：敗血症性ショック

1 敗血症および敗血症性ショックの定義

SIRSという新しい概念のもとに1991年にAmerican College of Chest Physicians（ACCP）とSociety of Critical Care Medicine（SCCM）が敗血症の診断基準をまとめた（表1）[5]．その後2001年に改訂されたが，やや複雑になったものの，敗血症を感染症に起因するSIRSとする基本的な考え方と，sepsis, severe sepsis, septic shockの診断基準は不変である．

敗血症とは，感染症が原因でSIRSの基準4項目のうち2項目以上を満たすものと定義された．敗血症性ショックとは，敗血症に起因する急性循環不全，すなわち，適正な輸液負荷にもかかわらず持続する低血圧（収縮期血圧＜90 mmHg，平均動脈圧＜60 mmHg，もしくはベースラインからの収縮期血圧低下＞40 mmHg）がある場合と定義された（表1）．敗血症性ショックでの初期蘇生プロトコールは，EGDTとして図2のようにまとめられる．

表1 ACCP/SCCM（1992年）の敗血症診断基準

Sepsis	
感染症	あり
体温	＜36.0℃もしくは＞38.0℃
心拍数	＞90/分
呼吸数	＞20/分
白血球数	＜4,000/μLもしくは＞12,000μLまたは未成熟好中球＞10％
	以上の2項目以上を満たすもの
Severe sepsis	
臓器障害	あり
臓器灌流異常　乳酸アシドーシス　乏尿　意識混濁	あり　あり　あり
低血圧	収縮期血圧＜90 mmHgまたは通常血圧から40 mmHg以下
Septic shock	
Severe sepsisのなかで十分な輸液負荷を行った後の低血圧	あり（心原性低血圧を除く）

文献6より引用

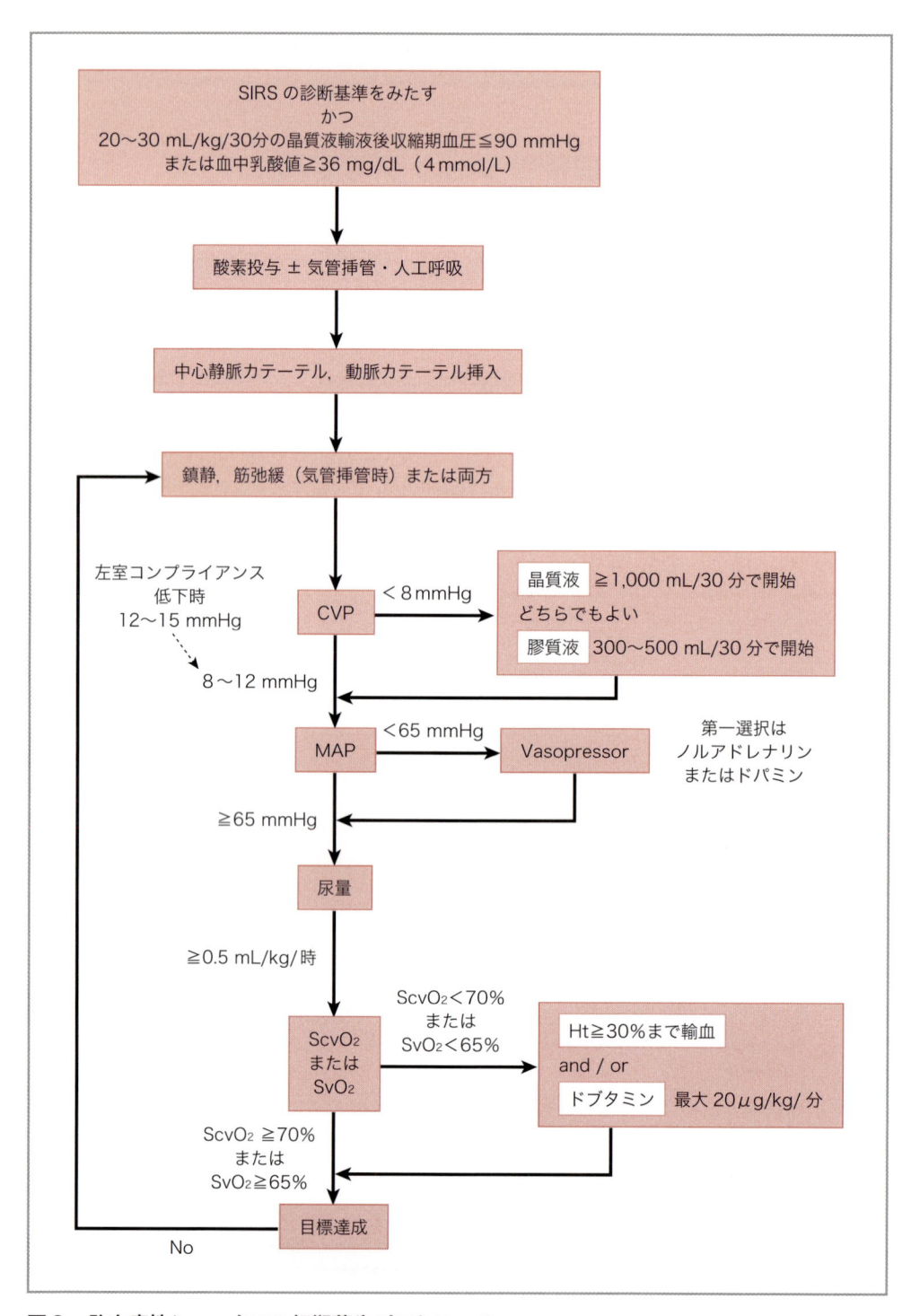

```
                    ┌─────────────────────────────┐
                    │   SIRSの診断基準をみたす    │
                    │            かつ             │
                    │ 20〜30 mL/kg/30分の晶質液輸液後収縮期血圧≦90 mmHg │
                    │  または血中乳酸値≧36 mg/dL（4 mmol/L） │
                    └──────────────┬──────────────┘
                                   ▼
                    ┌─────────────────────────────┐
                    │  酸素投与 ± 気管挿管・人工呼吸  │
                    └──────────────┬──────────────┘
                                   ▼
                    ┌─────────────────────────────┐
                    │  中心静脈カテーテル，動脈カテーテル挿入  │
                    └──────────────┬──────────────┘
                                   ▼
                    ┌─────────────────────────────┐
                    │ 鎮静，筋弛緩（気管挿管時）または両方 │
                    └──────────────┬──────────────┘
                                   ▼
     左室コンプライアンス        ┌─────┐   <8 mmHg   ┌──────────────────────────┐
         低下時                  │ CVP │ ──────────▶│ 晶質液 ≧1,000 mL/30分で開始 │
       12〜15 mmHg               └──┬──┘            │  どちらでもよい            │
            ┊                      │                │ 膠質液 300〜500 mL/30分で開始│
            ▼                      │                └──────────────────────────┘
         8〜12 mmHg                │
                                   ▼
                                ┌─────┐  <65 mmHg  ┌──────────────┐    第一選択は
                                │ MAP │ ──────────▶│ Vasopressor  │  ノルアドレナリン
                                └──┬──┘            └──────────────┘   またはドパミン
                                ≧65 mmHg
                                   ▼
                                ┌─────┐
                                │ 尿量 │
                                └──┬──┘
                            ≧0.5 mL/kg/時
                                   ▼
                              ┌───────┐   ScvO₂<70%    ┌──────────────────────┐
                              │ ScvO₂ │   または        │ Ht≧30%まで輸血        │
                              │ または │   SvO₂<65%     │ and / or             │
                              │ SvO₂  │ ──────────────▶│ ドブタミン 最大20μg/kg/分│
                              └───┬───┘                └──────────────────────┘
                          ScvO₂≧70%
                          または
                          SvO₂≧65%
                                   ▼
                              ┌────────┐
                              │ 目標達成 │
                              └────────┘
                                  No
```

図2　敗血症性ショックでの初期蘇生プロトコール
文献3より引用

2 どこでEGDTを行うか

　　EGDTを施行する場所は，ERでもICUでもよい．施設の体制により選択されるべきだが，ICUへの入室待ちのためEGDTの開始や進行が遅延するようなことがあってはならない．

3 敗血症性ショックでの輸液，輸血

　　輸液は晶質液なら30分で1,000 mL以上，膠質液なら30分で300〜500 mLの速度で開始する．晶質液，膠質液のどちらでもよいが，晶質液では投与輸液量の25％にあたる容積が血管内に残留し，膠質液では溶質の分子量が大きいため多く血管内にとどまる．また5％アルブミン液では投与量の3/4が血管内にとどまるとされる．2004年のSAFE studyでは重症患者に対する蘇生輸液として4％アルブミンと生食を比較すると重症敗血症ではアルブミン投与群の方が死亡相対危険度が低かったとの報告はある[7]．本例ではICU到着時に肺うっ血からPaO$_2$の低下をみたが，晶質液がより間質に移行したためかどうかは定かでない．

　　中心静脈圧8〜12 mmHgを目標として心前負荷を高め，結果として平均血圧（MAP）≧65 mmHg，尿量≧0.5 mL/kg/時，ScvO$_2$≧70％を6時間以内に達成する．しかし，この輸液でも十分な結果が得られない場合はHb＜7 g/dL以下であれば赤血球輸血を行いHb 7〜9 g/dLを目標とする．

> **ピットフォール**
>
> 　　重症敗血症におけるEGDTにおいては5〜7 Lの晶質液を6時間以内に投与することは一般的である．しかし肺水腫がある場合はその限りでない．また，敗血症では血管透過性が亢進しており，もし過剰に入れ続ければ，非心原性肺水腫が悪化して低酸素血症に導く．臓器保護の観点から輸液はどうしても必要であるが，refillingの時期がきたときには，積極的にdry sideになるようにもっていくことが必要となる．

4 敗血症，敗血症性ショックでの血液培養検査

　　抗菌薬投与を始める前に，ただちに2カ所以上の血液培養検査を提出する．48時間以上カテーテルを挿入している場合はカテーテルより採取した血液も含める．カテーテルからの培養が末梢血からの培養よりも2時間以上早く陽性化した場合はカテーテルが感染巣である可能性がある．感染巣の可能性がある他の部位（尿，脳脊髄液，創部，呼吸分泌物，その他の体液）からの培養も抗菌薬投与前に得ておく．**気道分泌物のグラム染色**は標的とすべき微生物を絞り込むために有用である．

5 敗血症，敗血症性ショックでの感染巣除去

敗血症における感染対策の基本方針は**感染巣を症状発現後6時間以内に特定し除去する**ことである．感染巣除去やドレナージが可能な感染局所として，腹腔内膿瘍または消化管穿孔，胆管炎，腎盂腎炎，小腸虚血，壊死性軟部組織感染症，膿胸，敗血症性関節炎などがある．施行にあたっては，生理学的侵襲を最小限にとどめる．例えば，外科的膿瘍ドレナージよりは経皮的処置，外科的胆道ドレナージよりは内視鏡的処置が望ましい．

6 敗血症，敗血症性ショックでの抗菌薬療法

敗血症確認後1時間以内のできるだけ早期に抗菌薬投与を開始する．ペニシリン系，カルバペネム系，セフェム系では time above MIC を考慮し，1日3～4回投与を原則とする．キノロン系，アミノグリコシド系は血中濃度のピーク値と AUC（area under the curve）を大きくすることが必要であり，1日1回投与とする．抗菌薬の処方は毎日見直す．薬剤感受性検査にもとづき抗菌スペクトルを広域のものからより狭いものに変えていく de-escalation は，カンジダ属，*Clostridium difficile*，あるいはバンコマイシン耐性 *Enterococcus faecalis* のような病原性あるいは耐性微生物の感染の可能性を減少させる．抗菌薬投与期間は概ね7～10日を目安とする．臨床症状が非感染性であると決定された場合，抗菌薬はすみやかに停止する．

7 敗血症性ショックでのカテコラミン

敗血症においては，くれぐれも，輸液が不足した状態でカテコラミンを投与し患者を干からびさせてはならない．しかし，十分な輸液を負荷した後でも昇圧効果が不十分の場合は，ドパミンまたはノルアドレナリンを投与する．ノルアドレナリンの方が昇圧効果が強く頻脈や不整脈を起こしにくい．これでも昇圧効果が思わしくない場合は低用量バゾプレシン（0.03単位/分）を併用してもよい．ただし，末梢冷感が強く cold shock に移行した可能性がある場合はバゾプレシンは使用せずアドレナリンや PDE III 阻害薬の併用を考慮する．ドブタミンは心機能低下を認める場合にのみ投与するが，十分な輸液が行われていない段階でドブタミンを用いるのは血圧低下をもたらす可能性がある．

8 敗血症での呼吸管理

ALI/ARDS（急性肺傷害/急性呼吸促迫症候群）の管理に準じる．一回換気量は 6 mL/kg とし，PEEP を併用し，**最大気道内圧は 30 cmH$_2$O を超えない**．詳細は他稿（第3章2「急性肺傷害」）を参照．

9 敗血症での鎮静，鎮痛

敗血症においては急性期反応の抑制のために鎮静，鎮痛の適正化が不可欠である．2007年に日本呼吸療法医学会が発表した「人工呼吸中の鎮静のためのガイドライン」[8]および2010年に日本集中治療医学会が発表した「人工呼吸関連肺炎予防バンドル」[9]が参考になる．他稿（第3章2「急性肺傷害」）を参照されたい．

10 敗血症性ショックでのステロイド

敗血症性ショックにおいては，**血圧が輸液およびカテコラミンやバゾプレシンによっても改善されない場合にのみ，ヒドロコルチゾンの静脈内投与が推奨**されている．この時点でステロイドを併用するとバゾプレシンの反応性を高めると報告されており[14]，コルチコステロイド（ヒドロコルチゾンで200〜300 mg/日）が効果があるかもしれない．血糖コントロールのためには24時間持続投与が推奨される．ALI/ARDSにおいては，依然controversialである．

11 敗血症でのDIC治療

本邦でのDIC治療では，AT III製剤，ガベキサートメシル酸塩や組み換え型トロンボモデュリン製剤が使用できるが，これらはSSCGに明記されていない．しかし，現時点での敗血症におけるDIC診断としては，2006年に救急医学会から発表された「急性期DIC診断基準」を用いることが，感度が優れまた早期診断が可能であるため，推奨される．治療指針としては，2009年に日本血栓止血学会が提唱した「科学的根拠に基づいた感染症に伴うDIC治療のエキスパートコンセンサス」[10]がある．**感染症に伴うDICは線溶抑制型を呈する場合が多く，頻度が高く，また死亡率も高い**．SSCGではAPACHE IIスコア≧25や多臓器不全を合併した重症敗血症に限定してリコンビナント活性化プロテインCが推奨されているが本邦では未発売である．

12 敗血症での消化管粘膜障害

敗血症性ショックでは消化管粘膜障害が進行しやすいため，予防的なH₂受容体拮抗薬やPPI（プロトンポンプ阻害薬）の投与が推奨される．

13 敗血症での厳格血糖管理および栄養管理

速効型インスリンを持続投与し血糖150 mg/dL未満を目標とし，高血糖を回避するとともに低血糖に注意する．インスリン量を調節している間は1〜2時間ごとに血糖値を測定し，安定期には4時間ごととする．栄養管理に関しては2010年に日本呼吸療法医学会が発表した「急性呼吸不全による人工呼吸患者の栄養管理ガイドライン」[11]が推奨される．

14 症例の場合について

❶ 腹部診察

　頻呼吸，低血圧であり，酸素投与，急速輸液しながら診察を進める．家族からも詳細な情報を得るようにするが，腹部の診察では，視診で腹部膨隆があり，聴診で腸雑音減弱，自発痛が腹部全体にみられた．腹部触診は4段階に分ける．すなわち

① 手で押す前から腹壁が固い板状硬の段階
② 手で押し始めると同時に筋肉が硬くなる筋性防御，および離した瞬間にも痛みを訴える反跳圧痛の段階
③ 押しても痛みが増強するだけで筋性防御も反跳圧痛もない段階
④ 自発痛だけで圧痛のない段階

であり，本症例では②に当たる．腹部膨満の原因として，鼓腸（flatus），腹水（fluid），腫瘍（fatal growth），宿便（feces），肥満（fat），胎児（fetus）の6Fがあるが，年齢からは前5者はいずれもありうる．頻呼吸は呼吸器疾患を除けば，腹部膨満からの横隔膜挙上による頻呼吸かもしれない．

MEMO ❶

　すぐに対応が迫られる緊急の急性腹症のキーワードは「破れる」と「詰まる」である．表2のように覚えておく．

表2　すぐに対応が迫られる急性腹症：キーワードは「破れる」と「詰まる」

【「破れる」に関するもの】
・血管が破れる：腹部大動脈瘤（AAA）破裂，急性大動脈解離（AAD）
・腸管が破れる：腸管穿孔（特に下部消化管）
・卵管が破れる：子宮外妊娠
・その他で破れるもの：肝細胞癌破裂

【「詰まる」に関するもの】
・血管が詰まる：上腸間膜動脈（SMA）塞栓症，非閉塞性腸間膜動脈虚血（NOMI）〔腹腔外であるが，急性心筋梗塞（AMI）もココ〕
・腸管がねじれる：絞扼性イレウス（これは単に閉塞でなく，さらにねじれる！）
・胆管が詰まる：急性閉塞性化膿性胆管炎
・尿管が詰まる：尿路結石症（上記に比べて緊急度は高くないが，来院当初は大の大人がとても痛がっていてとても重症感がある！）

文献4より引用

❷ 腸管気腫症，門脈ガス血症について

　門脈内ガス像を呈する場合，同時に腸管壊死を伴うことが多く，原則的には緊急手術の適応である．ガスが肝内門脈系に入る機序は2つある．第1の説は，腸管内または膿瘍内で内圧が

高まった状態で，粘膜損傷があるとガスが門脈系に入り，肝臓まで到達する．第2の説は，ガス産生菌が破綻した粘膜関門を通じて門脈内に侵入しそこでガスを産生する．死亡率は25〜40％程度の報告がある．最近の報告によれば門脈ガス血症を呈した症例の半数以上で消化管壊死を認めたが保存的に軽快した症例も1/3程度あり，本例も開腹術に踏み切ったが幸いにも腸管切除に至らず軽快した．

❸ NOMIについて

NOMIは血管の器質的閉塞を伴わない末梢循環不全による腸管虚血であり，その病態は完全には解明されていないが以下のように考えられている．すなわち，全身の循環不全が一定時間続くことで，腸間膜動脈の末梢血管が攣縮し，腸管組織が低酸素症に陥り，虚血再灌流障害も加わって腸管が壊死に陥るというものである．末梢血管の攣縮には交感神経やバゾプレシン，アンギオテンシンが関係しているとされている．死亡率は高く70〜100％との報告もある．

❹ PMX-DHPについて

SSCGにおいては敗血症の転帰を改善する治療法として明記されているのは活性化プロテインCのみであるが，本邦では1994年にPolymyxin B immobilized fiber column-direct hemoperfusion（PMX-DHP）が発売され，多くの有効性を示す報告がなされてきた．2004年からイタリア，2007年からロシア，2008年からスペインにおいて臨床応用が可能になり欧州におけるpilot-studyでも有効性が報告されている．RCTとしてはイタリアでEarly Use of Polymyxin B Hemoperfusion in Abdominal Septic Shock（EUPHAS）studyとしてその有効性がJAMAに報告され[12]現在も欧州でRCTが進行中である．その作用としてエンドトキシンの吸着に加えN-arachidonoylethanolamine（AEA）や2-arachidonoylglycerol（2-AG）の吸着能が報告されている．

文献・参考図書

1）Dellinger, R. P., et al. : Surviving Sepsis Campaign : International guidelines for management of severe sepsis and septic shok : 2008. Crit Care Med, 36 : 296-327, 2008
　↑敗血症と敗血症性ショックに対する診断・治療の国際的ガイドラインとしてもっとも標準的な文献．

2）Rivers, E., et al. : Early goal-derected therapy in the treatment of severe sepsis and septic shock. N Engl J Med, 345 : 1368-1377, 2001
　↑敗血症に対する初期治療法をEGDTとして詳述し，SSCGの作成に大きく寄与した文献．

3）鈴木崇生：初期蘇生．救急医学，34：285-288, 2010
　↑EGDTの内容をわかりやすく解説している．

4）谷口洋貴：急性腹症の病歴と身体所見．救急医学，34：131-139, 2010
　↑ERにおける急性腹症の診断・治療についてわかりやすく解説している．

5）Members of the American College of Chest Physicians/Society of Critical Care Medicine Consensus Conference Committee : American College of Chest Physicians/ Society of Critical Care Medicine Consensus Conference : Definitions for sepsis and organ failure and guidelines for the use of innovative therapies in sepsis. Crit Care Med, 20 : 864-874, 1992
　↑SIRS，敗血症，敗血症性ショックの定義とサイトカインの意義を明らかにした歴史的なガイドライン．

6) 松田兼一 ほか：Sepsisの定義と診断．救急医学，34（3）：261-265，2010

7) Finfer, S., Bellomo, R., Boyce, N. : SAFE Study Investigators : A comparison of albumin and saline for fluid resuscitation in the intensive care unit. N Engl J Med, 350 : 2247-2256, 2004
   ↑EGDTにおいて晶質液，膠質液を死亡相対危険度から比較した文献．

8) 日本呼吸療法医学会 人工呼吸中の鎮静ガイドライン作成委員会：人工呼吸中の鎮静のためのガイドライン．http://square.umin.ac.jp/jrcm/contents/guide/page03.html
   ↑本邦における人工呼吸中の鎮静ガイドラインとして標準的な文献．

9) 日本集中治療医学会 ICU機能評価委員会：人工呼吸関連肺炎予防バンドル 2010年改訂版．http://www.jsicm.org/pdf/2010VAP.pdf
   ↑本邦における人工呼吸関連肺炎予防バンドルとして最新のもの．

10) 日本血栓止血学会学術標準化委員会DIC部会：科学的根拠に基づいた感染症に伴うDIC治療のエキスパートコンセンサス．日本血栓止血学会誌，20：77-113，2009
    ↑本邦におけるDIC治療のエキスパートコンセンサスとして最新のもの．

11) 日本呼吸療法医学会 栄養管理ガイドライン作成委員会：急性呼吸不全による人工呼吸患者の栄養管理ガイドライン．人工呼吸，27：75-118，2010
    ↑本邦における人工呼吸患者の栄養管理ガイドラインとして最新のもの．

12) Cruz, D. N., et al. : Early use of polymyxin B hemoperfusion in abdominal septic shock : The EUPHAS randomized controlled trial. JAMA, 30 : 2445-2497, 2009
    ↑腹腔内感染による敗血症性ショックに対して行われたPMX-DHPの有効性に関するRCT.

13) 垣花泰之 ほか：昇圧薬の選択と投与法．救急医学，34：295-300，2010
    ↑敗血症性ショックにおけるカテコラミンの投与法をわかりやすく解説している．

14) Ertmer, C., et al. : Methyl-prednisolone reverses vasopressin hyporesponsiveness in ovine endotoxemia. Shock, 27 : 281-288, 2007

第2章 【各論】症例検討 ショックへの対応

アナフィラキシーショックの診断と治療

井上卓也

Point

- ショックをみたら必ずアナフィラキシーショックを鑑別診断に入れること．しかし薬剤投与後のショックをすべてアナフィラキシーと早合点しないこと
- 皮膚所見は鑑別の重要な手がかりとなる
- 低血圧に対しては，その程度に応じてアドレナリンの筋注と静注を使い分ける
- C（循環）の異常だけでなく，A（気道），B（呼吸）の異常にも注意する
- 二相性ショックに対してステロイド投与を行う

■はじめに

近年は医学の進歩に伴い，患者に多くの種類の薬剤を投与するようになったため，アナフィラキシーまたはアナフィラキシー様反応の発症頻度は増加している．アナフィラキシー（様）反応に伴う低血圧をアナフィラキシーショックと呼ぶ．ここでは造影剤によるアナフィラキシーショックの症例を呈示し，その診断，治療のポイントについて解説する．

問題解決型ケーススタディ

症例　急性大動脈解離疑いで胸腹部造影CTを施行

高血圧の既往のある65歳の初診の女性が，背部痛を主訴に救急車で搬入された．夕方3時頃に発症した背部の痛みが1時間続いているという．冷汗があり，血圧190/90 mmHg，脈拍100/分であった．心電図検査，心エコー検査で，急性心筋梗塞や心囊液貯留，大動脈弁逆流は否定的であった．胸部ポータブルX線検査では上縦隔の拡大を認め，急性大動脈解離が疑われ，胸腹

部造影CT検査を行うことになった．事前の病歴聴取では，薬物アレルギーはなく，造影剤を使った検査を受けたことはあるが，造影剤に対する異常反応はなかったという．降圧薬としてカルシウム拮抗薬を内服していたが，β遮断薬は内服していなかった．造影CTの問診表に沿って病歴聴取・説明を行い，同意書に署名を得た．

経過1　急変，ショック状態に！

造影CT検査終了後，担当医が患者に近寄った．「大丈夫ですか」と話しかけたが返事がない！すぐABCDを評価した．気道は開通しており狭窄音は聴取されなかった．呼吸は認められ，wheezingは聴取されなかった．橈骨動脈は触れず，頸動脈は微弱ながら触れた．意識は痛み刺激にわずかに顔をしかめる程度の反応であった．患者急変，ショック状態と判断し，院内救急コールで緊急対応チームを要請した．

経過2　ショックの原因は？

両下肢を挙上し，ショックの原因検索のため皮疹の有無を確認すると，顔面，前胸部の紅潮を認めた．点滴ライン刺入部にも発赤が認められた．撮影したばかりの胸腹部造影CTのモニター画面で，大動脈解離や縦隔，心嚢，胸腔，腹腔への出血がなく，気胸もないことを確認した．以上より造影剤によるアナフィラキシーショックと診断した．

経過3　緊急対応

酸素はCT検査の前から投与されていた．検査のためはずしていた心電図モニターをすぐに装着した．造影剤はすでに注入が終了し，末梢静脈ラインのルート内にまだ造影剤が残っていた．もう一方の上肢に末梢ラインの確保を試みたが，すぐには確保できなかった．頸動脈は弱く触れ，血圧を測定すると触診で収縮期血圧50 mmHgであった．脈拍はモニターで40/分であった．心肺停止の危険が感じられた．気道確保と補助換気を開始し，残った造影剤を押し込んでしまうことになるが，造影剤を注入した末梢静脈ラインから生理食塩水の急速全開投与を開始した．アドレナリン1 A（1 mg/ 1 mL）を生理食塩水で薄めて10 mLとして，うち1 mL（0.1 mg）を1分かけて静注した．その間モニターで不整脈がでないか監視した．静注1分後に血圧70/40 mmHgと上昇した．さらにアドレナリン1 mL（0.1 mg）を静注した．その1分後には血圧110/50 mmHg，脈拍70/分となった．緊急対応チームが到着したので患者をストレッチャーへ移し，救急外来へ移送した．

経過4　救急外来にて

患者は呼びかけで開眼するようになった．輸液はショック発症から10分間で1,000 mL入っていた．顔面に紅潮と浮腫を，前胸部と鼠径部に蕁麻疹を認めた．H1遮断薬（ジフェンヒドラミ

ン 50 mg）静注，H2 遮断薬（ラニチジン 50 mg）静注を行った．ステロイド（ヒドロコルチゾン 500 mg）を点滴静注した．血圧が安定したので輸液速度を下げて 30 分ほど経過観察したが，血圧 150/80 mmHg，脈拍 80/ 分と安定した．家族に経過を説明し，経過観察入院することとなった．

↪ 何に注意すべきか？

造影 CT の検査後にショックに陥っていれば，アナフィラキシーショックをすぐ思い浮かべる．しかし，もし本症例が急性大動脈解離であり，ショックの原因が解離の進行による血管壁外への出血であれば，急速輸液負荷とアドレナリン投与だけではショックから回復できなかったであろう．ショックは原因によって対応が異なるので，その迅速な鑑別が重要である．本症例では皮膚所見が決め手となった．アナフィラキシーショックでは皮膚所見の出現率は 80％以上であり，診断にきわめて有用である．

本症例はアナフィラキシーショックという C（循環）の異常とそれに伴う D（意識）の異常を示したが，アナフィラキシーの場合，A（気道），B（呼吸）の異常にも注意しなければならない．すなわち，喉頭浮腫による気道狭窄・閉塞と気管支喘息発作の有無を確認する．どちらも早期に発見し，対処しなければ致死的となるので，ショックにのみ気を奪われないようにする．

アナフィラキシーショックに対する第一選択薬はアドレナリンである．本症例は今にも心停止に陥りそうなショックであったため，筋注ではなく静注を選択した．アドレナリンを静注する場合，過量な投与は不整脈や異常な高血圧による合併症を引き起こす可能性があるので，必ず心電図モニターと血圧を注意深く監視しながら少量ずつ投与する．アナフィラキシーショックの薬剤投与はアドレナリンをもっとも優先すべきであり，これがステロイドや抗ヒスタミン薬投与の後になるようなことがあってはならない．

経過 5　経過観察中に再発

患者の背部痛は軽減しており，原因は明らかとならなかったため経過観察とした．ショックから 4 時間後に皮疹は消失し順調と思われたが，翌日の午前 2 時頃（ショックから 10 時間後），患者の収縮期血圧が 80 台に下がったとドクターコールがあった．訪室して診察すると顔面と胸部の皮疹が再発していた．声をかけると嘔気と便意を訴えた．急速輸液負荷を行いながら，アドレナリン 0.3 mg を大腿側面に筋注し，H1・H2 遮断薬，ステロイドを投与した．その後血圧は改善し，皮疹も消失して，二度と再発することはなかった．ショックから 48 時間まで経過観察し，状態が安定していたので退院となった．

> **教訓**
> - 事前の病歴聴取で問題がなくてもアナフィラキシーショックは起こる可能性があるので油断しない
> - アナフィラキシーショックはアドレナリンでコントロールできると甘くみず，患者急変時には必ず応援を呼ぶ
> - ステロイドはアナフィラキシーショックの二相性の症状発現に必ずしも効果があるとは限らないので，入院後は注意深い観察が必要である

解説：アナフィラキシーショック

1 アナフィラキシーとは

　生体が特定の抗原に曝露されると，その抗原に対して特異的なIgE抗体が作られ，IgE抗体は肥満細胞や好塩基球の表面に結合する．さらに生体が抗原に再曝露された際に，抗原は対応するIgE抗体と結合し，肥満細胞や好塩基球が活性化され，さまざまな化学伝達物質が脱顆粒によって放出される．これらの化学伝達物質によって起こる全身の急性の反応をアナフィラキシーという．一方，IgE抗体が関与せず，直接あるいは補体の活性化を介して，肥満細胞や好塩基球を活性化させて脱顆粒を起こし，アナフィラキシーと同じ病態を呈する反応をアナフィラキシー様反応という．臨床的に両者を区別することは困難で，一般的には両者を併せてアナフィラキシーと呼ぶことが多い．両者の症状や治療に大きな違いはない．

2 アナフィラキシーの症状

　アナフィラキシーの症状は表1に示すように，典型的には，皮膚，上気道，下気道，心血管系，脳神経系，消化器系に現れ，軽度から重度までさまざまである．抗原曝露からアナフィラキシーショック症状発現までの時間は，一般にハチ刺傷で5～12分，食物で25～30分とされている．重篤なアナフィラキシーでは症状の進行は非常に速く，心停止までの時間は発症後中央値5～15分である．発症後間もない，皮膚・上気道の軽いアレルギー症状の患者を診察したら，その後症状が急速にアナフィラキシーへ進行しないか十分な時間をかけて観察する必要がある．

表1　アナフィラキシーの症状

皮膚症状	全身の紅潮，紅斑，蕁麻疹，掻痒感，顔面浮腫（血管性浮腫）
呼吸器症状（上気道）	鼻の掻痒，鼻閉，鼻漏，くしゃみ，咽喉等の掻痒感，嗄声，喉頭絞扼感，吸気性喘鳴（stridor）
呼吸器症状（下気道）	咳嗽，呼気性喘鳴（wheezing），胸部絞扼感，呼吸困難，チアノーゼ，呼吸停止
循環器症状	動悸，頻脈または徐脈，不整脈，血圧低下
中枢神経症状	不安，恐怖感，めまい，気分不快，意識レベル低下，痙攣
消化器症状	嘔気，嘔吐，腹痛，下痢
その他	発汗，震え，口唇・舌の腫脹，口蓋垂の水疱形成

3 アナフィラキシーショックの病態

　適切な治療のためにはアナフィラキシーショックの病態の理解が必要である．刺激された肥満細胞・好塩基球は脱顆粒により，あるいは新たに合成してヒスタミン，ロイコトリエン，トリプターゼ，血小板活性化因子など多くの化学伝達物質を放出する．これらの化学伝達物質によって，肺では気管支痙攣，粘液分泌増加，好酸球増多，心では冠血管収縮，心筋収縮力の変化，末梢血管では血管拡張，浮腫，透過性の亢進などが惹起される．アナフィラキシーショックの血圧低下は次の5つの機序によって起こると考えられている．

1）静脈系容量血管の拡張によって血液がプーリングされて起こる静脈還流量の減少
　血液のプーリングは，主に消化管をはじめとする腹腔血管床に起こり，その原因は肝血管の収縮による門脈圧亢進と考えられている．

2）血漿の血管外漏出によって起こる静脈還流量の減少
　血漿の血管外漏出は血管透過性亢進とうっ血による毛細血管静水圧上昇によって起こる．血漿の血管外漏出については，アナフィラキシーショック時に循環血液量の35％が10分のうちに血管外に漏出し，ヘマトクリットが顕著に上昇したとの報告もある．ゆえに治療には大量の輸液を必要とする．

3）肺動脈圧上昇による左心房への血液還流量の減少
　化学伝達物質は肺動脈平滑筋を収縮させ，肺動脈圧を上昇させ，左心房への血液還流量が減少する．

4）心収縮能の低下
　化学伝達物質は心臓に作用し不整脈，冠動脈収縮，心筋収縮力低下をもたらす．

5）総末梢血管抵抗の低下
　化学伝達物質は細動脈を拡張させ，総末梢血管抵抗を低下させる．

　これらの機序のなかで1）と2）による静脈還流量の減少がもっとも重要である．

表2 アナフィラキシーの診断基準

以下の3基準のうち1つが満たされればアナフィラキシーの可能性が高い.

1. 皮膚または粘膜症状もしくは皮膚・粘膜の両方に症状（蕁麻疹，発赤，口唇・舌・口蓋垂の腫脹）を有し，急激に発症する疾患で，以下の少なくとも1つを有する.
    1) 呼吸困難，喘鳴，気管支痙攣，低酸素血症などの呼吸器症状
    2) 血圧低下，またはそれに伴う失神，失禁などの低血圧症状
2. 可能性のある原因物質への曝露後に急激に生じた以下の症状の2つ以上
    1) 全身性の蕁麻疹，かゆみを伴った発赤，口唇・舌・口蓋垂の腫脹といった皮膚・粘膜症状
    2) 呼吸困難，喘鳴，気管支痙攣，低酸素といった呼吸器症状
    3) 血圧低下，またはそれに伴う失神，失禁といった低血圧症状
    4) 痙攣様腹痛，嘔吐などの持続する消化器症状
3. 既知の抗原物質への曝露によって引き起こされた血圧低下

＊血圧低下の基準
成人：収縮期血圧の90 mmHg以下への低下，または個々の患者で普段の収縮期血圧の30％以上の低下
小児：収縮期血圧の低下，または普段の収縮期血圧の30％以上の低下．
　　　ただし，小児の正常収縮期血圧は1カ月～1歳は70 mmHg，1～10歳は70＋（2×年齢）mmHg，11～17歳は90 mmHgとする
文献1より

4 アナフィラキシーの診断

アナフィラキシーの診断基準を表2に示す．この診断基準で95％以上のアナフィラキシー症例をとらえることができる．皮膚所見はアナフィラキシーの80％以上の症例で認められるのできわめて有用である．しかし，皮膚所見がなくて急激なショックを呈することもあるので，皮膚所見がないからといってただちにアナフィラキシーを除外できない．

5 二相性反応

アナフィラキシーの症状が消失して数時間後に再び同様なアナフィラキシーの症状が出現することがある．発現頻度は1～20％で，発現時間は1時間から78時間まで報告されている．機序は明確になっていない．非常に稀であるが，死亡例も報告されている．ほとんどの症例が8時間以内に発症しているので，少なくとも8時間，可能であれば24時間は入院させて経過観察する．予防としてステロイドが推奨されているが，必ずしも効果のない症例もある．初回ショック時での二相性アナフィラキシー発症の予測因子は明確でないが，初回ショック時にアドレナリンの投与が遅かった，投与量が十分でなかった，治療に大量のアドレナリンを必要とした症例は二相性アナフィラキシーが発症しやすい傾向にある．

表3 アナフィラキシーを起こしやすい薬剤

抗生物質	ペニシリン，セファロスポリン，テトラサイクリン，クロラムフェニコール，サルファ剤，シプロフロキサシン，ニトロフラントイン，バンコマイシン塩酸塩
化学療法剤	アスパラキナーゼ，ビンクリスチン硫酸塩，シクロスポリン，メトトレキサート，フルオロウラシル
その他	NSAIDs，γ-グロブリン製剤，インスリン，ヘパリン，デキストラン製剤，硫酸プロタミン，局所麻酔薬，ステロイド，造影剤

文献1より

6 ショック発症後早期の検査

　アナフィラキシーショック発症時は，病態解析のためにできるだけ採血・採尿と検体の保存を行う．血清ヒスタミンは発症後5分以内に上昇し始め，30〜60分しか持続せず，発症後1時間以上経過した時点では血中に証明することは難しい．ヒスタミンの採血は発症後1時間以内に，可能ならば発症後数分以内に行い，血清または血漿をただちに冷凍保存する．ヒスタミンの代謝産物であるN-メチルヒスタミンは発症後24時間まで尿中に確認できるので24時間尿を採取する．トリプターゼは発症後60〜90分で最高値を示し，その上昇は6時間持続する．発症後3時間前後に採血するのが最適である．ショック発症後の処置に追われる慌ただしい時間が過ぎてから採血しても間に合う．急性反応回復後24時間の値を基準値として比較すれば，アナフィラキシーによるショックか他の原因によるショックかの鑑別に役立つ．

7 アナフィラキシーを起こしやすい薬剤

　すべての薬剤が原因になり得るが，アナフィラキシーを起こしやすい薬剤が存在する（表3）．これらの薬剤を使用するときは注意する．

8 アナフィラキシーショックの治療

　アナフィラキシーショックの治療を表4に示す．ガイドラインはいくつか発表されているが，治療法はエビデンスがないものが多い．第一選択薬はアドレナリンと大量輸液，酸素であり，ステロイドと抗ヒスタミン薬は第二選択薬である．

❶アドレナリン

　エビデンスはないが，アドレナリンはα1作用による血圧上昇作用とβ2作用による気管支筋弛緩作用があるのでアナフィラキシーの治療に適している．ショックの程度や担当医の慣れによってアドレナリンの投与経路を選ぶことになるが，筋注か静注にすべきであり，皮下注は効果発現が遅いので好ましくない．筋注するなら上肢の三角筋より大腿外側部への筋注の方が，作用発現が早いので好ましい．アドレナリンは0.3 mg（小児は0.01 mg/kg）を筋注し，効果

表4　アナフィラキシーショックの治療

❶ 人手を集める
❷ 抗原投与をただちに中止する
❸ マスクによる酸素投与（10〜12 L）．必要があればバッグマスク換気
❹ 心電図モニター装着
❺ 静脈路の確保：点滴ルート内の原因薬剤が患者に入らないよう新たな静脈路確保が望ましい
❻ 喉頭・咽頭浮腫が進行すれば気管挿管，できなければ輪状甲状靱帯切開
❼ 血圧低下があれば下肢挙上
❽ 細胞外液を急速大量に輸液
　　成人1〜2 L，必要なら4〜8 L，最初の5分間で5〜10 mL/kg，小児は最初の1時間で30 mL/kg
❾ アドレナリン0.1 mg（小児は0.01 mg/kg）を2〜5分かけて静注．必要に応じてくり返す．
　　またはアドレナリン0.3 mg（小児は0.01 mg/kg）を筋注．必要に応じて5〜10分ごとにくり返す
❿ H1遮断薬を投与　①または②
　　① ジフェンヒドラミン（ベナスミン®，レスミン®）25〜50 mg静注，小児は1 mg/kg静注
　　② クロルフェニラミンマレイン酸塩（クロール・トリメトン®，ポララミン®）10〜20 mgを静注，小児は
　　　 5 mgを静注
　　それぞれ症状が消失するまで4〜6時間ごとにくり返し投与
⓫ H2遮断薬を投与　①または②または③
　　① シメチジン（タガメット®）成人300 mg静注　症状が消失するまで6〜8時間ごとに投与
　　② ラニチジン（ザンタック®）成人50 mg静注（小児では1 mg/kg）　症状が消失するまで6時間ごとに投与
　　③ ファモチジン（ガスター®）成人20 mg静注（小児では0.5 mg/kg）　症状が消失するまで12時間ごとに投与
⓬ 気管支痙攣に対して　①でだめなら②
　　① β作動薬（サルブタモール200 μg，2〜3パフ）吸入
　　② アミノフィリン250 mg（5〜6 mg/kg）をゆっくり静注
⓭ ステロイドを投与　①，②，③，④のいずれか
　　① ヒドロコルチゾン（ソル・コーテフ®，サクシゾン®，水溶性ハイドロコートン®，クレイトン®）
　　　 200〜500 mg静注，以後必要に応じて3〜6時間ごとに100〜200 mg静注
　　② プレドニゾロン（水溶性プレドニン®，コハクサニン®）
　　　 10〜50 mg静注，以後必要に応じて3〜6時間ごとに10〜50 mg静注
　　③ デキサメタゾン（デカドロン®）1.65〜6.6 mg静注，以後必要に応じて3〜6時間ごと
　　④ ベタメタゾン（リンデロン®）2〜8 mg静注，以後必要に応じて3〜6時間ごと
⓮ アドレナリン投与を頻回に必要とするとき　①または②
　　① ドパミンを2〜20 μg/kg/分で点滴静注
　　② ノルアドレナリンを0.05〜0.5 μg/kg/分で点滴静注
⓯ アドレナリンが効果ないとき，またはβ遮断薬服用中の患者ではグルカゴンを投与
　　最初に1〜5 mg（小児では20〜30 μg/kg，最大1 mg）を静注し，その後5〜10分ごとに1 mgを静注，
　　続いて5〜15 μg/分を点滴静注する
⓰ 従来の薬物で血圧の回復がみられないときはバゾプレシンを試みる
　　バゾプレシン10単位を静注し，血圧に応じて10単位をくり返し静注する

　　不十分なときは5〜10分ごとにくり返す．アドレナリンの静注は，心電図モニターで不整脈が
でないか監視しながら，0.1 mgを2〜5分かけて静注する．

❷ その他の薬剤

1）抗ヒスタミン薬

抗ヒスタミン薬は，エビデンスはないが，ガイドラインに従い使用してもよい．アナフィラキシーのヒスタミン誘導性症状はH1受容体とH2受容体を介していることが知られており，アナフィラキシーショック時にはH1とH2遮断薬の両者を投与すべきである．

2）ステロイド

ステロイドは静注投与後4〜6時間は作用発現がみられないので，一般的にアナフィラキシーショックの急性期治療では効果はないが，二相性ショックや難治性ショックには効果が期待できる可能性がある．ちなみに筆者はショック発症早期に即効性を期待してヒドロコルチゾンを投与し，二相性ショックの予防として数時間後に半減期の長いデキサメタゾンかベタメタゾンを投与している．

3）硫酸アトロピン

硫酸アトロピンは徐脈に対して投与する．0.5〜1.0 mg（小児は0.02 mg/kg）を静注する．

4）グルカゴン

グルカゴンは明らかなエビデンスはないが，長期間のβ遮断薬服用患者のアナフィラキシーショックではアドレナリンが効かないことがあり，その場合グルカゴンが有効な可能性がある．

5）バゾプレシン

バゾプレシンは明らかなエビデンスはないが，難治性アナフィラキシーショックに対して有効な可能性がある．バゾプレシン10単位を静注し，血圧に応じてくり返す．

9 造影剤に対するアレルギー反応

造影剤に対するアレルギー反応はほとんどがアナフィラキシー様反応である．事前の病歴聴取でアレルギー歴（アトピー，アレルギー性鼻炎，食物アレルギー），気管支喘息の既往，中等度以上の造影剤異常反応の既往，β遮断薬またはインターロイキン2の服用があれば，アナフィラキシーショック発症の危険率が上がる．検査を避けるのに越したことはないが，どうしても造影剤を使用する必要があるなら，ステロイド，抗ヒスタミン薬，エフェドリンなどを使った予防法があるので，それを行った方がよい．アナフィラキシーショックが発症した場合，二相性反応が約20%の症例に現れ，造影剤投与後38時間後に認められた症例もあることから，造影剤によって軽度でもアナフィラキシー様反応のみられた症例は，最低48時間の監視が必要と考えられる．

文献・参考図書

1）「アナフィラキシーショック」（光畑裕正 編），克誠堂出版，2008

↑編者の巻頭言にもあるように，これまでアナフィラキシーに関する教科書は存在しなかった．この本は，アナフィラキシーの基礎から臨床まで，確定診断の検査法や病理所見，さらに民事訴訟に関しての最新の知見を網羅しており，まさにアナフィラキシーの教科書といえる．

第2章【各論】症例検討 ショックへの対応

3 出血性ショックの診断と治療

古川　宗，久志本成樹，加藤正人

Point

- 初期の出血性ショックでは収縮期血圧低下を認めない．血圧低下時はすでにショックが進行している
- 血圧が低下する前に冷汗，顔面蒼白，頻脈などの徴候からショックを認知する
- 出血性ショックの治療の第一歩は静脈路の確保である．なるべく太い静脈路を確保する

■はじめに

　出血により生じた循環血液量減少性ショックを出血性ショックと呼ぶ．原因は外傷によるものが多いが，内因性疾患や術中・術後出血などが原因となることもある．本稿では出血性ショックの病態，診断と治療について解説する．

問題解決型ケーススタディ

症例　術中に多量出血，血圧低下！

症例：30歳代の女性．既往症 特になし．身長 162 cm，体重 57 kg
多胎妊娠，前置胎盤の診断で帝王切開術が予定された．麻酔方法は脊髄くも膜下硬膜外併用麻酔を選択した．第10/11胸椎間より硬膜外カテーテル留置後，第2/3腰椎間より0.5％高比重ブピバカイン9 mgをくも膜下投与し，無痛域を得た．手術開始から7分後に第1子を，8分後に第2子を取り出し，11分後に胎盤を摘出した．胎盤摘出に伴い，術野から多量の出血を認め，血圧が急激に低下した．

➥ 何を考えるか？

　脊髄くも膜下麻酔では，交感神経遮断作用などにより血圧は低下する．特に妊婦はくも膜下腔容積が減少しているため（腹腔内圧増加による硬膜外静脈の怒張が原因の1つとされている），くも膜下腔へ投与した局所麻酔薬が頭側に広がりやすいといわれている．このため，無痛域の上昇に伴って急激に血圧低下することがあり，注意が必要である．本症例でも麻酔導入前の収縮期血圧は140 mmHgであったが，麻酔導入約3分後には100 mmHg前後まで低下した．この程度の血圧低下はしばしば認められ，500〜1,000 mLの輸液負荷により対処可能である．ところが，胎盤剥離操作に伴い出血量が急激に増大し，血圧が60 mmHg台まで低下した．明らかに出血性ショックの状態である．

経過　出血およびショックへの対応

産婦人科医による懸命の止血操作が行われたが出血の勢いは止まらず，術野から吸引される血液量は40分間で約7,000 mLに達し，さらに出血が続いた．麻酔科医も大量出血に対して輸液，輸血の急速投与を行ったが血圧は上昇せず，60 mmHg前後で推移した．ショックが遷延していたことから確実な気道確保のため，手術開始から約1時間後に鎮静下で気管挿管し，全身麻酔に変更した．その後，出血量は徐々に減少し，輸血に反応して血圧は徐々に上昇した．手術開始から約2時間後に閉腹を完了した．この時点までの出血量は約9,000 mLであったが，血圧は120 mmHg前後で安定していた．しかし膣からの出血が持続し，出血が完全にはコントロールされていないと考えられた．そのため再開腹を行い，子宮全摘術を追加した．最終的に報告された出血量は12,200 mLであった．

➥ 何を考えるか？

　出血が持続し，ショックが継続している状態では，外科医が出血源のコントロールをする一方で，麻酔科医にできることは失われた血液を補充すること，すなわち輸液と輸血投与である．人手を集め，ポンピングによる急速投与や急速輸血装置などを用いて対処する．輸血の使用基準を定めたガイドライン[1]が策定されているが，本症例のような危機的大量出血でもっとも重要なことは，患者を救命することである．出血が続いているのであれば，止血されるまで輸血するしかない．輸血のための交差適合試験が間に合わない場合，未交差同型血や異型適合血（O型赤血球濃厚液など）を使用しなければならないこともある．またこのようなときに忘れてならないのは，気道確保と酸素投与である．ショック状態が遷延する場合は，気管挿管して確実に気道確保した方がよい．

　さて，本症例は大量の輸血を投与し（赤血球濃厚液36単位，新鮮凍結血漿38単位，血小板濃厚液10単位），血圧コントロールは可能となった．しかし膣からの出血は持続し止血できなかったことから，子宮全摘術を追加した．出血に対する根本治療は確

実な止血である．おそらく本症例は出血傾向などの臨床症状から（産科的）DIC (disseminated intravascular coagulation：播種性血管内凝固）を合併していたと考えられることから，確実な止血を得るためには子宮摘出が必要であると判断された．
術後は集中治療室で人工呼吸管理を行ったが，出血はコントロールされていた．数日後に抜管し，無事産科病棟へ転棟した．

教訓

- 出血性ショックが遷延する場合は，確実な気道確保と酸素投与する
- 大量出血時には人手を集めて対処する
- 大量出血時でも輸血製剤は適正に使用されるべきだが，もっとも重要なことは患者の救命である

解説：出血性ショック

ショックとは，循環障害により組織への酸素供給が低下し，主要臓器の酸素需給バランスが崩れてエネルギー需要を満たすことができなくなり，生体機能に異常が生じた状態を指す．このうち，血管内容量が低下して生じるショックを循環血液量減少性ショックと呼ぶ．これには出血性ショックとともに，嘔吐・下痢，広範囲熱傷，腸閉塞，重症膵炎などにより体液が失われて生じる体液喪失性ショックが含まれる．

出血性ショックの原因として，外傷のほか，消化管出血（出血性胃潰瘍・食道静脈瘤破裂など），大動脈瘤破裂（胸部・腹部），産科的出血（弛緩出血・子宮外妊娠破裂）などがあげられる．

1 出血性ショックの重症度

出血量からみた脈拍，血圧，意識レベルと出血性ショックの重症度分類を表1に示す．**初期の出血性ショック（表1のClass I，II）では血圧低下がみられない**．これは，組織間液の血管内への移動，交感神経系を介した細動脈収縮による血圧維持，レニン–アンギオテンシン–アルドステロン系の活性化によるナトリウムと水分の保持など，出血に対して種々の代償機転が働くためである[2]．成人の場合，出血量が全血液量の30％未満（1,500 mL程度）であれば，頻脈や脈圧減少が認められるものの収縮期血圧は正常であることが多い．出血量が全血液量の30％（表1のClass III）を越えると収縮期血圧が低下し，頻脈，頻呼吸を認め，尿量は減少する．ほとんどの場合，輸液のみでは対応困難で，輸血が必要になる．出血量が全血液量の40％以上になると（表1のClass IV）致命的となる．著明な収縮期血圧の低下や意識レベルの低下を認める．すみやかな急速輸血と止血術を要する．

表1　出血性ショックの分類

	Class I	Class II	Class III	Class IV
出血量（mL）	＜750	750〜1,500	1,500〜2,000	2,000＜
出血量 （％循環血液量）	＜15％	15〜30％	30〜40％	40％＜
脈拍数（回/分）	＜100	100＜	120＜	140＜または徐脈
血圧	不変	収縮期圧不変 拡張期圧上昇	収縮期圧低下 拡張期圧低下	収縮期圧低下 拡張気圧低下
脈圧	不変	低下	低下	低下
呼吸数（回/分）	14〜20	20〜30	30〜40	40〜
意識レベル	軽度の不安	不安	不安，不穏	不穏，無気力

文献2より作成

　一般的に，収縮期血圧90 mmHg以下をショックの指標とすることが多いが，**血圧低下はすでに代償機転が破綻した状態であり，進行したショックと認識しなければならない**．

MEMO❶　ショック指数（shock index：S.I.）

　循環血液量の喪失量を簡便に推定する指標として，ショック指数がある．
　S.I.＝心拍数/収縮期血圧（正常値0.5〜0.7）だが，1.0で約1 L，1.5で約1.5 Lの喪失があると推定する（例：収縮期血圧70 mmHg，心拍数140/分のとき，S.I.＝2.0となる）．S.I.は「産科危機的出血への対応ガイドライン」[3]のなかでも出血量の指標に用いられている．

2　出血性ショックの診断

❶ショックの早期認知

　前述の通り，血圧低下はすでに進行したショック状態であるため，収縮期血圧のみに注目していてはショックの存在に気づくのが遅れてしまう．ショックの早期認知には，皮膚所見（色調・湿潤の有無）や脈の触知（数・強弱・リズム）など身体所見の観察が重要である．**特に持続する頻脈は出血性ショックの重要な早期サインである**[2]．しかし，代償機転が働きにくい高齢者やβ遮断薬服用者などは，ショックでも頻脈になりにくいので，注意が必要である．

❷出血源の同定

　外出血や術中の出血であれば診断は容易であるが，内出血の診断には画像検査が必要になることが多い．単純X線写真，超音波検査，CT検査などを用いて診断するが，出血源の同定は通

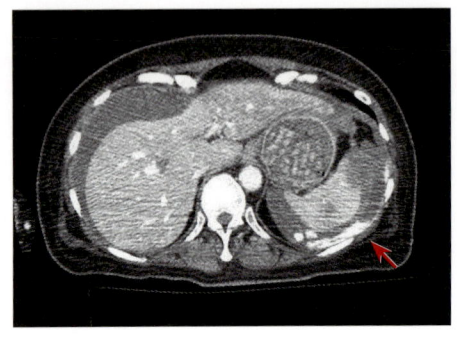

図1 造影剤の血管外漏出
外傷性脾破裂患者の腹部造影CT画像．多量の腹水と脾臓の周囲に造影剤の漏出を認める（→）

常，造影CT検査で評価する．造影剤の血管外漏出（extravasation）（図1）を認めれば，活動性の出血があると判断する．一方，超音波検査による出血源の同定は難しく，腹部大動脈瘤破裂の存在や出血源近くにある血腫の存在から判断する．超音波検査は，胸腔や腹腔内液体貯留量の変化から出血の進行度が評価できる．また心腔内容量，下大静脈の径や呼吸性変動に注目すれば，循環血液量の大まかな把握も可能である．これらはベッドサイドで簡便に施行できる点で有用である．外傷初期診療ガイドライン（JATEC™）でも，大量血胸，腹腔内出血の検索のために超音波検査（focused assessment with sonography for trauma：FAST）をくり返し行うことを推奨している[4]が，これは内因性疾患による出血性ショックにも当てはめられる．

3 出血性ショックの治療

ショックに対する治療の目標は，酸素需給バランスの是正である．出血性ショックでは循環血液量を増加・正常化させることが必須であるが，気道確保と酸素投与を忘れてはならない．具体的には，①出血源のコントロール，②血液・体液の補充（輸液・輸血）である．

❶出血源のコントロール

出血に対する根本治療は止血である．用手圧迫・手術・経皮的動脈塞栓術など，部位に応じて止血術を選択する．消化管出血であれば内視鏡による止血，腹腔内実質臓器からの出血であれば経皮的動脈塞栓術が選択されることが多い．前述した症例のように，産科領域では常位胎盤早期剥離や前置胎盤からDICをきたした場合，出血源のコントロールのために子宮全摘術が必要になることもある．また出血が続いている場合，根本的な止血術が行われるまでの間，大動脈の血行を遮断することによって一時的な止血を得る方法もある（開胸による下行大動脈遮断あるいは大動脈閉塞バルーンによる遮断）．

❷血液・体液の補充

1）静脈路の確保

出血性ショックに対する治療の第一歩は静脈路の確保である．特に活動性出血が続いている

場合，太い静脈路が複数必要になる．

カテーテル内を通る流量に及ぼすカテーテルの太さと長さの影響は，ハーゲン・ポアズイユ（Hagen–Poiseuille）の式から求められる．

$$Q = \Delta P \times \frac{\pi r^4}{8\mu L}$$

定常流量（Q）はカテーテル内の圧較差（ΔP）とカテーテル半径の4乗に比例し，カテーテルの長さ（L）と流体粘度（μ）に反比例する．輸液速度を速くするためには太く短いカテーテルが良いことになるが，**長さよりも太さを変えた方が流量増大効果は大きい**．18 G（内径0.6 mm）と20 G（同0.5 mm）の末梢静脈カテーテルで比較すると，長さと圧較差が同じであれば，理論上の流量は2倍以上になる．

また，出血源のコントロールがついていない場合や重度の出血性ショックでは，末梢静脈路の確保が困難であるだけでなく，投与経路として不十分であることもある．この場合はシースイントロデューサーや透析用ダブルルーメンカテーテルなど，より内径の大きいカテーテルを大腿静脈や内頸静脈に確保する．また，レベル1システム1000®（図2）のような加圧システムを用いることで，より急速な輸液・輸血投与が可能になる（表2）．

MEMO ❷ 血管が細くて静脈路が確保できない！

血管が細く，さらに出血性ショックにより血管が虚脱している患者では静脈路確保に難渋することがある．中心静脈路の確保も一法だが，このような場合の対処法としてオススメしたいのが外頸静脈からの静脈路確保である．外頸静脈自体が比較的太く，血管虚脱していてもトレンデレンブルグ位をとることによって血管拡張することが多い．穿刺時に血管が皮下で逃げやすいため難易度はやや高いが，他の部位で静脈路確保できない場合には試す価値はある．

2）晶質液と膠質液

晶質液は細胞外腔を自由に拡散できる小さな分子からなる電解質液である．出血性ショックで投与する晶質液は，組成が細胞外液に近い製剤を投与する．乳酸リンゲル，酢酸リンゲル，生理食塩水などが使用される．これら細胞外液製剤の主な電解質成分は塩化ナトリウムである．ナトリウムは細胞外液（間質液75％，血漿25％）中に均等に分布しており，投与された塩化ナトリウム溶液も同様に分布する．2 Lの細胞外液製剤を投与した場合，75％（1.5 L）は血管壁を通過して間質に分布し，血管内にとどまるのは0.5 L程度である．よって失われた血液を補うためには，出血量に対して3～4倍量の晶質液が必要である．

一方，膠質液にはアルブミン製剤など生体由来のものと，ヒドロキシルエチルデンプン（HES）など人工的な代用血漿製剤がある．5％アルブミン製剤や6％HES製剤では，投与量の70％が（投与後数時間は）血管内にとどまるため，晶質液と比べて約3倍の血漿増量効果がある．循環血漿量を補充して心拍出量を増加させるためには，晶質液よりも膠質液の方が優れているようであるが，外傷や術後を含む集中治療患者での生存率でみると，膠質液が晶質液よりも有

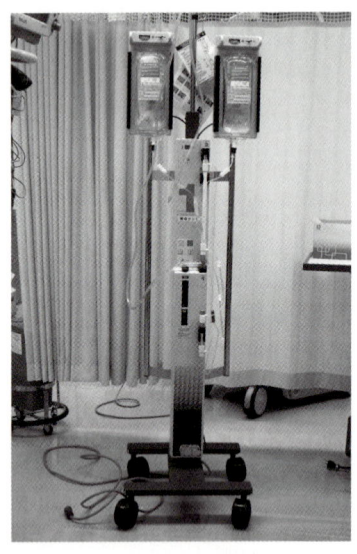

図2 レベル1システム1000®
加圧と加温システムを備えており，温かい輸液／輸血製剤の急速投与が可能である

表2 カテーテルの太さによる晶質液の輸液速度の違い

IV Access	自然滴下（高さ80 cm）	300 mmHg 加圧
18 G末梢静脈カテーテル	50〜60 mL/分	120〜180 mL/分
16 G末梢静脈カテーテル	90〜125 mL/分	200〜250 mL/分
14 G末梢静脈カテーテル	125〜160 mL/分	250〜300 mL/分
8.5 Fシースイントロデューサー	200 mL/分	400〜500 mL/分

文献5より引用

利であることを示した文献はない．また膠質液（特にアルブミン製剤）は晶質液に比べて高価である（表3）．HESは大量投与により凝固障害や腎障害を引き起こすことがあり，投与量は1,000〜1,500 mLまでにとどめる必要がある．

　実際はどちらか一方だけを投与するということはなく，状況に応じて使い分けることが多い．晶質液は膠質液と比較しても不利な点がないうえ，安価であることから，初期投与に使いやすい．膠質液はすみやかに循環血漿量を増加させたい場合に有用であるが，効果は一時的である．筆者の場合，投与は晶質液を基本とし，出血に対して輸液が追いつかないなど，きわめて短時間に循環血漿量を増加させたい場合に膠質液を使用している．

3）赤血球濃厚液

　出血している患者に輸血をする場合，最初に選択するのは赤血球濃厚液である．晶質液や膠質液から赤血球濃厚液に切り替えるタイミングに明確な基準はないが，**2〜3Lの急速輸液投与でショックから離脱できなければ，通常は輸血が必要である**[5]．厚生労働省の「血液製剤の使用指針」[1]によれば，ヘモグロビン（Hb）値が6 g/dL未満であれば，赤血球濃厚液はほぼ必須とされ，10 g/dL以上であればいかなる患者にも推奨していない[6]．Hb値が6〜10 g/dL

表3　各輸液製剤の薬価

製剤	薬価（円）
生理食塩水 500 mL	121
乳酸リンゲル（ラクテック®）500 mL	118
6％HES（ヘスパンダー®）500 mL	820
5％アルブミン250 mL（アルブミナー®）250 mL	5,275

（2011年4月現在）

の間の場合，患者の全身状態・合併症の有無・出血の速度といった他の因子をもとに赤血球濃厚液の適応を決定する．出血による末梢循環不全が改善された後のHb値は，7〜8 g/dLあれば酸素供給能は十分とされているが，冠動脈疾患や脳循環障害などを合併している患者では，10 g/dL程度に維持することが推奨されている．

4）新鮮凍結血漿

　新鮮凍結血漿の投与目的は，凝固因子欠乏による出血に対して，凝固因子を補充することによって止血の促進効果を得ることである．循環血漿量を補正するための投与は適正な使用法ではない．投与にあたってはプロトロンビン時間（PT），活性化部分トロンボプラスチン時間（APTT）を測定し，DICや大量出血時にはフィブリノゲン値も測定する．PT延長（PT 30％以下，PT-INR 2.0以上），APTT延長（APTT 25％以下，各医療機関の基準上限の2倍以上）が適応となる．理論上，凝固因子の血中レベルを約20〜30％上昇させるために必要な新鮮凍結血漿量は，体重1 kgあたり8〜12 mLである．したがって，体重50 kgの患者における新鮮凍結血漿の投与量は400〜600 mLとなり，200 mL採血由来（FFP-LR-1：120 mL）ならば4〜5本分に相当する．しかし実際に出血性ショックの最中，特に出血が続いているときにPT，APTTの検査結果を待つ時間的余裕はない．ほとんどの場合，出血量や出血傾向の有無，輸液投与量などをもとに投与の可否を決定せざるを得ず，出血傾向が明らかとなってからではその是正は困難となる．4〜6単位ずつ融解させて使用し，その効果をみてさらに追加投与するか否かを決定することが多いが，大量出血時はひたすら投与し続けなければならないこともある．なお，新鮮凍結血漿は融解後3時間以内に使用しなければならない．

5）血小板濃厚液

　血小板輸血の目的は，血小板成分を補充することにより止血を図ること，あるいは出血を防止することである．

　一般的に血小板数が5万/μL以上では，血小板減少による重篤な出血を認めることはなく，血小板輸血が必要になることはない．血小板数5万/μL未満が血小板輸血を考慮する目安となるが，出血症状の程度や合併症の有無などをもとに決定する．活動性出血を認める場合，原疾患の治療（すなわち出血コントロール）とともに，血小板数5万/μL以上を維持するように血小板輸血を行う．また，急速失血により24時間以内に循環血液相当量，特に2倍量以上の大量輸血が行われると，血液の希釈により血小板数の減少や機能異常をきたすことがある．止

表4　緊急時の適合血の選択

患者血液型	赤血球濃厚液	新鮮凍結血漿	血小板濃厚液
A	A＞O	A＞AB＞B	A＞AB＞B
B	B＞O	B＞AB＞A	B＞AB＞A
AB	AB＞A＝B＞O	AB＞A＝B	AB＞A＝B
O	Oのみ	全型適合	全型適合

文献6より引用

止血困難な出血症状とともに血小板減少を認める場合には，血小板輸血の適応となる．体重60 kgでは，10単位血小板（$2×10^{11}$個含有）投与で25,000/μL程度の上昇が見込まれる．

4 危機的大量出血

　2007年に日本麻酔科学会と日本輸血・細胞治療学会から「危機的出血への対応ガイドライン」[7]が，2010年に日本産婦人科学会など関連5学会から「産科危機的出血への対応ガイドライン」[3]が示された．血液製剤の使用については前述の輸血ガイドライン[1]に則って行うが，危機的出血における輸血療法は救命を最優先として行う．交差適合試験を行う余裕がない場合の赤血球濃厚液製剤の選択順位（異型輸血）（表4）や，急速輸液装置の使用などについて記載されているので，参照いただきたい．

MEMO 3　Permissive Hypotension

　一般的に，出血時（特に動脈性出血）は血圧が高いと出血量は多くなり，低いと少なくなる．そこで，出血が続いている間は血圧を低め（90〜100 mmHg程度）に保ち，出血のコントロールがついてから血圧を上げることで，結果的に出血量を減らせる可能性がある．これをPermissive Hypotensionと呼ぶ．

MEMO 4　大量輸液・大量輸血時の注意点

　大量輸液や大量輸血を行うと，患者は体温を奪われ低体温になる．低体温は患者の予後不良因子である．一度低下した体温を上昇させることは非常に大変なため，輸液・輸血加温装置やブランケットなどを積極的に使用し，体温を下げないようにすることが重要である．

文献・参考図書

1) 厚生労働省医薬食品局血液対策課:「血液製剤の使用指針（改訂版）」, 2009
   http://www.mhlw.go.jp/new-info/kobetu/iyaku/kenketsugo/dl/tekisei4b.pdf.

2) 久志本成樹:循環血液量減少性ショック. 救急医学, 32 (1):51-57, 2008

3) 日本産科婦人科学会, 日本産婦人科医会, 日本周産期・新生児医学会, 日本麻酔科学会, 日本輸血・細胞治療学会:「産科危機的出血への対応ガイドライン」, 2010
   http://www.anesth.or.jp/guide/pdf/100327guideline.pdf.

4) 「外傷初期診療ガイドライン 改訂第3版」（日本外傷学会外傷初期診療ガイドライン改定第3版編集委員会編), へるす出版, 2008

5) Cabanas, J.G. & Charles, C. B.: Fluid and Blood Resuscitation. Tintinalli's Emergency Medicine 7th edition (Tintinalli, J. E., ed.), pp. 172-177, The McGraw-Hill Companies, Inc., New York, 2010

6) Practice Guidelines for blood component therapy: A report by the American Society of Anesthesiologists Task Force on Blood Component Therapy. Anesthesiology, 84 (3):732-747, 1996

7) 日本麻酔科学会, 日本輸血・細胞治療学会:「危機的出血への対応ガイドライン」, 2007
   http://www.anesth.or.jp/guide/pdf/kikitekiGL2.pdf

第2章 【各論】症例検討 ショックへの対応

4 外傷におけるショックの診断と治療

真弓俊彦

Point

- 外傷でのショックのほとんどが出血性ショックである
- プレショックの段階でショックを認知し，急速輸液を開始する
- 外出血と，FASTと胸部・骨盤のX線で体幹の出血を把握する
- 出血以外では，緊張性気胸や心タンポナーデによる閉塞性ショック，神経原性ショックを考える
- 他部位の出血，遅発性の出血や腹膜炎に注意し，異常があればただちに対処する

■はじめに

　外傷のために院外で心停止となった症例は救命できない．しかし，来院時意識のある患者を死なせてはいけない．来院時に意識があっても，ショックとなり死亡するpreventable death（救い得た死）を防ぐために，外傷初療やその後の診療で何を考え，どう対処すべきかを学ぶ．

問題解決型ケーススタディ

症例　来院時所見

　21時頃，衝突音に気づいた通行人が路上で倒れている傷病者を発見し，救急要請した．救急外来に搬送されてきた傷病者は70歳前後の女性であった．事故の状況は目撃者がおらず詳細不明である．
　来院時のsurveyでは，GCS E3V5M6，脈拍数110/分，血圧135/84 mmHg，SpO$_2$ 99％（リザーバーマスク10 L），末梢冷感あり．左頭頂部に血腫あり，上口唇裂傷あるも口腔内血腫な

し，胸部異常なし．腹部全体に圧痛あるも，筋性防御なし．右膝血腫を認める．採血結果は表1のようであった．

表1　来院時の血液生化学検査

測定項目	単位	測定値	測定項目	単位	測定値
WBC	$(\times 10^3)/\mu L$	16.5	AST（GOT）	IU/L	165
RBC	$(\times 10^6)/\mu L$	3.80	ALT（GPT）	IU/L	109
Hb	g/dL	12.4	T.Bil	mg/dL	0.5
Ht	%	34.6	LDH	IU/L	588
Plt	$(\times 10^3)/\mu L$	170	ALP	IU/L	262
TP	g/dL	6.2	AMY	IU/L	43
Alb	g/dL	4.0	CRP	mg/dL	0.01
GLU	mg/dL	216	PT	%	61.5
BUN	mg/dL	21	PT INR		1.38
Cre	mg/dL	0.53	APTT	%	89.0
			Fibrinogen	mg/dL	195

単純X線，FAST（focused assessment with sonography for traumaまたはfocused abdominal sonography for trauma），CTでは，腹腔内出血はないが，左腸骨骨折＋血腫（図1），外傷性くも膜下血腫を認め，ICU入室となった．しかし，ICU入室直後から血圧 60 mmHg台に低下し，意識レベルが低下してきた．

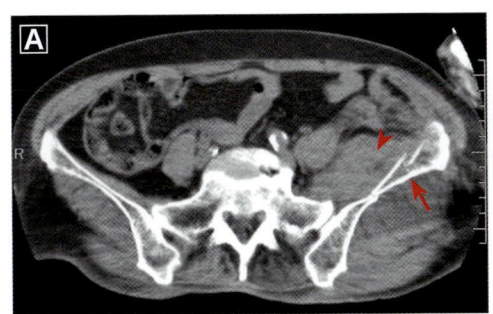

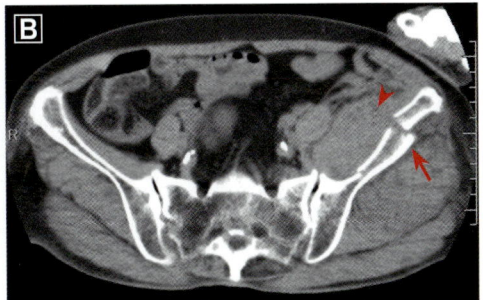

図1　来院時の骨盤CT
左腸骨骨折（→）と血腫（▶）を認める．注：本来CTは造影で行うべきである

▶ 外傷性ショックの初期対応

　　外傷性ショックはそのほとんどが出血に起因する．外出血であれば認識でき圧迫止血を行う．圧迫止血を行えれば，高齢者，肝硬変など特殊な場合を除いて，成人では

四肢骨折などで出血性ショックをきたすことはない．つまり，外傷性ショックのほとんどは外表面からは認識できない体幹部の出血である．

これらを評価するために，primary surveyでは胸部と骨盤のX線，腹部のFASTを行う．さらにバイタルサインが安定していれば，造影CTなどで詳細に評価する．

外傷の場合，初期には本例のようにバイタルサインは安定していても，出血が増大するとショックに陥る．しかし，血圧が低下する以前のプレショックの段階で，皮膚の冷感，冷汗，頻脈，意識レベルの低下などでショックを認識し，迅速に対処することが必要である．

初期にはできるだけ太い末梢ルートを2本以上とり，暖めた細胞外液を1〜2 L（小児では20 mL/kgを3回まで）急速輸液する．前述の胸部と骨盤のX線，FASTによって出血部位を同定する．初期輸液に反応しない場合には，輸血，気管挿管，止血術を行う．

経過1　ショックでの対応とTAE

ショックになった時点で，ただちに気管挿管，急速輸液，輸血を行い，骨盤骨折からの出血が疑われ，TAE（transcatheter arterial embolization：経カテーテル肝動脈塞栓術）を行った．動脈造影で内腸骨動脈分枝より造影剤の流出を認め，スポンゼル®にて塞栓した（図2）．

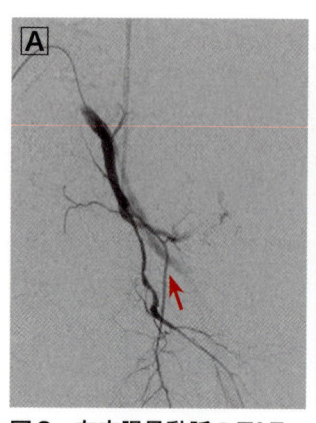

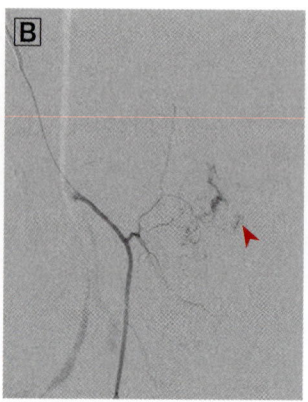

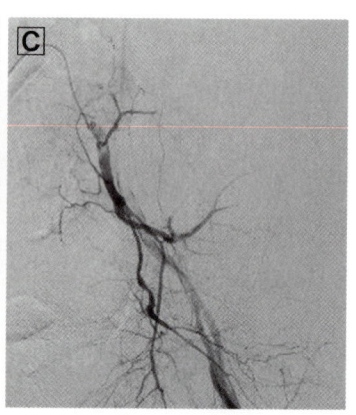

図2　左内腸骨動脈のTAE
左内腸骨動脈分枝（A➡）からの造影剤の漏出（B▶）を認める．TAEで止血された（C）

経過2　確認のため造影CTを撮ったが…

確認の造影CTを撮影すると，血性腹水が出現し，脾下極と大動脈左側に血腫を認めたため，再度血管造影を行い，造影剤の漏出を認めた脾動脈，左下横隔膜動脈を塞栓した（図3）．

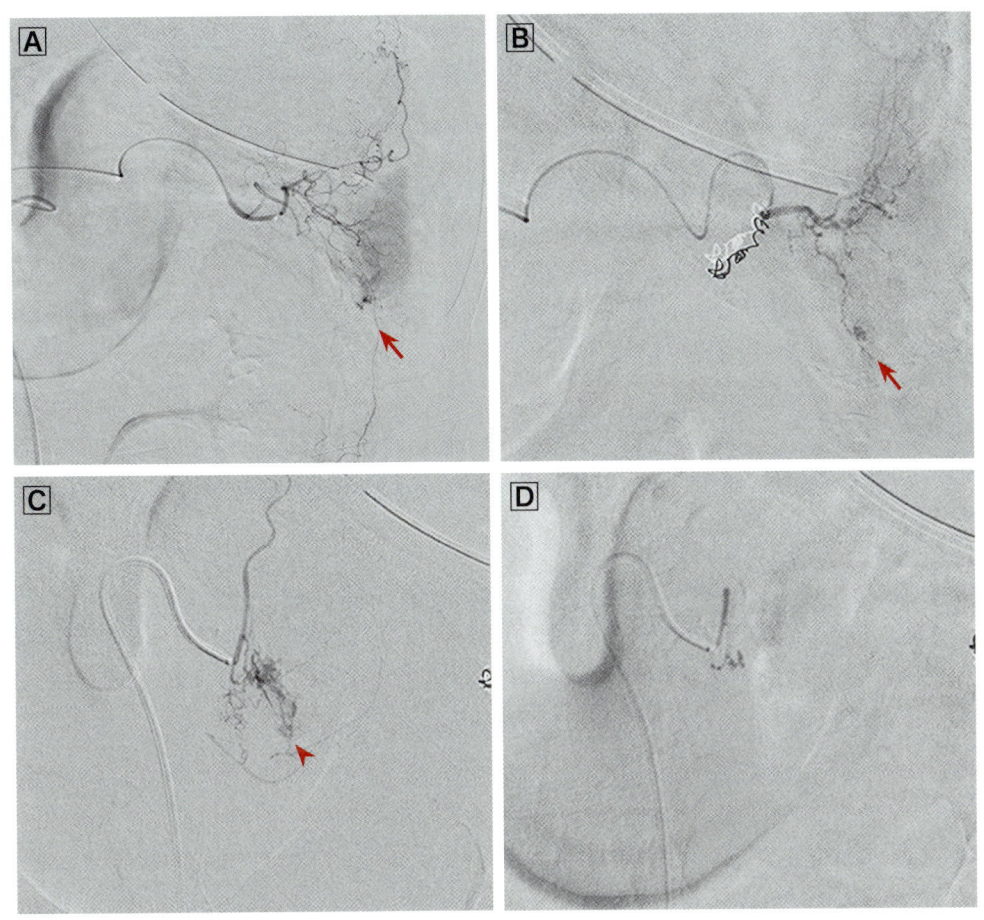

図3　脾動脈，下横隔膜動脈のTAE
脾動脈分枝からの造影剤の漏出（A➡）を認める．コイルによるTAE後も漏出を認めていた（B➡）．下横隔膜動脈からの出血（C▶）はTAEで止血された（D）

ヘモグロビン値（Hb）は7.6 g/dLまで低下していたが，TAE後，いったんはHb 14.4 g/dLまで回復した．しかし，その2時間後，Hbが5.2 g/dLまで低下した．

↳他臓器からの出血や再出血に注意！

　外傷では多臓器が損傷し，多数の個所から出血することも少なくない．また，止血しえたと思っても同じ部位から再出血をきたすこともある．特にTAEの場合には出血部位が確実に塞栓されていても，側副血行路が開通し再出血をきたすこともある．

　外傷では，止血しえたと思ってもその後の経過を注意深く観察し，バイタルサインや血液ガスでモニタリングする．血液ガスではHb値から貧血の進行具合，乳酸値，BE値などから臓器灌流の良否の把握も可能である．これらと血液検査で末梢血や生化学検査，凝固検査を行い，血小板の低下，フィブリノゲンを含む凝固因子の低下がないかチェックすることが必要である．

出血の遷延が疑われる場合には，プロトロンビン時間（PT）や活性化部分トロンボプラスチン時間（APTT）が30％以下となれば新鮮凍結血漿（FFP）を5〜10単位，フィブリノゲンが150 mg/dL以下の場合（100 mg/dL以下では絶対適応）にはフィブリノゲン製剤を3 g使用する．ただし，活動性の出血の場合には検査結果を待つことなく血液製剤を投与する．

　本例のように，経過中にバイタルサインの変化や貧血の進行が認められれば，ただちに再度FASTや胸部X線，造影CTを行い，出血の増大がないか確認する．

経過3　再度生じた貧血の原因検索

　腹部エコーでは腹腔内出血の増大が認められ，造影CTでも肝，脾周囲の血腫と脾周囲の造影剤の漏出を認め（図4），緊急開腹術を行った．脾，左副腎の損傷を認め，これらの摘出術を行った．

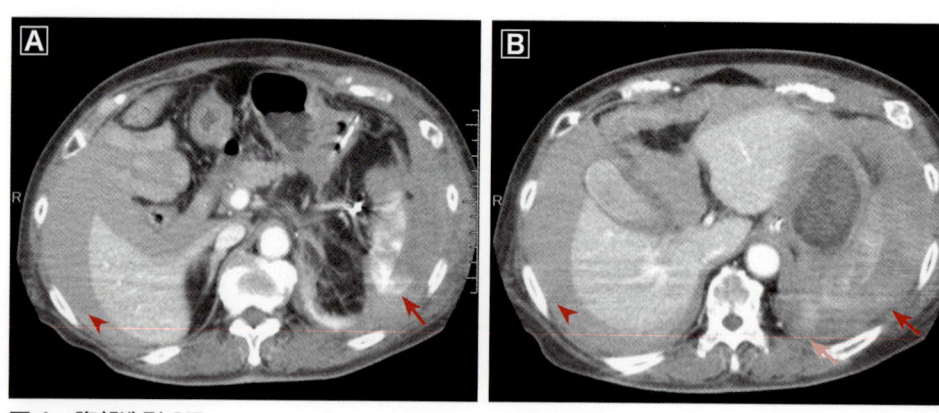

図4　腹部造影CT
肝周囲（▶），脾周囲（→）に血腫を認め，脾周囲には造影剤の漏出（→）も認める

経過4　術後の経過

　術後，循環動態も落ち着き，受傷9日後から人工呼吸器から離脱でき，受傷10日後一般病棟へ転棟となった．

　その後，受傷後23日目に転院しリハビリを行った．外傷後水頭症のため，7カ月後に脳室腹腔シャントを施行し，自力歩行が可能となった．

教訓

- 本例のように外傷性ショックは来院時に生じるとは限らない．入院してもその後の経過を注意深く観察することが必要である
- また，1カ所の出血に対処できても，他部位から出血をきたし再度ショックを生じることもある．また，初期には出血が認められなくとも，後に出血が増大し，ショックに陥る場合もある
- なお，本例がICU入室時にショックに陥った時点での採血は表2であり，来院後，貧血が著明に進行していたことがわかる．表1のような来院時，特に受傷から間もない時点での採血データでは，貧血の程度は全く当てにならない．また，その後の出血の遷延で血小板数や凝固能の低下をきたすことも多く，来院時の採血だけでその後の経過が予測できるわけではない．

表2 来院2時間後の血液生化学検査

測定項目	単位	測定値	測定項目	単位	測定値
WBC	$(\times 10^3)/\mu L$	20.3	AST (GOT)	IU/L	83
RBC	$(\times 10^6)/\mu L$	2.43	ALT (GPT)	IU/L	56
Hb	g/dL	7.6	T.Bil	mg/dL	0.4
Ht	%	21.4	LDH	IU/L	356
Plt	$(\times 10^3)/\mu L$	104	ALP	IU/L	156
TP	g/dL	3.2	AMY	IU/L	28
Alb	g/dL	2.1	CRP	mg/dL	0.01
GLU	mg/dL	269	PT	%	33.9
BUN	mg/dL	21	PT INR		2.26
Cre	mg/dL	0.49	APTT	%	41.0
			Fibrinogen	mg/dL	392

解説：外傷におけるショック

1 外傷初療

外傷初療では，患者を受け入れ，救急車から初療室への搬送の間に，気道（A），換気（B），循環（C），意識（D）のどこに異常があるか，重症か否かを判断する．A～Dのいずれかに異常を認めれば，重症として対応を開始する[1]．

表3　primary survey
＜ABCに異常があればただちにこれらを解除する＞

A：気道確保と頸椎保護
・気道閉塞の有無
　○開放されている→酸素投与（100％O_2リザーバー付きマスクで10L）以上
　○閉塞→吸引，異物除去，用手的気道確保，エアウェイ，気管挿管，外科的気道確保
・頸椎カラー継続または新規装着．挿管時，頸部観察時は用手的中間位頸椎固定法

B：呼吸と致命的な胸部外傷の処置
・頸胸部の視診，聴診，触診，打診など．呼吸数．パルスオキシメータ装着（SpO_2）
　＜致命的外傷ないか→（気道出血，フレイルチェスト，緊張性気胸，開放性気胸，大量血胸：AF3X）＞
　○異常あり→処置（気道確保と人工呼吸，胸腔ドレナージ），胸部X線

C：循環維持と止血
・ショック症状の早期認知（皮膚の冷感・湿潤，脈の強弱・速迫，意識レベル），外出血の有無，頸静脈の怒張の有無，脈拍数，血圧，心電図モニター
　○異常あり→外出血の止血，静脈路（2本：末梢→大腿→中心，小児：骨髄），採血，初期輸液療法〔加温した細胞外液補充液．1～2L急速（大人），20mL/kg（小児）〕，画像（FAST，胸部X線，骨盤X線），心電図モニター

D：中枢神経障害の評価
・意識レベル（GCS），瞳孔径，対光反射，四肢運動
　○GCS 8点以下，2点以上の低下，瞳孔不同，片麻痺は重症頭部外傷(切迫するD)：secondary surveyの最初に頭部X線，脳外科コール，気管挿管

E：体表観察と体温管理
・着衣を除去．体温測定．体表被覆（覆布，タオル，毛布）
　○低体温→体表加温（ブランケット，放射加温など），深部加温（輸液など）

PS summary：primary surveyの総括を行う

＊primary survey, secondary surveyの途中で，異常所見を発見した場合には，バイタルサインをチェックする．バイタルサインに異常があれば，再度ABCをチェックする．

　初療室のベッドに移すとともに，primary surveyを開始する．Aから順に，脱衣，保温（E）まで行うが（表3），AからCのいずれかに異常があれば，ただちにそれらを解除，改善しなくてはならない[1]．つまり，気道が確保できていなければ，経鼻（鼻咽頭）や経口（口咽頭）エアウェイを挿入する，あるいは気管挿管し，気道を確保する．気管挿管ができない場合には，輪状甲状靱帯穿刺/切開が必要である．このように，A～Cは順にクリアしながら次に進むが，スタッフが多数の場合には，分担し，A～Eを同時に行うことでsurveyの時間を短縮できる．詳細はJATEC™ (Japan Advanced Trauma Evaluation and Care)のガイドラインを参照のこと[1]．

2 外傷性ショックはほとんどが出血性である

外傷でのショックはそのほとんどが出血性ショックである．これらに対処するには，外出血は圧迫止血し，体幹からの出血をいち早く同定し対処することである．体表からの出血は圧迫すれば止血できる．致死的となりうるのは，圧迫止血ができない体表から見えない躯幹内の出血である．体幹の出血部位を同定するには，胸部と骨盤の単純X線，FASTである．1〜2Lの初期輸液でバイタルサインが安定しなければ，それ以上の検索はせずにただちに開胸，開腹手術あるいはTAEを行って止血術を行うのが原則である．バイタルサインが落ち着いていれば，secondary survey後に造影CTを行い，出血や臓器損傷の程度を詳細に把握する．

3 出血以外の外傷性ショック

出血性以外の外傷性ショックには，緊張性気胸や心タンポナーデなどによる閉塞性ショックがある．これらは身体所見や胸部X線，FASTなどで診断ができるが，緊張性気胸は，疑った時点で胸部X線をとる前に脱気すべきである．脱気はまず，第2肋間鎖骨中線で，14ゲージ（G）などのなるべく太い注射針2〜3本で穿刺する．その間にトロッカーを準備しておく．外傷性気胸では出血を合併していることも少なくないので，28 Fr以上の太めのトロッカーを挿入する．トロッカーの挿入や心囊ドレナージ法は成書を参照されたい[2]．

外傷性ショックの原因としてそのほかに，神経原性ショック（Memo①参照）がある．非常に稀なものとして，長管骨の骨折もしくは軟部組織の広範な挫滅を伴う外傷受傷後12〜48時間後に発症する脂肪塞栓がある．

> **MEMO ①　神経原性ショック**
>
> 　神経原性ショック（neurogenic shock）は神経系の障害もしくは刺激により血圧が低下した状態である．
>
> 　狭義の神経原性ショックは疼痛や精神的衝撃などによるもので，三叉・迷走神経反射により全身の血管拡張，徐脈，血圧低下が起こり，外傷直後の1次ショックもこれに属する．
>
> 　広義の神経原性ショックには循環調節に関与する神経機構が損なわれて起こる急性循環障害を含む．これは頭部外傷，脳出血などの脳障害によるショック，急性脊髄損傷から起こる脊髄性ショック，脊髄麻酔によるショックなどである．本態は多くの場合，急激な末梢血管床拡張に伴う血圧低下と心拍出量減少である．

4 骨髄輸液針

出血に伴う外傷性ショックでは，急速な輸液輸血が不可欠である．しかし，失血に伴う循環虚脱から静脈ルートが容易にとれない場合も少なくない．特に乳幼児の外傷性ショックでの静

脈確保は至難の技である．このような場合，非常に有用な武器が，骨髄輸液針である．現在日本でも数種類の骨髄輸液針が市販され使用できるようになっている．製品によって特徴があるが，使用しやすいものをあらかじめ救急外来に準備しておこう．安心安全のための必需品である．

> **One More Experience**
>
> **外傷性消化管穿孔**
>
> 外傷性消化管穿孔は，受傷初期には症状や臨床所見を呈さないことが多い．当初，消化液の漏出は少なく，受傷当初には他部位の打撲痛などの痛みが強く，症状や臨床所見がない／軽微であることが多い．持続鎮静や鎮痛を行う場合にはDPL（diagnostic peritoneal lavage）を行う．そうでない場合，受傷後24時間までは十分な腹部所見などの経過観察が必要である．その際，同じ医師が所見をとると変化を鋭敏に感知することができる．異常があれば立位／側臥位正面撮影法（decubitus）X線，腹部エコー，造影CTなどを行い，穿孔や腸管壊死が疑われたら，ためらうことなく緊急開腹術を行うことが必要である．

■おわりに

　外傷性ショックのほとんどが出血性ショックである．primary surveyで出血部位を同定し，初期輸液に反応しなければただちにTAEや止血術を行う．

　本例のように，来院直後にはバイタルサインが安定していても，その後，出血が遷延し，ショックを呈する場合もある．入院後も注意深く経過観察し，ただちに対処することが肝要である．

文献・参考図書

1）日本外傷学会外傷初期診療ガイドライン改訂第3版編集委員会：「外傷初期診療ガイドライン 改訂第3版」（日本外傷学会・日本救急医学会 監修），へるす出版，2008
　↑このガイドラインは本体価格16,000円だがDVD動画もあり，外傷を担うものは必ず学んでおくべきである．また，JATEC™コース受講には必須である．

2）「コツを覚えて必ずできる！ 体腔穿刺」（真弓俊彦 編），羊土社，2008
　↑トロッカー挿入，心嚢ドレナージをはじめ，種々の体腔穿刺法を安全に行うためのビジュアルガイド．

第2章【各論】症例検討 ショックへの対応

神経原性ショックの診断と治療

足立裕史

Point

- 救急の現場で，患者に意識があるか，または，バイスタンダーがいれば，病状，その変化を細かく尋ねる．何にしても，9割はこれで解決
- 確認ができなければ，高度の低血圧は，緊急の対応が必要で，かつ，考えようによっては比較的対処の容易な循環血液量の不足，出血を疑う
- 体内を含めて明らかな出血が見つからないなら，心拍出量の低下か，体血管抵抗の低下のいずれか．心不全，ウォームショックなどを鑑別，除外していく

■ はじめに

　神経原性ショック（neurogenic shock）は，高位脊髄損傷に合併して高度低血圧，徐脈を呈する病態で，ショックとはいっても，末梢，重要臓器の循環不全をただちに意味している訳ではない．自律神経系の失調により，末梢の血管が弛緩して高度の血圧低下，著しい心拍数減少を生じ，生命維持の危機を感じさせるが，適切に診断がなされれば対処は難しくない．
　ここでは，特に気づきにくい注意が必要な例を紹介する．

問題解決型ケーススタディ

症例 来院時現症

40歳女性，身長は155 cm程度，体重は40 kg未満と推測される，かなり痩せ型の患者．マンション5階にある自宅のベランダで倒れているところを帰宅した家人に発見された．意識はなく（Japan Coma Scale：300），救急隊員が到着した際，呼吸は正常で，酸素飽和度も100％．

脈拍は微弱ながらも触知可能で40/分前後．目立った外傷はなく，ただちにストレッチャーで担送され，救急外来へ来院した．

家人によると，生来健康であったが，数年前に自律神経失調症の診断を受けており，以来「近医から安定剤，睡眠薬を処方されて」いた．かなりおろおろした様子だったので，最近の状況について再度確認すると，半年ほど前にも，1週間の処方分を1回に服用し，その際は，意識は保たれていたが，心配した家人の通報から救急車で他院へ搬送されたということだった．点滴だけで様子をみて，2日間だけ入院したらしい．今回も，薬のパッケージが台所に散乱していたという．

↳ 病歴から考えられることは？

急性薬物中毒か…自律神経失調症とは説明されているものの，抑うつ傾向，あるいはうつ病なのかもしれない．かなりの痩せ型だし，家人の話す雰囲気から，もともと神経症の傾向が強かったように思われる．家人の話しぶりからは自殺企図まではなさそうだけれども，とりあえず，回復したら精神科にもコンサルトする必要がありそうだ．

Resident：中毒かあ．とりあえずはバイタルサイン（血圧，心拍数）を測定して，ルート（静脈路）を確保して，バルーン（尿道カテーテル）を用意してもらって…．あと，トライエージ®で尿検査をしておこう．

経過1 身体所見

心電図，非観血的血圧，酸素飽和度のモニタリングを開始したところ，血圧は58/26 mmHg，脈拍35/分で，ブロックはなく洞性の徐脈，酸素をマスクで3 L/分投与した状態で酸素飽和度は100％だった．呼吸数は8/分，やや浅くみえる．出血を伴うような外傷は認められず，骨格の変形もなし．心音，呼吸音は正常で，腹部は柔らかく，波動は認めない．四肢に冷感はなく，体温は35.6℃．意識状態はGlasgow Coma Scale E1V1M1の3点で，深昏睡状態．

↳ 身体所見からは何を疑うか？

抗精神病薬の大量服薬による深昏睡と考えて矛盾しない所見だ．とりあえず，呼吸状態には問題を認めないし，舌根沈下などの上気道閉塞もなさそうなので，薬剤の内容がわかれば，経過観察でもよさそうだ．血圧がずいぶん低いのが気になるが，朝から経口摂取が行われていないのなら，脱水があるのかもしれない．ベランダで倒れていた時間は不明だが，体温の低下は著しくない．

Resident：それにしても血圧が低いなあ．もしかして，どこか出血しているのかも．外傷性の出血は，およそなさそうだけれども，どんどん輸液していかなくちゃ．年齢的には微妙かもしれないけれども，一応，子宮外妊娠の出血なんかも考えられない訳ではないから，ルールアウトしておこう．となると，妊娠反応もチェックしなきゃ．この検査は薬物反応と尿検査で一緒にできる．さて，採血とX線写真，心電図をとったら病棟へ移動しよう．

経過 2　救急外来での検査結果

いわゆる，「検査一式」をオーダーして，病態を判断する．ただちに手術室や血管造影室へ搬送する必要はなさそうだ．

血液・生化学検査：Hb 10.1 g/dL，Ht 29.8％，WBC 12,100/μL，AST 22 IU/L，ALT 20 IU/L，LDH 224 IU/L，T-bil 0.35 mg/dL，TP 6.4 g/dL，Alb 3.6 g/dL，Amy 50 IU/L，BUN 6.6 mg/dL，Cre 0.6 mg/dL，Na 141 mEq/L，K 3.9 mEq/L，Cl 107 mEq/L，Ca 4.4 mEq/L，CRP 0.5 mg/dL

尿検査：淡黄色，混濁なし，尿タンパク（−），尿潜血（−）．トライエージ® でベンゾジアゼピンと三環系抗うつ薬が陽性．妊娠反応（−）

胸部単純Ｘ線写真：異常なし．気胸は認められず，心肥大，縦隔の拡大もなし，胸水なし

腹部単純Ｘ線写真：異常なし．腸管ガス像は正常範囲，傍結腸溝は狭く，骨盤骨折も認めない

12誘導心電図：高度の洞性徐脈で心拍数 33/分

動脈血液ガス分析：pH 7.31，PaO_2 182.4 mmHg，$PaCO_2$ 59.3 mmHg

▶ 検査結果から得られた新たな情報は？

やや貧血の傾向を認めるが，血液・生化学検査に大きな問題はない．尿検査の所見からも，やはり抗精神病薬の大量服用の可能性が高いと思われるのだが…．

検査結果が一通り揃うまでに代用血漿製剤（ヘスパンダー®）を 1,000 mL/時近い速度で輸液してきたので，すでに 800 mL が投与されている．しかし，依然として血圧は 62/28 mmHg と低い．心電図は，徐脈が著しいが，ST部分の変化はない．抗精神病薬で徐脈をきたす可能性はどれくらいあるのだろう．ベンゾジアゼピン，三環系抗うつ薬ともに，明らかな伝導障害は生じないと思われる．低血圧は，やはりどこかに出血があるのだろうか，それとも，何か，ほかに原因があるのだろうか？

Resident：末梢の静脈ルートをもう１本，太めの留置針で確保するとともに，観血的動脈圧測定のためのラインを準備しよう．血圧はえらく低いけれども，拍動の触知自体はむしろ簡単なくらいだ．心不全の鑑別をしたいから，循環器内科の当直をコールしてもらおうかな．エコーを準備している間に，自分でもプローベを心臓にあててみることにして．よくわからないけれども，とりあえず，心筋の収縮は普通に見える．プローベを交換して，下腹部も精査しておこうかな．下腹部の低エコー像は膀胱で，ほかに明らかな液体貯留像はなさそうだ．

とりあえず，血圧低下に対してはドパミンの持続投与も始めよう．

呼吸抑制は，これもやはり薬のせいかなあ．まあ，二酸化炭素も少し溜まっているけれども，この程度の呼吸抑制なら様子をみていても大丈夫だろう．そうそう，意識レベルの変化がわかりやすいように Bispectral index®（BIS®）のモニタリングもしておこう．

> **注意**
> 診断には困難を伴うが，呼吸数，一回換気量ともに減少している呼吸抑制は推定される薬物摂取量（1週間分）の中毒症状に見合っているだろうか？ここで薬物の影響以外にも呼吸抑制の理由を検討すれば，ベターだったかもしれない．

経過3　追加検査の結果

心エコー検査では壁運動は良好で，駆出率も70％前後ありそうとの報告．血圧の低い理由ははっきりしない．洞不全による失神などの既往がなかったか，家人に確認するが，「気を失うようなことはなかった」という．

さらに輸液負荷が2,000 mLに達し，ドパミンが効き始めると血圧は84/42 mmHg，心拍数は44/分に達した．重篤な循環不全には至らずに済むものと思われる．BIS®の値は60台だが，時折処置を行うと80近くに上昇する．

念のため，簡単に神経学的所見をとり直すことにする．呼名開眼はなく，発語も認められず，痛み刺激を与えても四肢は全く動かない．深部腱反射は上肢，下肢ともに全く認められず，筋緊張もない．瞳孔径は左右とも2.5 mmだったが，対光反射は正常で，角膜反射も認められる．

⤷ ひとまず安定

Resident：とりあえず，心不全や循環器系の疾患はなさそうだな．やっと輸液やドパミンが効いてきたみたいで，まずは，ショックは離脱できそうでよかった，ふう．どうして，こんなに血圧が低かったんだろう．そのうち，出血部位がわかるのかも知れないし，とりあえず，輸血もオーダーしておいて，一休みしよう．腱反射がないのは不思議だけれども，BIS®の値も高めだし，もうすぐ意識も戻るだろう．

経過4　夜間に患者が覚醒したとの報告

来院から8時間後，患者が一瞬開眼したとの報告を受けた．来院時からの輸液バランスはプラス4,150 mLだが，血圧は88/42 mmHgであまり変化ない．「大丈夫ですか，わかりますか？」の問いかけにどうにか頷く．BIS®の値も95以上になっている．ベッドサイドの看護師が，「先生，この患者さん，起きてきたみたいですけれども，手を全く動かさないんですよね」と連絡してきた．

⤷ 神経学的所見に異常

Resident：もう，4,000 mL以上輸液して，やっと血圧も落ち着いたかな．え，どうしてだろう．「握ってください」あれ，握り返せない．つねっても，あれ？痛くないのかな．「痛くありませんか？」きゅっ！変だなあ．疼痛刺激にも全く反応がない．ヒステリーかな．でも，まだボーっとしているのに，身体表現性障害はおかしいよなあ．

経過 5　翌朝になって

朝方，意識が戻った患者から「手足が全く動かない」と訴えがあった．四肢の感覚は痛覚，温度覚ともに消失しており，自発的運動は一切行えなかった．高位脊髄損傷を疑い，胸部Ｘ線写真とともに頸部のＸ線写真をオーダーしたが，明らかな骨折，偏位は認められなかった．午後になってCT撮影を行ったところ，C6/7のレベルで軽度の偏位を認めた．2日後にMRI検査を施行したところ，C5レベルを中心とした脊髄挫傷と思われる所見が認められ，頸部脊髄損傷と診断された．

➡ 頸部脊髄損傷だった

Resident：何か変だと思ったら，薬じゃなくて，脊髄損傷だったんだ．薬も飲んでいて，眠っていたけれども，全く動かないのは別に原因があったんだなあ．確かに，出血のショックと違ってとても徐脈だったし．しかし，これはわからないよ．

経過 6　以後の経過

確定診断後，神経内科医，整形外科医とディスカッションしたが，積極的な治療方針はなく，保存的加療が決定された．経口摂取，リハビリテーションと精神科のコンサルテーションが開始された．後日，頸椎固定術が施行され，創部の回復を待って転院となった．四肢麻痺は転院時まで変化なく，病状固定と考えられた．

➡ 脊髄損傷の治療は？

Resident：脊髄損傷の治療は何かあるのだろうか．少し古いけれども，受傷8時間以内にステロイドを使うとよい可能性も報告されているぞ[6, 7]．もっと早くわかっていたら，少しは役に立つ治療ができたのかもしれない．血圧も低いままだったし，余計悪くなったかもしれない．

教訓

- 出血性ショックを疑わせるような低血圧が存在するにもかかわらず，全く代償されていない徐脈が認められたなら，なぜ，心拍数増加が起こらないのか，交感神経反射が全く抑制されている理由についてもう少し検討すべきだったかもしれない
- 患者に意識があれば，麻痺を訴えるので診断は至って容易．低血圧，徐脈にも余裕をもって対処できるが，昏睡状態では難しい．しかし，昏睡状態だからこそ，神経学的所見の変化を確認することが重要
- 神経原性ショックをもう少し疑っておけば，過大な輸液負荷よりも，カテコラミン投与によ

り，血圧，心拍数をコントロールできたかもしれない．万一，心不全に近い病態が潜伏していたら，急速輸液負荷は致命的状態に繋がってしまう
・脊髄損傷に対する有効な標準的治療法は存在しないが，持続する低血圧は灌流障害を合併し，障害をより著しくしてしまう可能性がある．早期の診断が望ましいことに変わりはない

解説：神経原性ショック

1 想定外がありうる救急患者

　交通事故に代表される高エネルギー外傷のケースなら，頸部の損傷は「あるものとして扱う」のが標準だが，それ以外の場面では鑑別診断に入らず，発見が遅れる可能性がある．本症例は，神経原性ショックとすぐには気づけないように，謎解き的な，少しややこしい症例を「想像」してみた．こんなことあるかな，と思われる読者の先生方もいらっしゃるだろうが，完全な脊髄損傷ではなかったものの，急性薬物中毒により神経症状に気づくのが遅れたケースを著者は複数経験した．自験例中には，さらに冬季に生じた症例だったため，来院時の体温も大きく低下しており，ますます混乱した病態であったのを思い出す．

2 神経原性ショックの頻度は？

　頸部脊髄損傷，「頸損」とも約される高位脊髄損傷に伴う神経原性ショックは，教科書的には大変有名で，ショックの1つとして常に取り上げられている．しかし，高位脊髄損傷患者に必ず合併するものではなく，逆に，重度の神経障害を生じていても，不全損傷では明らかにならないことがむしろ多いと思われる．一方で，頸部に限らず，胸部や腰部の脊髄損傷でも循環虚脱を生じるとする報告もあり[2]，やはり，頭の片隅にとどめておく必要があるだろう．

3 神経原性ショックの特徴

　ショック，とはいうが，他のショックとは性質が異なる．同じ急性のショックの代表として出血性ショックがあげられるが，出血性ショックの場合，大量であっても，生体の恒常性は，その破綻する直前まで保たれ，その後，適切な循環が維持できなくなって重要臓器の循環不全をきたす．一方，神経原性ショックは，脊髄損傷が生じた直後に全身の交感神経系の緊張がなくなり，突然に血圧の低下と心拍数低下を生じる．前負荷は減少するが，心拍数の低下により1回拍出量自体はそれほど変化なく，前負荷の減少分，心拍出量は減少し，全身の血管抵抗低下と相まって著しい低血圧を呈する．

4 適切な対処要領は？

　強力なエビデンスとなる報告は見つけられなかったが，交感神経系の緊張が完全になくなってしまうと，輸液負荷に対する反応が著しく減弱するといわれている．過剰の輸液負荷は合併症発生のリスクを高め，後日行われる可能性の高い外科的治療法の妨げになることも考えられるが，ほかに合併症がなければ，積極的に輸液を負荷し，受傷後1週間は平均血圧を85〜90 mmHgに保つよう推奨する総説がある[8]．末梢の血管を収縮させて前負荷を取り戻すためにはノルアドレナリン，心拍数低下を主体とした心拍出量減少に対してはドブタミン投与が合理的と考えられる．患者自身の自動調節能は極度に低下しているから，初期には厳重なモニタリングが必要である．

MEMO ❶ 神経原生ショック (neurogenic shock) と脊髄ショック (spinal shock)

　日本救急医学会のホームページには，神経原性ショックと脊髄ショックがしばしば混同される形で誤用されている，とある．神経原性ショックは，脊髄の損傷に引き続いて起こる循環動態の変化した病態をさすが，脊髄ショックは，障害された脊髄レベルから下位の脊髄神経系において異常反射が生じる病態を表している．神経原性ショックを生じている症例では，ほぼ間違いなく脊髄ショックの急性期にあるが，脊髄損傷で脊髄ショックを呈していても，神経原性ショックを生じるとは限らない．

5 救急領域における神経系モニタリング

　やはり，エビデンスはないが，意識状態のない患者の神経学的障害を正確に評価する方法はないようだ．一方で，本症例でも用いられたBIS®のように，意識レベルをベッドサイドで簡単にモニタリングできる可能性も報告されるようになった[9, 10]．脳波の測定，解析となると，救急の現場では非常に敷居が高く感じられるが，麻酔科領域で用いられる麻酔深度モニターは操作も容易で，積極的に用いる価値があると思われる．まだまだ，議論の余地は残されているが，これからの救急においては，神経系のモニタリングも早期に開始すべきだろう．

One More Experience
脊髄損傷の低体温療法

　中枢神経系の保護といえば低体温療法があげられるが，外傷等による脊髄損傷の軽減を目的としても，低体温療法が用いられている[12]．こちらも，まだまだ確立された治療法とはいえない．ほかに有効な手段が限られている脊髄損傷に対して適用していくべきかもしれない．

文献・参考図書

1) Omar, H. R., Helal, E. M. : A cause of circulatory collapse that should be considered following trauma. Int Arch Med, 3 : 17, 2010
   ↑典型的な高位脊髄損傷による神経原性ショックをきたした症例の報告．放射線科学的な所見が非常に明らかで，これほどの所見が得られれば，患者の意識がなくてもCTと循環動態の変化から脊髄損傷と診断できそうだ．

2) Guly, H. R., et al. : The incidence of neurogenic shock in patients with isolated spinal cord injury in the emergency department. Resuscitation, 76 : 57-62, 2008
   ↑脊髄損傷に伴う神経原性ショックは，教科書的にはよく知られているものの，実際の頻度について必ずしもわかっている訳ではなかった．その頻度を調査した研究である．頸部の脊髄損傷で19.3％と報告しているほか，胸部や腰部の障害でも神経原性ショックが生じる可能性が述べられている．

3) Hon, K. E., et al. : Spinal cord injury without radiographic abnormality (SCIWORA) : a mere 50-cm fall that matters. Injury Extra, 37 : 364-370, 2006
   ↑50cmの高さのベッドから転落した9歳の少女が脊髄損傷を生じた症例．小児では関節の可動域も広く，骨折が生じていなくとも，つまり，X線写真で全く異常を認めないにもかかわらず，脊髄損傷をきたす例があり，注意が必要である．

4) Van Buul, G., Oner, F. C. : Thoracic spinal cord injury without radiographic abnormality in an adult patient. Spine J, 9 : e5-8, 2009
   ↑成人においても画像上に異常を認めないにもかかわらず，脊髄損傷が生じていた症例の報告．非常に稀であることには間違いないが，注意が必要であることも事実である．

5) 加藤弘美 ほか：全身麻酔後に対麻痺を生じた1例．臨床麻酔，34：607-609，2009
   ↑脊髄損傷のケースではないが，針生検術のために90分間の全身麻酔を施行したところ，覚醒直後に対麻痺の発症が判明した．経過中，強制的な頸部の伸展，屈曲は極力回避されていたが，状況によって，脊髄損傷は案外簡単に発生する可能性がある．

6) Bracken, M. B., et al. : Administration of methylprednisolone for 24 or 48 hours or tirilazad mesylate for 48 hours in the treatment of acute spinal cord injury. JAMA, 277 : 1597-1604, 1997

7) Frampton, A. E., Eynon, C. A. : High dose methylprednisolone in the immediate management of acute, blunt spinal cord injury : what is the current practice in emergency departments, spinal units, and neurosurgical units in the UK? Emerg Med J, 23 : 550-553, 2006
   ↑脊髄損傷後のステロイドの有効性については，National Acute Spinal Cord Injury Study Ⅲと呼ばれる，tirilazadと比較して検討を行った有名な研究があり，早期からの投与と，24時間後までの継続を推奨している．この報告により，脊髄損傷の早期に大量のメチルプレドニゾロンを投与する治療法が広く知られるようになったが，近年は効果を否定する研究もあり，標準的治療法は未だ確定していない．

8) Stratman, R. C., et al. : Hemodynamic management after spinal cord injury. Orthopedics, 31 : 252-255, 2008
   ↑脊髄損傷後の循環動態の管理についてまとめられた総説．輸液を中心として，1週間程度，血圧を保つ治療を推奨している．

9) Shibata, S., et al. : Use of the Bispectral index during the early postresuscitative phase after out-of-hospital cardiac arrest. J Anesth, 19 : 243-246, 2005

10) Fatovich, D. M., et al. : An observational study of Bispectral index monitoring for out of hospital cardiac arrest. Resuscitation, 69 : 207-212, 2006
    ↑もともと麻酔深度の指標として実用化されたBispectral indexが，蘇生後の高次脳機能の評価として使用可能か，研究した報告．まだまだ賛否両論だが，何よりテープのような電極を1枚貼るだけで連続したモニタリングが行えるので，使わない手はないと思われる．

11) Ditunno, J. F., et al. : Spinal shock revisited : a four-phase model. Spinal Cord, 42 : 383-395, 2004
    ↑脊髄ショックについてまとめられたレビュー．脊髄ショックを4つの段階に分けてまとめてあり，反射の認められる時期がきれいにまとめられている．

12) Levi, A. D., et al. : Clinical application of modest hypothermia after spinal cord injury. J Neurotrauma, 26 : 407-415, 2009
    ↑脊髄損傷後の治療に軽度低体温療法を施行した14例をシリーズで紹介している．体温のコントロールは良好にできたようだが，呼吸器系の合併症が多かったと報告されている．

心原性ショックの診断と治療

都築通孝

Point
- 心原性ショックの循環管理では心拍出量の確保と末梢循環不全の克服が目標となる
- 呼吸管理は酸素化が保てない限り必須である
- 心原性ショックの理由が可逆的ならば，補助循環の導入を厭わない

■はじめに

　心原性ショックは急性心不全または慢性心不全の急性増悪の病態のなかでももっとも重症の範疇に入り，生命にかかわる状態である．したがってスピーディーな評価・判断・加療を要する状態である．その一方ですべてを救命できる訳でない状態でもある．「こうすれば大丈夫」という方法はないと思われる一方，基本的な考え方を押さえる必要があると考えられる．

問題解決型ケーススタディ

症例　ホットラインのコールから救急隊病着まで

　ホットラインが鳴った．午後3時15分．初老の男性という救急センターからのプレゼンテーションは心肺停止．場所は近くのホテルとのことだ．受け入れを承諾した．

　5分後，救急隊から第一報が入ってきた．68歳男性．会議中に胸部苦悶感を訴えた後，意識を失い倒れたとのこと．社員の若手がただちに胸骨圧迫を開始した．AEDが装着され1回ショックがかかった．その後に救急隊が到着したとのこと．救急隊のAEDに付け替えたところ波形は心室細動（VF），ただちに1回ショックがかかった．換気はバッグバルブマスクで良好なので

高度な気道確保器具を使わず，胸骨圧迫を継続しながら静脈路確保し，当院に向かいたいとのことであった．静脈路が確保できたならば5～6分で着ける，と．僕はそれを許可し，静脈路が確保できたならば1回アドレナリン1 mg静中してくださいと伝えた．

7分後，救急隊到着．救急救命士の第一声は「VF止まりません！」だった．「ショックは計4回かかりました．アドレナリンは計2 mg入りました」救急部のストレッチャに「彼」を移すと胸骨圧迫は1年目研修医の山田君（仮名）に交代，気道管理は3年目後期研修医の川本君（仮名）にお願いし，AHA ACLSのpulseless VT/VFのアルゴリズムに沿って心肺蘇生を続けることにした．看護師の大久保さん（仮名）が「瞳孔は散大なく対光反射あるように思います，少し動く？」と言った．モニタ上VFは継続していた．

↳ さてどうする，この状態

難治性のVF，ショック4回，アドレナリン1 mg×2投与されている．原因はおそらく急性心筋梗塞．重症の心筋梗塞ならば助からないかもしれないが，バイスタンダーCPRがなされており，瞳孔も散大していない．抗不整脈薬が投与されたら除細動できるかもしれないが，現時点では保証がない．補助循環の準備を頼むか？

経過1　難治性のVF

僕は大久保さん（仮名）にPCPS（percutaneous cardiopulmonary support：経皮的心肺補助装置）を組んでもらうべく心臓外科医と循環器内科医，臨床工学士のコールをお願いした．続いてパッドを当院の除細動器に付け替えながら「アンカロン®（アミオダロン）150 mg・2アンプルを5％ブドウ糖液で30 mLに伸ばして」ともう1人の看護師の桜山さん（仮名）にお願いした．川本君（仮名）から換気は良好で呼びかけにうなずくような気がします，という報告を受けた．僕は200 Jで1回除細動を行い，アンカロン®の静注を始めた．30：2の換気のところで少し幅広であるがQRSが見えたような気がしたが，その次の回ではVFに戻っていた．臨床工学士の森さん（仮名）と本山さん（仮名）が到着し回路を組み始めた．心臓外科の児島先生（仮名）には脱血管・送血管挿入準備をお願いし，循環器内科の石田先生（仮名）に電話でご家族に病状説明をお願いした（僕はこれが日勤帯でよかったと思った）．アンカロン®を投与するも，除細動するといったん除細動されるがまたVFになってしまうようだった．しかし，体動は少しみられる…．

↳ 呼吸管理は？

バッグバルブマスクにて換気は良好とのことであったが，発症から30分が経とうとしている（幸い腹部に明らかな膨満はみられない）．しかし，PCPS挿入後はおそらく心臓カテーテル室（カテ室）に移動しPCI（percutaneous coronary intervention：経皮的冠動脈形成術）を施行することになるだろう．僕はこの間にでも挿管しておいた方が時間の節約になるだろう．川本君（仮名）もおそらく最低の胸骨圧迫中断で挿

管をしてくれるに違いない….

気管挿管は胸骨圧迫をほとんど中断することなく川本君（仮名）の手によりスムーズに行われた（図1）．

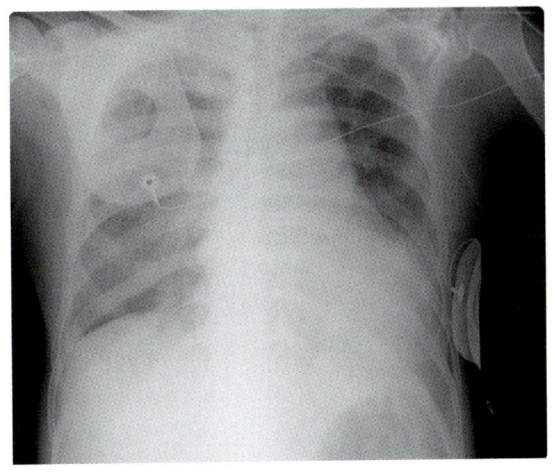

図1　気管挿管後の胸部単純X線

▶ 循環管理は？

PCPSの回路が組まれ，心臓外科の児島先生（仮名）の手によってチューブが接続された．回路が回り始め，除細動をすると，幅は広いがQRSがみられるようになった（図2）．ただし，自己脈は不安定で心室性期外収縮のショートランをくり返す．

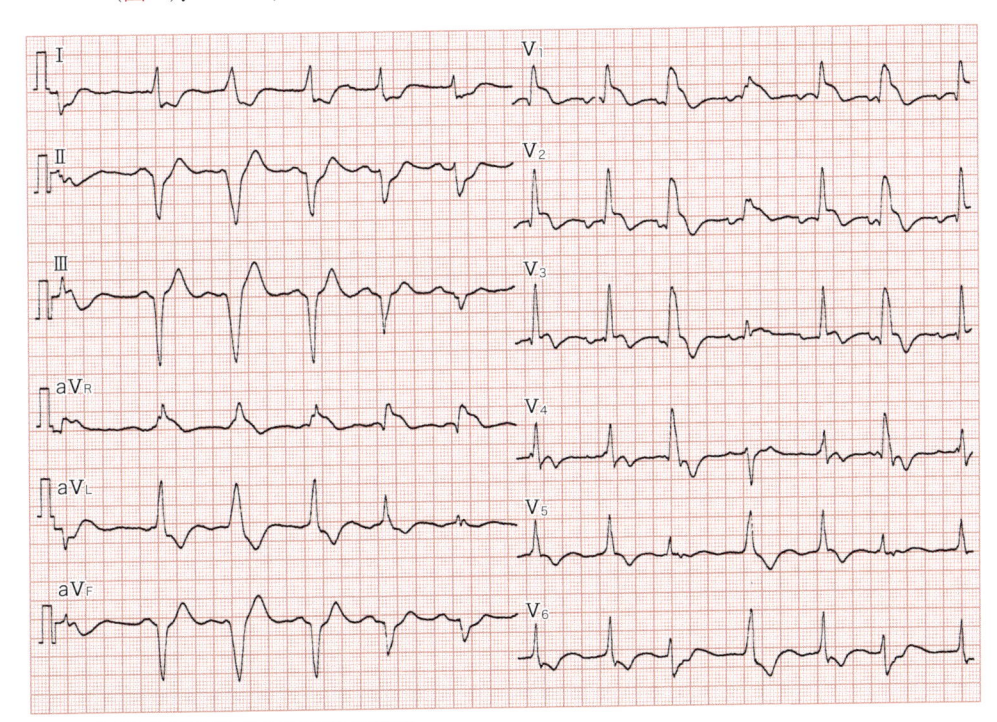

図2　PCPS挿入後の12誘導心電図

非観血的血圧も不安定．循環器内科の石田先生（仮名）と相談し，カテ室に行く前にIABP（intraaortic balloon pumping：大動脈内バルーンパンピング）を挿入することとした．その頃，ご家族が当院に到着，臨床情報として既往歴に糖尿病・高血圧症・高脂血症，心不全（おそらく心房細動の関与あり）にて近くの総合病院入院加療歴があり，通院治療を続けていることを聴取した．

IABPを挿入した後，血行動態は依然不安定で，徐脈傾向に対して経皮的ペーシングのスタンバイや心室性期外収縮のショートランに対しアンカロン®の持続静注開始を要したが，以前に比べると非観血的血圧もコンスタントに測定できるようになり，やや安定感は増した印象であった．循環器内科新田先生（仮名）も到着し，「彼」-袴田さん（仮名）をカテ室に搬送することとなった．

カテ室では右橈骨動脈よりただちに冠動脈造影が行われ，culpritは短い左冠動脈主幹部よりやや先の#6 90％の病変と判断された．第一対角枝分岐部前後に75％の病変あり，#6の病変とともにベアメタルステントを留置しTIMI3 flowを得て終了した．カテ室にて右肘正中皮静脈よりSwan-Ganzカテーテルを留置した後，カテコラミン使用せずICU入室となった．カテ中より右鼠径送血管刺入部周囲に皮下血腫が目立つようになってきていた．

経過2　ICU入室後，PCPSを含め循環管理をどうする？

ICU入室時，PCPSおよびIABPによりサポートされているものの，四肢冷感強く，リベドが四肢に認められた．血圧は91/64 mm Hg，心拍数は73/分．PCPSは回転数2,696/分，補助は1.7 L/分（1.2 L/分/m²）．両足背動脈は幸い弱いが触知した．右鼠径部からはジワジワ出血が続いている．その一方でせっかく入れてきてもらったSwan-Ganzカテーテルは中心静脈圧0 mm Hg，肺動脈圧はトランスデューサを接続してもうまく圧が出ない．動脈血ガス分析ではFiO_2 1.0, PEEP 3にてpH 7.358, pCO_2 37.3 mm Hg, pO_2 115 mm Hg, lactate 6.9 mmol/L, HCO_3^- 20.4 mEq/L, BE -4.1 mEq/L, アニオンギャップ 17.1 mEq/Lであった．

↳PCPS下でのlow out putをどうするか？

確かに，循環も呼吸も余裕がない．低体温療法は現時点では無理だろう．まず，特に目立っているのは循環不全だろう．肺動脈圧はわからない．しかし，PCPSの回転数が多い割にout putが少ないのはvolumeが足りないからかもしれない．

まずは循環を改善するために輸血/volume負荷をしてみることにし，新鮮凍結血漿5 U，濃厚赤血球4 U輸血した．今はPCPSが挿入されているのでカテコラミンの使用はvolume負荷した後の血圧が上がらないときに考えればいいかもしれない．それと同時に右鼠径部の血腫/出血のコントロールを考えなければいけない．心臓外科の児島先生（仮名）に右鼠径部の処置をお願いした．血腫除去中，送血管が屈曲してい

るのが判明し，再固定がなされた．volume負荷の甲斐もあって，PCPS 2.5 L/分（1.6 L/分/m²）まで上昇した．血圧は99/34 mm Hg，中心静脈圧は10 mm Hgとなった．

一応は心原性ショックを脱しつつあるか．少量イノバン®（ドパミン）とドブポン®（ドブタミン）持続静注開始してみよう．また，がんばってSwan-Ganzカテーテルを留置しよう．

留置したところ，中心静脈圧12 mm Hg (PEEP 10 cmH₂O)，肺動脈圧23/17 mm Hg，心拍出量2.8 L/分（心係数1.5 L/分/m²），SvO₂ 63％であった．幸い尿も少しずつ出始め，この1時間で30 mLほど流出が認められた．心エコー上前壁中隔は動かず，EFは40％程度であったが，安定してきた．動脈血ガス分析では右上肢に留置したA lineから採血するとFiO₂ 1.0でpO₂ 81.2 mm Hg．収縮期血圧は100 mm Hg程度で保てているので利尿薬投与で呼吸状態も改善できるかもしれない…．

経過3　心機能が安定してきた後の管理

利尿剤（フロセミド，ラシックス®）の静注にて利尿が得られるようになってきた．翌日心エコーにて心機能の改善を認めた（図3）．

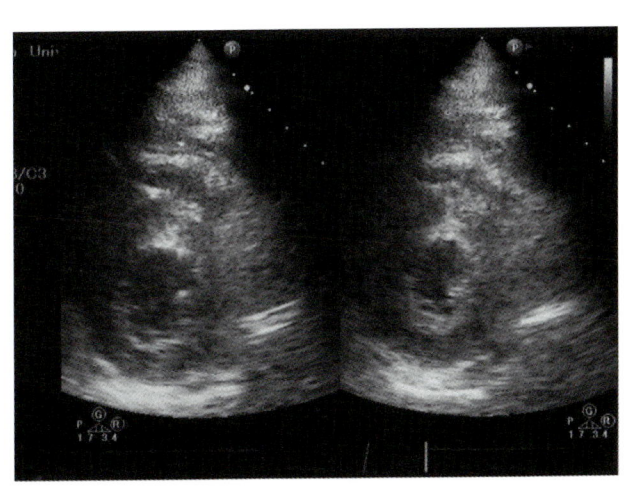

図3　ICU入室翌日の心エコー図
短軸像，左：拡張末期，右：収縮末期

また，心電図にてV1–5にてQSパターンでありV1–4で軽度ST上昇を残すが落ち着いてきた印象であった（図4）．

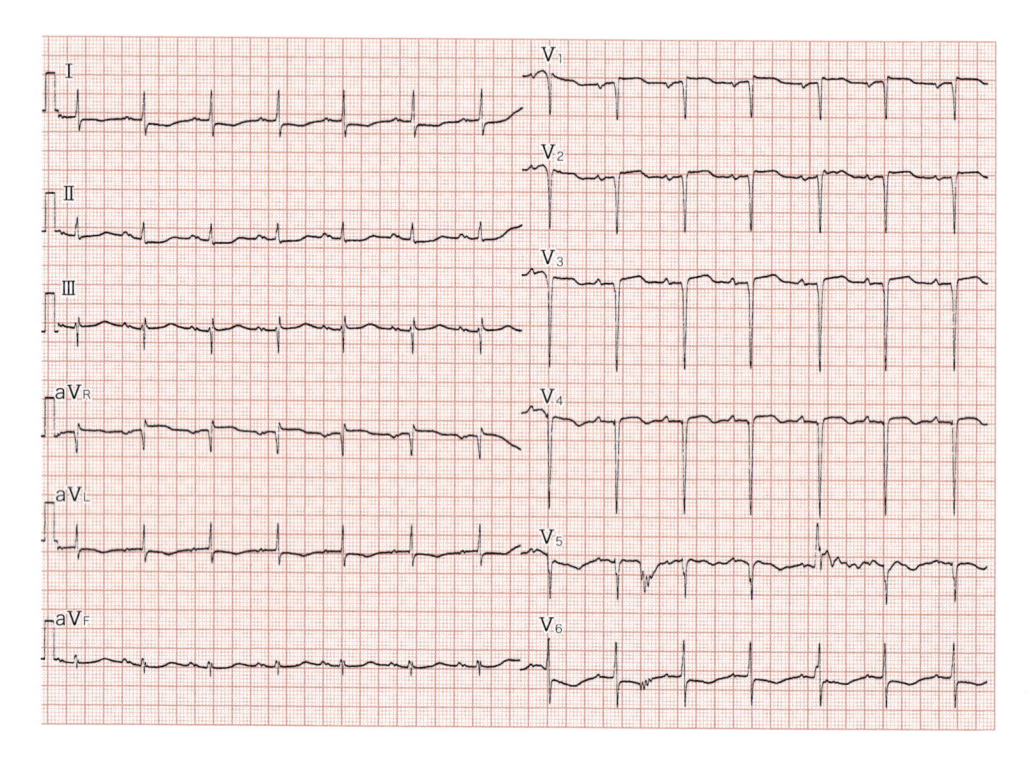

図4　入院翌日の12誘導心電図

　PCPSは2日後，IABPは4日後離脱できた．鎮静剤を減じたところ四肢運動もみられ従命可であった．血行動態も安定し利尿のためラシックス®の使用をしているがコンスタントに尿量が得られるようになっている．6日後BUN 69 mg/dL，Cre 3.88 mg/dLまで上昇したため血液透析を除水なしで施行，以後離脱できた．低酸素血症が遷延し抜管は10日後となったが，状態が安定していたため，翌日ICU退室．その2週間後，神経学的異常所見を残さず退院した，と後日，循環器内科の石田先生（仮名）が教えてくれた．

教訓

- 通常の蘇生管理では脱出できなかった再発性の心室細動による心原性ショックを補助循環にて脱出できる症例がある
- 急性心筋梗塞が理由の心原性ショックであっても，梗塞範囲が大きくなければ救命でき，適切な心肺蘇生がなされていれば神経学的な異常を残さず退院できる場合もある
- 補助循環は心機能回復までの補助で心臓そのものの治療手段ではない

解説：心原性ショック

1 心原性ショックの病態とは？

　日本循環器学会の急性心不全治療ガイドラインにおいて，急性心不全とは「心臓に器質的および/あるいは機能的異常が生じて急速に心ポンプ機能の代償機転が破綻し，心室充満圧の上昇や主要臓器への灌流不全をきたし，それに基づく症状や徴候が急性に出現した状態」と定義されている．また，心原性ショックは「心ポンプ失調により末梢および全身の主要臓器の微小循環が著しく障害され，組織低灌流に続発する重篤な状態である」と表現されている．すなわち，心原性ショックの状態は（収縮期血圧の低下を伴った）Forrester分類（図5 a）にてサブセットⅢないしはⅣに分類される群といえる．右冠動脈の近位部の閉塞に伴い生じる右室梗塞も low output syndrome（低拍出量症候群），低血圧を生じる．また，心原性ショックの範疇には収縮期血圧の低下を伴った「慢性心不全の急性増悪」も含まれるものと思われる．Nohria, A. らの言葉で表せば（図5 b）Cold and Dry, Cold and Wet に分類される患者でかつ低血圧を呈している患者が心原性ショックの範疇となる．

2 心原性ショックの臨床像

　Forrester, J. S. らの原著（急性心筋梗塞による急性心不全に対する薬物治療）では心係数が 2.2 L/分/m² を下回ると臨床的な末梢低灌流が生じ，1.8 L/分/m² を下回ると心原性ショックと関連すると述べられている．心原性ショックの診断において肺動脈楔入圧の上昇の有無は直接関係ないが，18〜20 mmHg で肺うっ血がみられるようになり，20〜25 mmHg で中等度，

図5　急性心不全の分類
文献1より転載

a．Forresterの分類

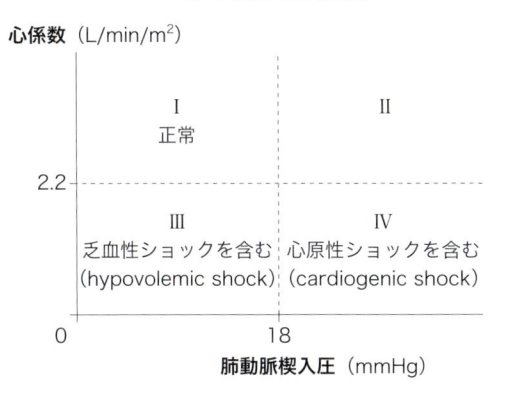

心係数（L/min/m²）

	Ⅰ 正常	Ⅱ
2.2	Ⅲ 乏血性ショックを含む (hypovolemic shock)	Ⅳ 心原性ショックを含む (cardiogenic shock)

肺動脈楔入圧（mmHg）　18

b．急性心不全の臨床病型

低灌流所見の有無／うっ血の所見の有無

	なし	あり
なし	dry-warm A	wet-warm B
あり	dry-cold L	wet-cold C

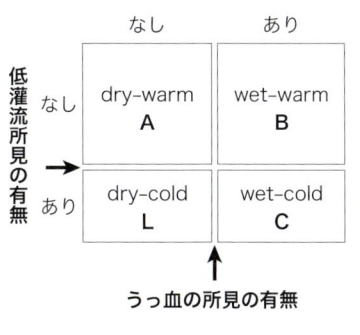

うっ血所見
起坐呼吸
頸静脈圧の上昇
浮腫
腹水
肝頸静脈逆流

低灌流所見
小さい脈圧
四肢冷感
傾眠傾向
低Na血症
腎機能悪化

25〜30 mm Hgにて重度の肺うっ血，30 mm Hgを超えると肺水腫を生じると記載されている．Nohria, A.らのreviewでは低灌流（Cold and Dry, Cold and Wet）の症状として脈圧低下，交互脈，四肢冷感，嗜眠・反応低下，ACE阻害薬による症候性の血圧低下，血清Na値の低下，腎機能増悪があげられている．さらにうっ血の証拠（充満圧の上昇，Cold and Wet）があれば起座呼吸，頸静脈圧上昇，Ⅲ音の増強，Ⅱ音肺動脈成分の増大，浮腫，腹水，湿性ラ音（稀），腹部頸静脈反射，Valsalva手技でのsquare waveがみられる，とある．

3 症候群としての心原性ショックの管理

　心原性ショックと認識された際，肺水腫を伴わない右室梗塞以外では左室ポンプ失調を伴うため何らかの強心薬〔カテコラミン（ドパミンとドブタミンが通常使用されるが血圧管理の観点からドパミンの使用が好まれるかもしれない．その一方でドブタミンは心拍出量は増えるが末梢血管抵抗を減じるので血圧が上昇しにくい）〕の使用が必要となる．また，循環血液量不足の際には輸液または輸血が必要となるし，これらの対応によっても血圧が維持できないようであれば血管収縮薬（ノルアドレナリン）が使用され，末梢循環不全が改善されなければ補助循環〔大動脈内バルーンパンピング（IABP），経皮的心肺補助装置（PCPS）〕の導入が考慮される．特に経皮的心肺補助装置の導入に関してはそのデバイスの寿命から1週間程度で心機能が回復するような疫学の疾患が原因となっている心原性ショックでの使用が好まれる．逆に左冠動脈主幹部における病変で非常に広範囲の心筋梗塞が予想されるようなポンプ不全の場合，心機能の回復が困難であることから選択外になる可能性がある．また，これらの管理において循環動態の把握のためSwan-Ganzカテーテルの留置が有用であることが多い．

　このようなカテコラミンや補助循環の使用の一方で，PDE阻害薬・利尿剤・血管拡張薬の使用は限定的であるかもしれない．PDE阻害薬は利尿作用・血管拡張作用を併せもつため心拍出量を増し肺動脈圧を下げるが，血圧低下・循環血液量減少による前・後負荷軽減により心原性ショックを助長する可能性がある．利尿剤・血管拡張薬の使用もそれぞれ前負荷・後負荷軽減により同様の結果に至るかもしれない．これらの薬剤は慎重に使用する必要がある．

　前負荷を増すために，あるいは循環血液量不足の際には輸液による容量負荷が必要となる場合もある．その際は血液製剤の投与が適切かもしれない．濃厚赤血球の投与は組織への酸素運搬能を改善し末梢組織の低酸素状態を減ずるかもしれない．また，アルブミン製剤や新鮮凍結血漿は血液の膠質浸透圧を保ち低酸素状態にさらされている組織における浮腫を悪化させないかもしれない．

　酸素投与による酸素化の維持は特に動脈酸素飽和度低下状態で必要となる．さらに肺水腫に至った場合，単なる酸素投与のみならず非侵襲的陽圧換気療法や気管挿管・人工呼吸管理を要する場合も多い．人工呼吸管理は酸素化の改善のみならず呼吸努力の軽減による酸素消費節約に繋がるかもしれない．呼気終末陽圧は呼吸管理上必要となる場合が多いが，静脈還流を阻害しショックを助長する可能性もある．その一方で適切な呼気終末陽圧は胸腔内圧が高まることにより過大な拡張末期の容量負荷を避け相対的に後負荷を減じ，心負荷を軽減するかもしれない．

MEMO ❶ 心原性ショックのtotalとしての治療方針

　心原性ショックの管理は上記症候群としての管理だけではない．原因疾患の診断・治療方針の決定である．心ポンプ失調の原因はさまざまであり，その原因により最善の治療法が異なる．したがって心原性ショックの患者を認めたとき，症候群としての管理を遂行するとともに可能な限り早急に原因検索を行うべきである．

文献・参考図書

1) 「急性心不全治療ガイドライン（2006年改訂版）http://j-circ.or.jp/guideline/index.htm（2011年5月閲覧）」

2) Dickstein, K., et al. : ESC guidelines for the diagnosis and treatment of acute and chronic heart failure 2008. Eur J Heart Fail, 10 : 933-989, 2008
　↑ Eur J Heart Failのhome pageからfreeでdownloadできる．

3) Forrester, J. S., et al. : Medical therapy of acute myocardial infarction by application of hemodynamic subsets（first of two parts）. N Engl J Med, 295 : 1356-1362, 1976
　↑ Forresterのoriginal paperで一読の価値がありますがfreeではdownloadできない．

4) Forrester, J. S., et al. : Medical therapy of acute myocardial infarction by application of hemodynamic subsets（second of two parts）. N Engl J Med, 295 : 1404-14013, 1976
　↑ Forresterのoriginal paperで一読の価値がありますがfreeではdownloadできない．

5) Nohria, A., et al. : Medical Management of advanced heart failure. JAMA, 287 : 628-640, 2002
　↑ JAMAのhome pageからfreeでdownloadできる．

第2章 【各論】症例検討 ショックへの対応

肺血栓塞栓症の診断と治療

小野寺睦雄

Point
- 肺血栓塞栓症の診断は症状や身体所見，危険因子を評価することから始まる
- 救急外来で有用な検査はDダイマーと心臓超音波検査，胸部造影CTである
- 急性期の治療はヘパリンによる抗凝固療法が第一選択である
- 予防は抗凝固療法，間欠的空気圧迫法，弾性ストッキング装着などである

■はじめに

　肺血栓塞栓症は血栓が急激に肺静脈を閉塞することにより低酸素血症やショックをきたす疾患である．典型的な経過の場合には比較的容易に診断が可能であるが，そうでない場合は診断に苦労することも多い．ここでは肺血栓塞栓症を疑ってから確定診断に至るまでのアプローチと，治療におけるポイントを解説する．

問題解決型ケーススタディ

症例　病歴

68歳男性．2日前に軽度の息苦しさがあったが様子をみていた．今朝トイレへ行こうとしたときに息苦しさが増悪したため救急車で当院救急外来を受診した．咳や痰はなく，胸痛もない．既往歴として3年前に脳梗塞を発症している．右不全麻痺と軽度の構音障害があり，自宅で横になっていることが多い．また8年前にシェーグレン症候群と診断され，プレドニゾロンを30 mg/日服用している．喫煙・飲酒歴はない．身長165 cm，体重113 kgと高度肥満を認める．

➦ 病歴から何を考えるか？

　　比較的急性の経過で発症した呼吸困難のようである．咳や痰はないようだが肺炎の可能性はあり得る．特にもともと脳梗塞による構音障害がある患者であり，嚥下機能は低下していると予想されるので，誤嚥性肺炎は考慮する必要があるだろう．ステロイドを内服しており，易感染性なのでニューモシスチス肺炎など特殊な肺炎も考慮しなければならないかもしれない．また既往歴はないようだが慢性心不全の急性増悪の可能性はあり得るし，胸痛はないものの心筋梗塞（およびそれに伴う急性心不全）も鑑別に入れるべきだろう．自然気胸も呼吸困難をきたすが，経過が典型的とはいえず可能性は低いだろう．

経過1　来院時の身体所見

意識清明．血圧 92/48 mmHg，脈拍 96/分・整，体温 37.6℃，呼吸数 28/分，SpO_2 91%（酸素マスク5L/分吸入下）．結膜に貧血，黄疸なし．胸部：呼吸音，心音とも異常なし．腹部：軟，圧痛なし．左大腿から下腿にかけて浮腫を認める．右不全麻痺と軽度の構音障害あるが以前と変化はない．

➦ 身体所見から何を考えるか？

　　血圧低下および頻呼吸，低酸素血症があり，ショックおよび急性呼吸不全を呈している．微熱があるようなのでやはり肺炎の可能性はある．肺炎が原因だとすれば血圧低下は敗血症性ショックによるものかもしれない．心不全に関しても，ショックおよび急性呼吸不全の状態であることを考えると，呼吸音，心音とも異常はないもののまだ否定はできないだろう．ただし心不全による浮腫だとしたら両側にあるのが普通のはずなのに，浮腫が左下肢にしかないのが気になる．

経過2　検査結果

WBC 5,700/μL，RBC 3.59×10^6/μL，Hb 9.1 g/dL，Plt 207×10^3/μL，AST 34 IU/L，ALT 40 IU/L，LDH 276 IU/L，ALP 148 IU/L，γGTP 96 IU/L，T-Bil 0.4 mg/dL，Amy 72 IU/L，CK 68 IU/L，TP 6.9 g/dL，Alb 4.1 g/dL，BUN 11 mg/dL，Cre 0.9 mg/dL，Na 140 mEq/L，K 3.7 mEq/L，Cl 108 mEq/L，Ca 4.4 mEq/L，CRP 3.18 mg/dL，PT 14.7秒（対照13.0秒），PT-INR 1.17，APTT 37.5秒（対照35.0秒），Fib 343 mg/dL，Dダイマー 12.56 μg/mL

動脈血液ガス分析（酸素マスク5L/分吸入下）：pH 7.435，$PaCO_2$ 38.7 mmHg，PaO_2 57.6 mmHg，HCO_3^- 25.9 mmol/L

胸部単純X線写真：浸潤影やうっ血，心拡大なし．気胸も認めず．特記すべき所見なし

心電図：洞調律，心拍数80/分．ST変化なし．他の異常所見も認めず

▶ 検査結果から急性肺血栓塞栓症を疑う

血液検査では貧血とCRPの軽度上昇を認めるがそれ以外にはこれといった所見はない．血液ガスの結果をみると酸素吸入下にもかかわらず低酸素血症を認めており，酸素化は不良であることがわかる．その割に胸部単純X線写真では肺炎や心不全を疑う所見はなく，低酸素血症の理由が説明できない．心電図を見ても心筋梗塞の可能性は低そうである．

しかしもう1度見直すとDダイマーが上昇しており，凝固・線溶系に異常があることが示唆される．2日前から軽度の呼吸困難はあったものの今朝トイレへ行こうとしたときに急に増悪していること，ステロイド服用歴や高度肥満，臥床が多いことなどの危険因子もあることから，急性肺血栓塞栓症の可能性が高そうだ．左下肢の片側性の浮腫も深部静脈血栓症によるものと考えると一元的に説明がつく．

経過3 追加検査の結果

心臓超音波検査：壁運動は良好．右室の軽度拡大あり．心室中隔の左室側への偏位はない
造影CT（胸部〜下肢）：右肺動脈主幹部が血栓で亜閉塞しており，左肺動脈背側枝にも血栓を認める（図1）．また下大静脈遠位部から左大腿静脈にかけて血栓を認める

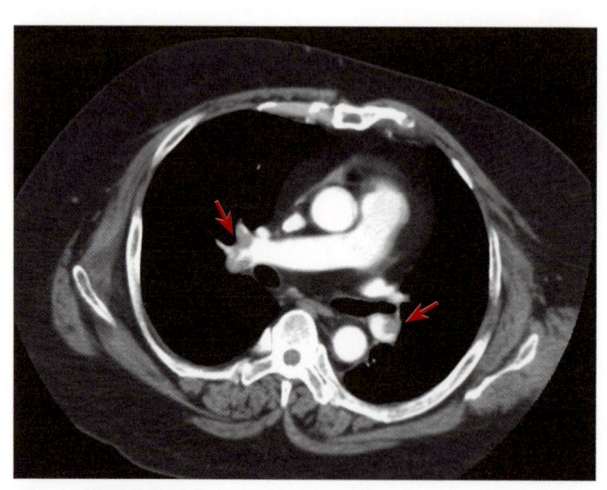

図1　胸部造影CT
肺動脈内血栓（→）が認められる

▶ 確定診断

造影CTの結果から呼吸困難の原因は左下肢の静脈血栓に由来する急性肺血栓塞栓症と診断された．心臓超音波検査で右室軽度拡大を認め血圧もやや低下していること

から，右心不全があるようだが，心室中隔の左室側への偏位はないことから，軽度と判断される．

経過4 その後の経過

診断後ただちにヘパリンを5,000単位静注するとともに，低酸素血症に対し酸素投与量を増量した．循環は少量（3μg/kg/分）のドパミン投与で安定した．さらなる塞栓の予防のため下大静脈フィルターを留置し（図2）ICUに入室となった．

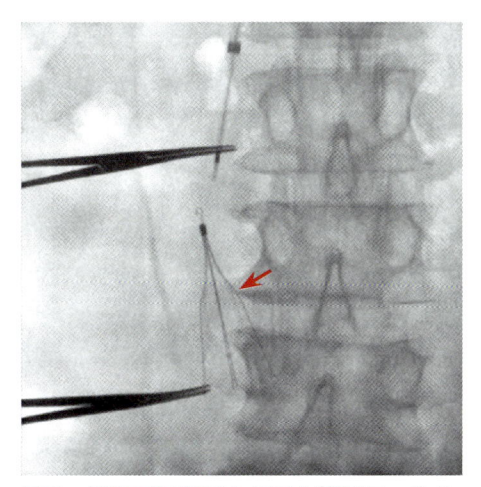

図2 透視下に留置中の下大静脈フィルター（→）

ICU入室後はヘパリン持続静注を30,000単位/日で開始した．
その後酸素化は徐々に改善し入院3日後にICUから退室した．ヘパリンをワルファリン内服に変更のうえ，退院となった．

教訓

- 呼吸困難（特に突然発症の場合）や他の疾患では説明のつかない低酸素血症，ショックなどを認める場合には肺血栓塞栓症を鑑別診断に含める必要がある
- しかし肺血栓塞栓症に特異的な症状や身体所見はなく，ルーチン検査の結果も非特異的である．したがっていくつかの症状，身体所見や危険因子を組み合わせて肺血栓塞栓症の可能性を評価する必要がある
- また肺血栓塞栓症を疑う場合には，その原因の大部分を占める下肢の深部静脈血栓症の身体所見にも注意する必要がある

解説：肺血栓塞栓症

1 肺血栓塞栓症とは

肺血栓塞栓症は血栓が急激に肺静脈を閉塞することにより低酸素血症やショックをきたす疾患である．肺塞栓症は血栓以外の他の原因でも生じるが（空気塞栓，脂肪塞栓，腫瘍塞栓など），単に「肺塞栓症」と呼ぶ場合は肺血栓塞栓症を指すことが多い．肺血栓塞栓症には急性と慢性があるが，ここでは急性肺血栓塞栓症について解説する．

2 肺血栓塞栓症の危険因子と症状，身体所見

❶ 危険因子

肺血栓塞栓症の大部分は下肢や骨盤内の静脈の血栓が原因となって生じる．したがって手術や長期臥床，妊娠などをはじめとして，血栓形成を促進するさまざまな病態が危険因子となる（表1）[1]．

❷ 症状

肺血栓塞栓症における典型的な症状は突然発症する呼吸困難や胸痛であり，実際にそれらの頻度は高い（表2）[2, 3]．しかしそれ以外にも咳嗽や喘鳴，血痰・喀血，意識消失などが認められることもあり，一方でほぼ無症状に近いこともあるなど，症状や重症度はさまざまである．

表1　肺血栓塞栓症の危険因子

先天性因子	後天性因子	
・アンチトロンビン欠損症	・長期臥床	・抗リン脂質抗体症候群
・プロテインC欠損症	・肥満	・悪性腫瘍
・プロテインS欠損症	・妊娠	・経口避妊薬・エストロゲン製剤
・プラスミノゲン異常症	・心肺疾患	・感染症
・異常フィブリノゲン血症	・全身麻酔	・ネフローゼ症候群
・組織プラスミノゲン活性化因子インヒビター増加	・下肢ギプス包帯固定	・炎症性腸疾患
・トロンボモジュリン異常	・下肢静脈瘤	・下肢静脈瘤
・高ホモシステイン血症	・手術	・骨髄増殖性疾患・多血症
	・中心静脈カテーテル留置	・発作性夜間血色素尿症
	・カテーテル検査・治療	・脱水
	・血管炎	

文献1より

表2　肺血栓塞栓症の症状と身体所見の出現頻度

呼吸困難	66〜79%
頻呼吸	57〜66%
頻脈	49%
胸痛	64%
Ⅱp音の亢進	15%
頸静脈怒張	13%
咳嗽	43%
断続性ラ音	21%
呼吸音減弱	21%
大腿または下肢の腫脹	39%
大腿または下肢の痛み	42%
大腿または下肢の浮腫，紅斑，圧痛など	47%

文献2，3より

❸身体所見

頻呼吸が認められることが多く，頻脈，断続性ラ音，呼吸音減弱なども比較的頻度の高い身体所見だが，いずれも肺血栓塞栓症に特異的な所見ではない．Ⅱp音の亢進や頸静脈怒張なども必ずみられるわけではない（表2）[2,3]．一方，自覚症状の場合と同様に下腿や大腿の浮腫，紅斑，圧痛，といった深部静脈血栓症の身体所見は出現頻度が比較的高い．

以上より，**他の疾患では説明のつかない低酸素血症やショックをきたしている患者では，症状が非典型的であっても肺血栓塞栓症を疑う必要がある**．

> **MEMO ❶** ある単一の症状や身体所見だけで肺血栓塞栓症を診断することはできないが，いくつかの症状や身体所見，危険因子の組み合わせから肺血栓塞栓症の臨床的可能性を予測する方法として，Wellsスコア[4]や改訂ジュネーブスコア[5]などが提案されている（表3）．

３ 肺血栓塞栓症が疑われた場合に行う検査

肺血栓塞栓症が疑われた場合に救急外来で有用な検査はDダイマーと心臓超音波検査，胸部造影CTである．

表3 肺血栓塞栓症の可能性の予測スコア

Wellsスコア[4)]		改訂ジュネーブスコア[5)]	
肺血栓塞栓症あるいは深部静脈血栓症の既往	＋1.5	66歳以上	＋1
心拍数＞100/分	＋1.5	肺血栓塞栓症あるいは深部静脈血栓症の既往	＋3
最近の手術・長期臥床	＋1.5	1カ月以内の手術・骨折	＋2
深部静脈血栓症の臨床的徴候	＋3	活動性の悪性疾患	＋2
肺血栓塞栓症以外の可能性が低い	＋3	一側の下肢痛	＋3
血痰	＋1	血痰	＋2
悪性疾患	＋1	心拍数 75〜94/分 95/分以上	心拍数 ＋3 ＋5
		下肢深部静脈拍動を伴う痛みと浮腫	＋4
臨床的可能性		臨床的可能性	
低い	0〜1	低い	0〜3
中等度	2〜6	中等度	4〜10
高い	7以上	高い	11以上

❶Dダイマー

　Dダイマーが上昇していなければ肺血栓塞栓症は否定できるといわれるが，**それが当てはまるのは臨床的可能性が低い場合だけである**．肺血栓塞栓症が強く疑われる場合にはDダイマーが低くても否定することはできず，確定診断のための検査が必要である．

❷心臓超音波検査

　肺血管抵抗の増大により右室圧が上昇するため，右室は拡大する．心尖部の壁運動は保たれるものの右室自由壁の運動は低下し心室中隔は左室側へ圧排される．心臓超音波検査では肺血栓塞栓症の確定診断はできないが，右心機能を評価できること，心筋梗塞など他の疾患との鑑別が行えることから有用である．

❸胸部造影CT

　肺動脈などに血栓が認められれば確定診断となる．同時に腹部・骨盤の造影CTも施行すれば，下大静脈や骨盤内に残存する血栓の評価も可能である．肺動脈造影と比較して侵襲が少なく，多くの施設で夜間でもすみやかに施行できるのが特徴であり，もっとも重要な検査といえる．

❹その他の検査

　一般的な血液検査，動脈血液ガス分析では肺血栓塞栓症に特異的な所見はない．胸部X線単純写真における心陰影の拡大や肺動脈の拡張，心電図所見として国家試験の前に覚えた$S_ⅠQ_ⅢT_Ⅲ$なども肺血栓塞栓症に特異的というわけではなく，診断における有用性は低い．

肺動脈造影は胸部造影CTが広く用いられている現在では行われることは少ない〔ただし引き続いて治療（血栓摘除術）が行えるという利点はある〕. 肺換気・血流シンチは特異度が低く, 緊急で実施できる施設が限られることから有用性は乏しい.

> **MEMO ❷** 血液検査や胸部X線単純写真, 心電図は肺血栓塞栓症の診断のためというよりも, 他の疾患との鑑別や除外のためのもの（例えば胸部X線写真で気胸がないとか, 心筋梗塞を示唆する心電図所見がないといったような感じで）と考えるべきである. Wellsスコアによれば, 肺血栓塞栓症以外の可能性が低いことも肺血栓塞栓症の可能性を示唆する重要な項目である.

4 肺血栓塞栓症の治療

必要に応じて酸素療法や人工呼吸, カテコールアミンの投与を行うとともに禁忌でない限りすべての患者に対して抗凝固療法を開始する. ショックや重篤な低酸素血症を認める場合には血栓溶解療法やカテーテル的血栓吸引術・破砕術, 外科的血栓摘除術などの適応となる.

❶抗凝固療法

肺血栓塞栓症の治療の基本であり, 急性期にはヘパリンが第一選択となる. APTTが正常の1.5～2.5倍になるように調節する. 慢性期にはワルファリンの内服に切り替えてPT-INRが2.5～2.5になるようにする.

❷血栓溶解療法

モンテプラーゼなどの血栓溶解薬を静注し肺動脈内の血栓を溶解する. 血行動態の改善がみられる一方で現時点では明らかな予後改善効果が示されていないため, ショックが遷延するような症例において適応となる. 出血性合併症のリスクが高く, 活動性出血が存在する場合や大規模手術, 外傷, 脳梗塞の直後などの場合は禁忌となる.

❸カテーテル的治療

血栓溶解療法が効果不十分の場合や禁忌の場合に適応となる. 血栓吸引術, 血栓破砕術などが行われる.

❹外科的血栓摘除術

ショックが持続する場合や心肺停止の症例などでは外科的血栓摘除術の適応となる. 心停止や著しいショック, 低酸素血症によりPCPS（percutaneous cardiopulmonary support：経皮的心肺補助装置）が導入された症例において, 引き続いて行われることが多い.

❺下大静脈フィルター

下肢や骨盤内に血栓が残存している場合，新たな肺血栓塞栓症の発生を予防するために留置される．

5 予防

肺血栓塞栓症の予防は言い換えれば深部静脈血栓症の予防ということになる．**肺血栓塞栓症の危険因子の多くが医療行為に関連したものであり，ほぼ半数の症例が院内で発症している**ことを考えると[3]，病院における深部静脈血栓症の予防は非常に重要である．リスクレベルを低リスクから最高リスクまでの4段階に分け，患者ごとに以下の予防法を組み合わせて用いる[6]．

❶早期歩行と積極的な運動

下肢を動かすことにより下腿のポンプ機能を活性化させ，静脈うっ滞を減少させる．肺血栓塞栓症の予防の基本である．

❷弾性ストッキング

下肢を圧迫して静脈うっ滞を減少させる．簡便・比較的安価で出血などの合併症もない．中リスクの患者に用いる．

❸間欠的空気圧迫法

下肢にカフを巻いて空気を間欠的に入れ，圧迫して静脈うっ滞を減少させる．原則として術前もしくは術中より開始し，十分な歩行が可能となるまで継続する．深部静脈血栓が存在している可能性がある場合は注意する必要がある．中リスクから高リスクの患者で用いられる．

❹抗凝固療法

高リスクの場合に用いる．治療の場合と同様にヘパリンやワルファリンが用いられる．ヘパリンの場合は8時間もしくは12時間ごとに5,000単位を皮下注するが，最高リスクの患者に対してはAPTTを測定しながら調節する方法もある．

また低分子ヘパリンやフォンダパリヌクスといった新たな抗凝固薬も用いられるようになってきた．

文献・参考図書

1) 「肺血栓塞栓症および深部静脈血栓症の診断・治療・予防に関するガイドライン（2009年改訂版）」
http://www.niph.go.jp/topics/shinbujyoumyaku.pdf
↑わが国の9学会合同研究班により最近改訂されたガイドライン．診断・治療・予防について欧米のガイドライン等もふまえながらまとめられており，インターネット上で入手可能．

2) Stein, P. D., et al.: Clinical characteristics of patients with acute pulmonary embolism: data from PIOPED II. Am J Med, 120 (10): 871-879, 2007
↑肺血栓塞栓症の患者における症状・臨床所見の出現頻度に関する研究．同時に肺血栓塞栓症ではなかった患者における出現頻度も示されており，肺血栓塞栓症に特異的な症状や臨床所見がないことがわかる．

3) Nakamura, M., et al. : Clinical characteristics of acute pulmonary thromboembolism in Japan : results of multicenter registry in the Japanese Society of Pulmonary Embolism Reserch. Clin Cardiol, 24（2）: 132-138, 2001
   ↑わが国の肺血栓塞栓症患者において症状や臨床所見, 危険因子などを検討した研究.

4) Wells, P. S., et al. : Derivation of a simple clinical model to categorize patients probability of pulmonary embolism: increasing the models utility with the SimpliRED D-dimer. Thromb Haemost, 83（3）: 416-420, 2000
   ↑Wellsスコアについての論文.

5) Le Gal, G., et al. : Prediction of pulmonary embolism in the emergency department: the revised Geneva score. Ann Intern Med, 144（3）: 165-171, 2006
   ↑改訂ジュネーブスコアについての論文.

6) 肺血栓塞栓症/深部静脈血栓症（静脈血栓塞栓症）予防ガイドライン作成委員会：「肺血栓塞栓症/深部静脈血栓症（静脈血栓塞栓症）予防ガイドラインダイジェスト版 第2版」
   http://jasper.gr.jp/guideline2/index.html
   ↑ダイジェスト版が上記アドレスから入手可能である.

第2章 【各論】症例検討 ショックへの対応

8 羊水塞栓症の診断と治療

今中秀光

Point
- 帝王切開や機械分娩に多い
- 羊水塞栓症の主な初発症状は，循環虚脱，呼吸不全，播種性血管内凝固症候群（DIC）である
- 急速にショック，DICが進行する
- 早期の呼吸管理，循環管理，DICに対する対策が重要である

■はじめに

　　羊水塞栓症は周産期における重篤な合併症の1つである．羊水塞栓症から多臓器不全を合併した1例を通して，羊水塞栓症の診断・治療について解説する．

問題解決型ケーススタディ

症例 常位胎盤早期剥離からDIC，ショック状態に！

30歳台の女性，1回経妊0回経産．妊娠30週に子宮内発育遅延を指摘されたが，それ以外は順調に経過していた．妊娠35週に腹痛と性器出血が出現した．近医を受診し，胎児心拍数モニターで遅発一過性徐脈が頻発していたため，緊急帝王切開で女児を出産した．胎盤母体面の1/3に凝血塊が付着しており，常位胎盤早期剥離と診断された．術中出血量は650 mLで輸血は必要なかった．

しかし術後1時間後より全身蒼白，倦怠感が出現し，2時間後に性器出血，腹腔内出血，採血部からの出血が止まらなくなり，呼吸困難感も出現した．産科的播種性血管内凝固症候群

(disseminated intravascular coagulation：DIC）として輸血・輸液を開始したが，心拍数 150 回/分，血圧 60/36 mmHg とショック状態に陥ったため転院してきた．

▶何を考えるか？

急激な経過であり，常位胎盤早期剥離をきっかけに羊水塞栓を発症した症例である．羊水塞栓症は，羊水が母体血中に流入することによって引き起こされる．羊水塞栓症には，呼吸困難，ショック症状など呼吸不全・循環虚脱を主体にするものと，DIC，弛緩出血を主体とするものがある（表1）．この症例では両方の病態に当てはまっていた．

羊水塞栓症は突然に発症し，急激に進行する．妊娠中または分娩後 12 時間以内に発症することが多い．初期症状として，肺毛細血管閉塞によって起こる肺高血圧症，それによる呼吸障害・低酸素血症，循環虚脱症状が特徴的である（表2）．この時期を越えると全身性炎症性反応，非心原性肺水腫や DIC，多臓器不全が出現する．羊水塞栓症と鑑別すべき疾患・病態を表3に示す．産科的な原因，麻酔上の原因，非産科的な原因に分ける．

周産期に原因不明の血液凝固障害，呼吸循環不全が認められたときには羊水塞栓症を疑い，早期に集約的治療を行うことが重要である．

表1　羊水塞栓症の病型

1. 呼吸不全・循環虚脱を主体にするもの
   （呼吸困難，チアノーゼ，咳嗽，胸痛，ショック）
2. DIC を主体とするもの
   （弛緩出血，大量出血，ショック）

表2　羊水塞栓症の診断

1. 妊娠中または分娩後 12 時間以内に発症
2. 下記に示した症状に対して集中治療が行われた
   ・心停止
   ・分娩後 2 時間以内の原因不明の大量出血
   ・播種性血管内凝固症候群（DIC）
   ・呼吸不全
3. 観察された所見や症状が他の疾患で説明できない

表3　羊水塞栓症と鑑別すべき疾患

1）産科的な原因
胎盤早期剥離
子宮破裂
弛緩出血
子癇
分娩後心筋症
2）麻酔上の原因
高位脊髄麻酔
局所麻酔薬中毒
3）非産科的な原因
肺塞栓，空気塞栓
アナフィラキシー
敗血症性ショック
誤嚥
急性心筋梗塞

経過1　開腹止血術の施行と ICU 入室時の検査結果

DIC，呼吸不全，心不全が進行したため開腹止血術を施行した．手術室入室時，心拍数 160 回

/分，血圧130/50 mmHg，自発呼吸100％酸素吸入10 L/分下でSpO$_2$ 80％であった．出血点は子宮頸部の切開創であった．術中出血1,580 mLに対し，濃厚赤血球8単位，新鮮凍結血漿12単位，濃厚血小板20単位を投与した．

術後ICUに入室したときの血液検査を表4に示す．

表4　ICU入室時の検査

血液ガス分析		末血		凝固検査	
F$_I$O$_2$	1.0	白血球	9,000 /μL	PT-INR	0.94
PEEP	15 cmH$_2$O	赤血球	373万/μL	APTT	38秒
プレッシャーコントロール圧	20 cmH$_2$O	ヘモグロビン	11.6 g/dL	Fibrinogen	222 mg/dL
		ヘマトクリット	33.7％	D-dimer	14 μg/mL
換気回数	20回/分	血小板	1.3万/μL		
pH	7.37				
PaO$_2$	67 mmHg	生化学			
PaCO$_2$	38 mmHg	AST	52 U/L		
HCO$_3^-$	21.5 mmol/L	ALT	25 U/L		
SaO$_2$	96％	LDH	509 U/L		
BE	−2.9 mmol/L	CPK	379 U/L		
Na	137 mmol/L	総タンパク	4.4 g/dL		
K	4.2 mmol/L	T-Bil	0.9 mg/dL		
Cl	107 mmol/L	BUN	14 mg/dL		
血糖	100 mg/dL	Creatinine	1.10 mg/dL		
乳酸	4.5 mmol/L	CRP	0.80 mg/dL		

吸入酸素濃度（F$_I$O$_2$）1.0，呼気終末陽圧（positive end-expiratory pressure：PEEP）15 cmH$_2$Oの人工呼吸のもとでPaO$_2$ 67 mmHgと著明な低酸素血症を呈した．PT-INRやAPTTは正常化していたが，著明な血小板減少，D-dimerの増加が認められた．血行動態は心拍数118回/分，血圧98/78 mmHg，中心静脈圧（CVP）16 mmHgであった．胸部X線写真上著明な肺うっ血を呈していた（図1）．

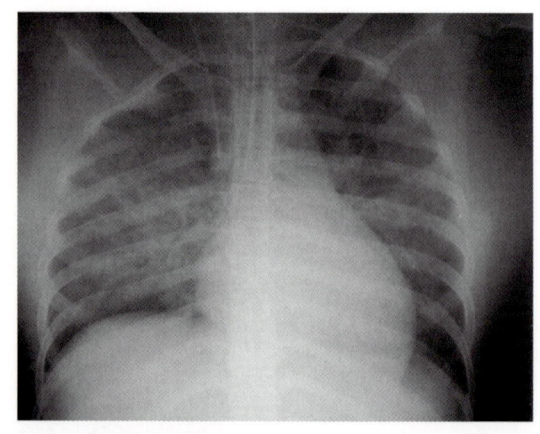

図1　胸部X線写真

ICU入室時の状態は？

ICUに入室したときにはDIC，呼吸不全，心不全を合併し，全身性炎症性反応や多臓器不全の状態にあった．DICは羊水塞栓症の多くに認められ[1]，本症例のようにDICによる出血が初期症状となることもある．PaO_2/F_IO_2比（P/F比）は67 mmHgと非常に低く，重症の急性呼吸促迫症候群に匹敵する低酸素血症であった．胸部X線写真では心拡大，肺うっ血を呈していた．

経過2 ICUでの呼吸・循環管理から退院まで

呼吸管理の方針は肺保護的戦略とした．すなわちリクルートメント手技（PEEP 30 cmH₂O，プレッシャーコントロール圧 10 cmH₂O，40秒間）を行い，その後PEEPを20 cmH₂Oに維持した．ICU入室後のP/F比，CVP，総バランスの推移を図2に示す．

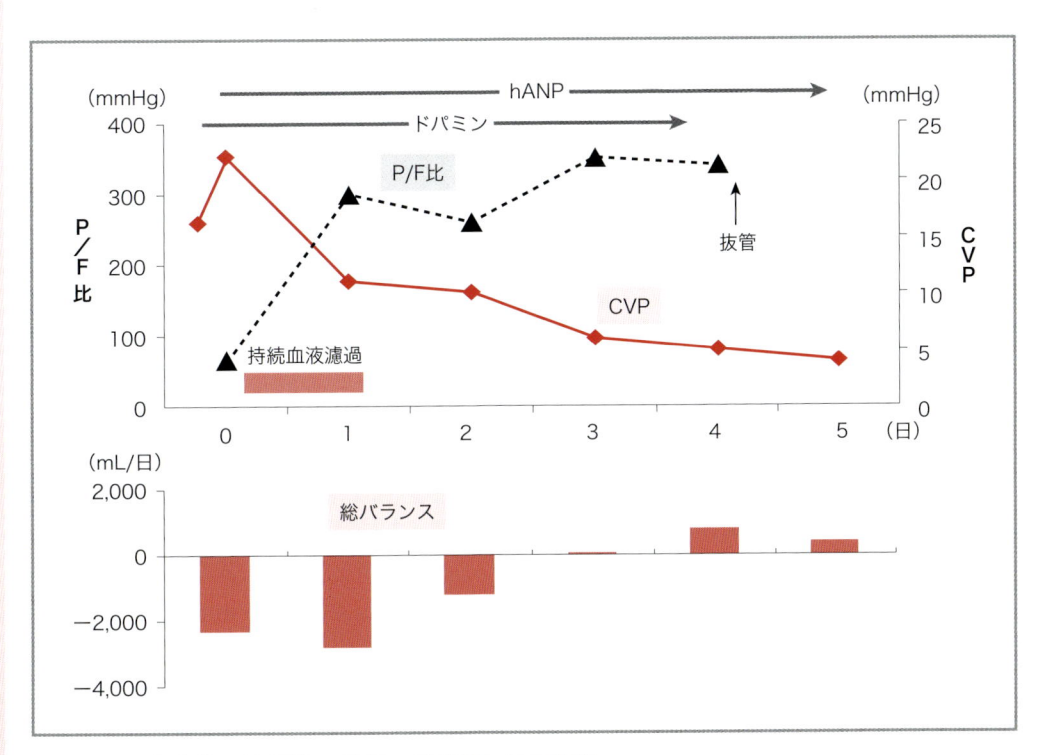

図2 ICU入室後のP/F比，CVP，総バランスの推移

（次ページにつづく）

次に循環動態把握のため，肺動脈カテーテルを挿入した．ドパミン3μg/kg/分，ヒト心房性ナトリウム利尿ペプチド（human atrial natriuretic peptide：hANP）0.1μg/kg/分の投与の下，収縮期血圧は100 mmHg前後に保たれたが，170〜180/分の頻脈，中心静脈圧20 mmHg，肺動脈圧45/38（39）mmHg，肺動脈楔入圧22 mmHg，心係数1.8 L/分/m^{2}とうっ血症状を呈した．心臓エコー検査でも両心室の拡張と収縮不全を認めた．約1 Lの瀉血を行うと，中心静脈圧15 mmHg，肺動脈圧29/24（26）mmHg，肺動脈楔入圧14 mmHgに，心拍数は150〜160/分へ低下した．しかし利尿薬やhANPに尿量の反応が乏しく血清クレアチニン値も上昇したため，持続血液濾過を開始した．開始3時間後より自尿が増加し，翌日には離脱することができた．**DIC対策として新鮮凍結血漿の輸血，ナファモスタットメシル酸塩0.3 mg/kg/時を投与した．**酸素化も徐々に改善し，術後4日に気管チューブを抜管した．術後6日にICUを退室，術後48日に退院した．

▶治療方針は？

羊水塞栓症の治療方針を表5に示す．

表5　羊水塞栓症の治療方針

1．呼吸補助 　酸素吸入，気管挿管，人工呼吸（肺保護的換気）
2．循環補助 　輸液，カテコラミン投与，肺動脈カテーテル留置
3．DIC管理 　・大量輸血（新鮮凍結血漿，アンチトロンビン，赤血球製剤） 　・抗凝固療法（ナファモスタットメシル酸塩やガベキサートメシル酸塩）

　呼吸・循環が虚脱する病型に対しては，通常のショックと同様，気道（A），呼吸（B），循環（C）の治療を行う．呼吸不全にはマスクによる酸素投与，必要に応じて気管挿管，人工呼吸へ移行する．人工呼吸方針としては，高濃度酸素，高めのPEEPなどの肺保護的換気を行う．心不全に対しては末梢および中枢ルートを確保し，まず細胞外液を補充する．循環が不安定な場合，肺動脈カテーテルを留置し心機能を評価することが必要となる．カテコラミン（ドパミン，ドブタミン，アドレナリン）の投与を行う．この症例では進行する両心室の拡張に対して，カテコラミン投与，容量管理，血液浄化療法を施行し，危機的な状態から脱することができた．**DICが進行する病型では，大量出血に対し新鮮凍結血漿，アンチトロンビン，赤血球製剤を十分量輸血する必要があり容量管理にしばしば苦労する．**急速にDICが進行し大量出血をきたすため，ヘパリン投与は控える方が安全で，ナファモスタットメシル酸塩やガベキサートメシル酸塩を投与することが多い．

教訓

- 周産期に原因不明の血液凝固障害，呼吸循環不全が認められた場合，羊水塞栓症を疑うべきだった
- ショック，DICが急速に進行しており，もっと早期に呼吸管理，循環管理，DICに対する対策を開始するべきだった
- 呼吸管理方針として高濃度酸素，高めのPEEPなどの肺保護的換気は有効だった
- 循環動態が不安定なため，肺動脈カテーテルで心機能を評価しつつカテコラミンの投与を行った
- DICが進行したため，大量の血液製剤を輸血したが，容量の調節が難しかった

解説：羊水塞栓症

羊水塞栓症は本邦で2万〜3万分娩に1例発症し，死亡率80％と非常に重篤な産科合併症である[2]．外国での報告で発症頻度は1.7万〜2万分娩に1例，死亡率は13〜61％[3〜5]と幅がある．卵膜の断裂部位や子宮内腔面に露出した破綻血管を介して羊水が母体血中に流入することで惹起される[6]．流入した羊水や胎児成分が肺毛細血管を閉塞することによって肺高血圧症や右心不全が引き起こされ，呼吸障害，循環虚脱が起こると考えられている．また，羊水や胎便の流入によりchemical mediator（プロスタグランディン，キニン，セロトニンなど）が活性化され，アナフィラキシーや敗血症に類似した病態にいたる機序も注目されている．これらが子宮の強収縮，子宮血管の破綻を引き起こし羊水の母体血中への流入を起こすと考えられている．

羊水塞栓症は突然に発症し，急激に進行する．初期症状としては，肺毛細血管閉塞によって起こる呼吸障害・低酸素血症，心不全症状が特徴的であるが，悪寒・頭痛・嘔気などの不定愁訴にも注意する必要がある．この時期を越えると全身性炎症性反応，非心原性肺水腫やDIC，多臓器不全が臨床像の主体となる．DICは羊水塞栓症の83％に認められる．羊水塞栓症の危険因子を表6に示す．高齢出産（35歳以上），誘発分娩，帝王切開，鉗子・吸引分娩，羊水過多，子宮頸部裂傷，前置胎盤，常位胎盤早期剥離，子癇，胎児仮死などが報告されている．これらが子宮の強収縮，子宮血管の破綻を引き起こし羊水塞栓を起こすと考えられている．

今回の症例では，高齢出産，帝王切開，常位胎盤早期剥離，胎児仮死の危険因子を有していた．臨床経過は典型的で，DICによる出血症状が先行し重篤な呼吸障害，ショックが続発した．

近年，妊産婦死亡数が減少する一方，羊水塞栓を含めた産科的塞栓症の頻度は増加傾向にある[7]．早期診断，迅速な治療，集中治療によってのみ羊水塞栓症の死亡率を下げることができる．診断は典型的な臨床症状によってなされるが，末梢血中の亜鉛コプロポルフィリンやシアリルTN抗原の測定によって診断する方法もある[8, 9]．

表6 羊水塞栓症の危険因子

1. 高齢出産
2. 帝王切開
3. 機械分娩（鉗子分娩，吸引分娩）
4. 誘発分娩
5. 羊水過多
6. 子宮頸部裂傷
7. 前置胎盤
8. 常位胎盤早期剥離
9. 子癇
10. 胎児仮死

周産期に呼吸不全，循環虚脱，異常出血が発症した場合，羊水塞栓症を疑い集中治療を進めることが重要である．

文献・参考図書

1) Moore, J., Baldisseri, M. R. : Amniotic fluid embolism. Crit Care Med, 33 : S279-S285, 2005
2) 金山尚裕：羊水塞栓症．救急・集中治療，21：1243-1247, 2009
3) Kramer, M. S., et al. : Amniotic-fluid embolism and medical induction of labour: A retrospective, population-based cohort study. Lancet, 368 : 1444-1448, 2006
4) Gilbert, W. M., Danielsen, B. : Amniotic fluid embolism: decreased mortality in a population-based study. Obstet Gynecol, 93 : 973-977, 1999
5) Clark, S. L., et al. : Amniotic fluid embolism: analysis of the national registry. Am J Obstet Gynecol, 172 : 1158-1169, 1995
6) 小林隆夫：羊水塞栓症．産科と婦人科，4：443-448, 2004
7) 千葉喜英：産科における現況と予防．総合臨床，51：360-363, 2002
8) Kanayama, N., et al. : Determining zinc coproporphyrin in maternal plasma: a new method for diagnosing amniotic fluid embolism. Clin Chem, 38 : 526-529, 1992
9) Kobayashi, H., et al. : A simple, noninvasive, sensitive method for diagnosis of amniotic fluid embolism by monoclonal antibody TKH-2 that recognized NeuAc α 2-6GalNAc. Am J Obstet Gynecol, 168 : 848-853, 1993

第2章 【各論】症例検討 ショックへの対応

心タンポナーデの診断と治療

鈴木秀一

Point

- 心膜腔に液体が貯留したことによって心臓が圧迫され，心拍出量が減少して循環不全に至る病態である
- 心エコーによる迅速な診断が必要である
- 心嚢ドレナージおよびその原因に対する治療が必要となる

■ はじめに

　心タンポナーデとは，心臓と心臓を覆う心外膜の間に心嚢液が大量に貯留することによって心臓の拍動が阻害された状態である．容易に心不全に移行して死に至るため，早期の解除が必要である．特に外傷や大動脈解離の上行大動脈型等の大血管損傷が原因の場合，急速に死に至る可能性が高く，早期の診断と手術が必須であり，また手術に至った場合も救命率はきわめて低い．ERでの早期の心タンポナーデ診断および治療のためのプロセス，概要を提示する．

問題解決型ケーススタディ

症例　病歴

症例：58歳男性．タクシードライバー．既往歴なし．客を乗せて走っている際に突然うめき声をあげて苦悶．すぐに車を止め乗客が救急通報．救急隊到着時にも胸痛訴えたため病院搬送．外傷を明らかに疑うエピソードなし．

↳ 病歴からまず何を疑うか？

　急性発症の胸痛であり鑑別診断として致死的胸部不快感を呈する疾患を念頭に置いたアプローチが必要となる．致死的胸部不快感の大部分は急性冠症候群によるものであるが，初回エマージェンシーの診断には他のいくつかの疾患も含まれる．初回評価ではそれらを考慮し，診断が不確定のうちは評価を続けるべきである．念頭に置くべき疾患として以下が含まれる．

- 急性冠症候群
- 大動脈解離
- 肺塞栓症
- 心嚢液貯留と心タンポナーデを伴う急性心膜炎
- 自然気胸
- 食道破裂

経過1　来院時身体所見

身長 172 cm，体重 55 kg，脈拍 90/分，血圧 80/54 mmHg，体温 37.0℃，SpO_2 98 %（経鼻 2 L/分，酸素投与下）
四肢末梢冷感あり，血圧上下左右差認めず，意識レベル Glasgow Coma Scale 12
両側頸静脈怒張あり
胸部聴診：心音　　明らかな心雑音聴取せず
　　　　　呼吸音　明らかな肺雑音聴取せず
四肢，体幹に明らかな外傷痕なし

↳ 身体所見から考えられることは？

　急性大動脈解離によくみられる血圧の左右差は認められないが，血圧が低くショックの徴候を呈している．

（次ページにつづく）

| 経過2 | 来院時の胸部X線および心エコー検査 |

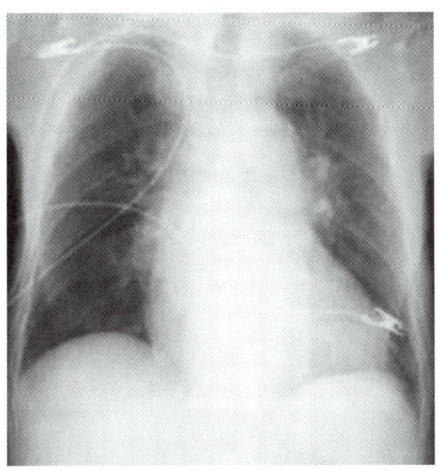

図1　来院時胸部X線

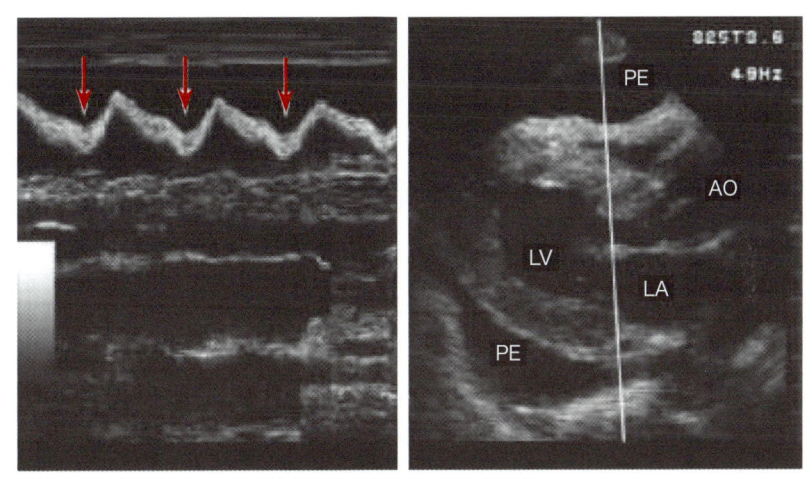

図2　来院時心エコー（左室長軸Mモード）所見
PE：pericardial effusion（心嚢液），AO：aorta（大動脈），LA：left atrium（左房），LV：left ventricule（左室）

↳ 胸部X線と心エコー検査からわかることは？

　胸部X線で上縦隔の拡大と心陰影の拡大を認めることから急性大動脈解離が疑われる．心エコー検査で心嚢液の貯留，右室の圧排所見を認める．心嚢液の貯留する病態として急性心膜炎，外傷性心損傷，急性心筋梗塞に合併した心破裂，急性大動脈解離等があげられるが，現時点で急性大動脈解離（Stanford A型）を疑うことで矛盾しない．

経過3 緊急胸部CT

確定診断のため緊急胸部CTを施行したところ下記の所見を得た．

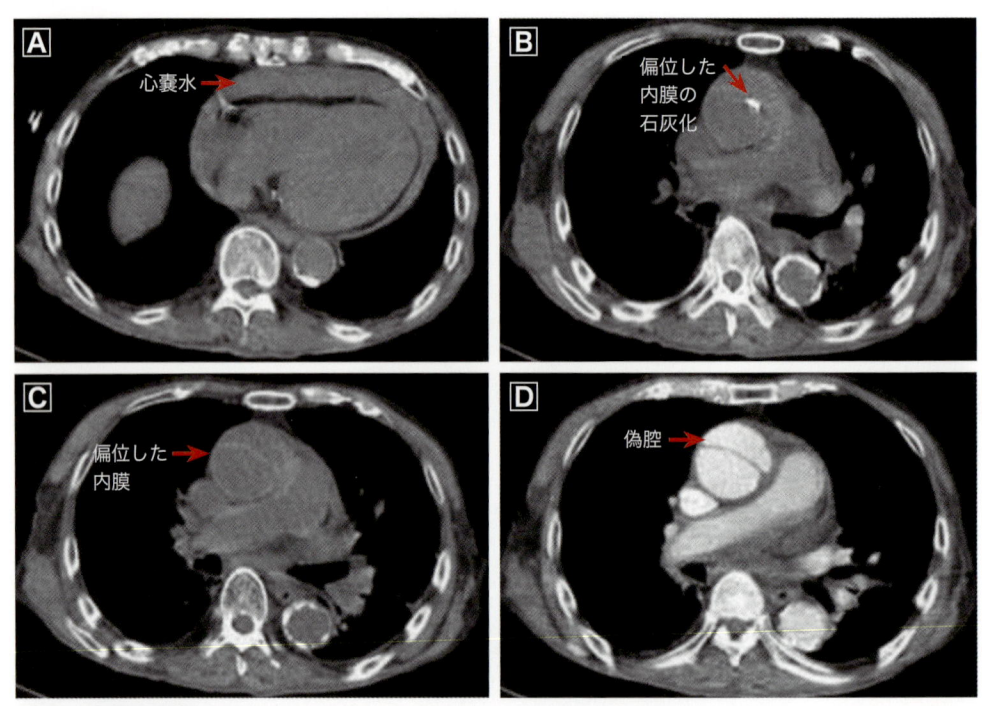

図3　胸部CT像
A〜C）単純CT，D）造影CT

（図中ラベル：A 心嚢水／B 偏位した内膜の石灰化／C 偏位した内膜／D 偽腔）

単純CTで大量の心嚢液と上行大動脈の解離を認めた．造影CTにて上行から弓部大動脈まで解離しており偽腔が開存していることが確認された．
以上から偽腔開存型Stanford A型急性大動脈解離の診断にて緊急手術が必要と判断された．

↪ 緊急心嚢ドレナージの適応は？

心タンポナーデによるショック状態である場合，緊急心嚢ドレナージの適応となる．今症例もショック状態であったため救急外来での緊急心嚢ドレナージが考慮されたが，手術の準備が迅速に行われたため早急に手術室に移送された．

最終経過 手術から退院まで

手術開始後早急に人工心肺確立し上行大動脈人工血管置換術施行された．
術後経過良好で第23病日に退院となった．

> **教訓**
> ・頸静脈怒張や心エコー等から心タンポナーデの迅速な診断がなされるべきである
> ・原因疾患が同定される場合，早急な心タンポナーデの解除だけでなく原因疾患への治療も検討すべきである
> ・原因疾患への治療を早急に施行することが難しい場合，患者がクリティカルな状況であれば心タンポナーデの解除（心嚢穿刺，心嚢開窓術）を躊躇すべきではない

解説：心タンポナーデ

1 心タンポナーデの診断

①Beckの3徴（静脈圧上昇，血圧低下，心音減弱），②頸静脈怒張，③奇脈（呼吸に伴う脈容量の変化が強調されたもので，脈が吸気の場合に弱く，呼気の場合に強くなる所見），④心電図の低電位所見，⑤胸部X線撮影で心陰影左第1号から第4号の直線化，⑥心エコー検査での心臓周囲のエコーフリースペースの存在から確定するが，現実的に心音減弱や奇脈で心タンポナーデを判別することは難しく，頸静脈怒張やショックの確認後，心エコー検査を施行することが肝要である．

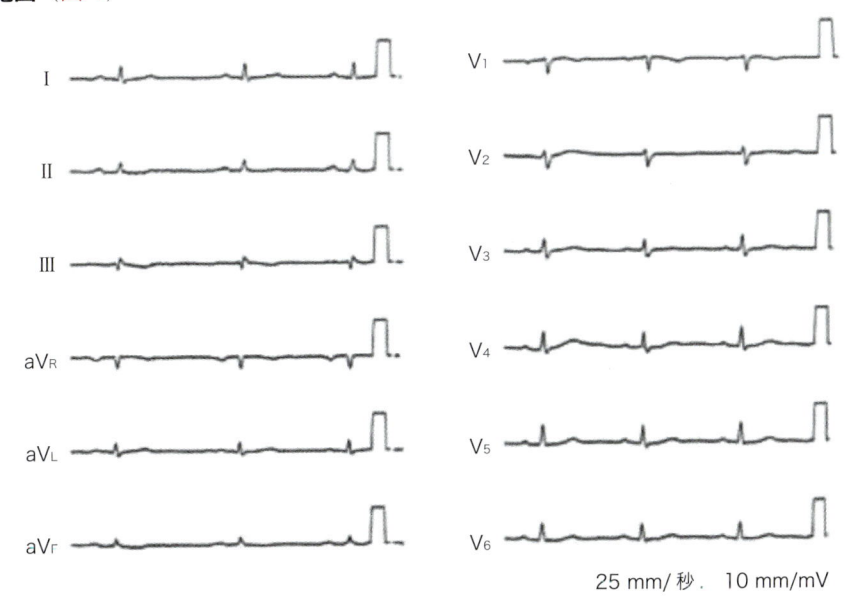

1）心電図（図4）

25 mm/秒．10 mm/mV

図4 心タンポナーデの心電図所見

低電位所見がみられる．

心タンポナーデでは，心臓と電極の間に心嚢液が入って電気抵抗が増加することが理由としてあげられる．

2）心エコー検査（図5）

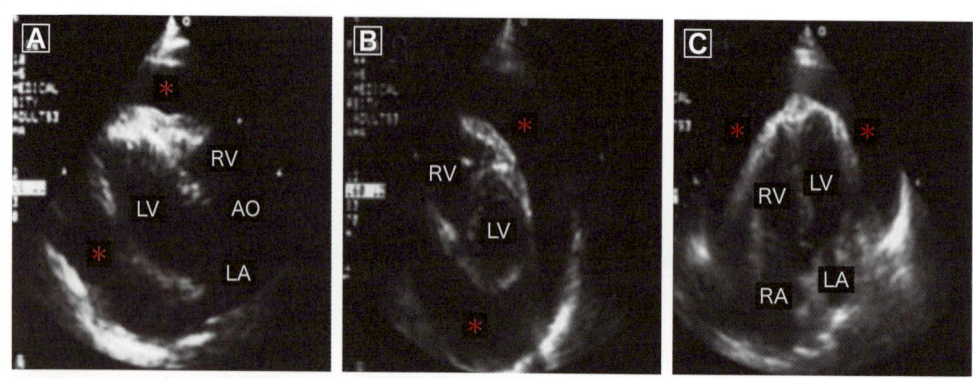

図5　心タンポナーデの心エコー検査所見
＊心嚢液．LV：left ventricule（左室），RV：right ventricule（右室），LA：left atrium（左房），RA：right atrium（右房），AO：上行大動脈

3）胸部CT検査（図6）

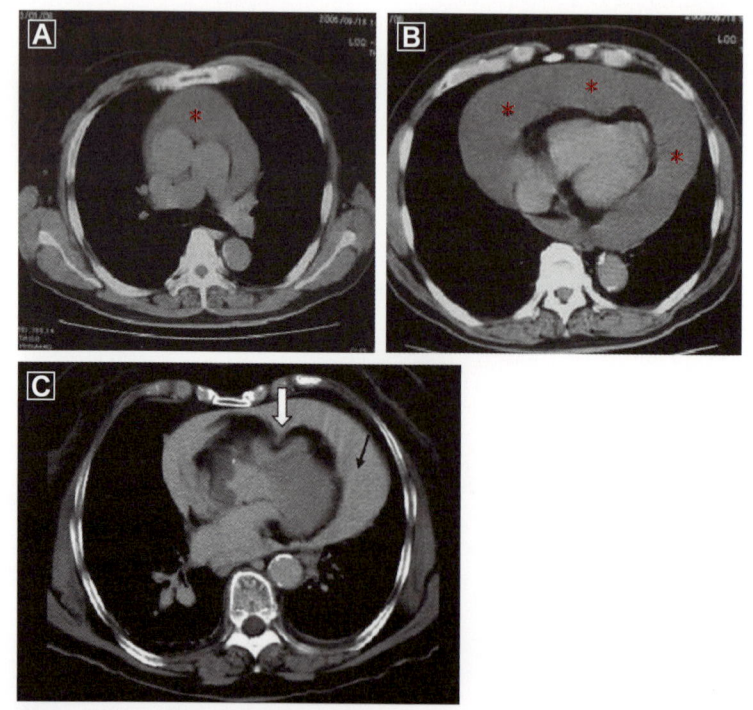

図6　心タンポナーデの胸部CT所見
＊心嚢液，⇨：右室の圧排，→：心嚢液[1]

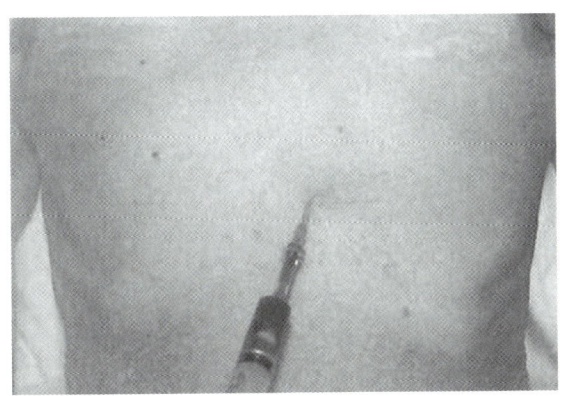

図7　心嚢穿刺の穿刺部位
文献3より転載

2 心タンポナーデの治療

　心嚢ドレナージによるタンポナーデ状態の解除が早急に必要である．ERで施行可能なドレナージ方法としては心嚢穿刺，心膜開窓術がある．なお，心停止に陥った心タンポナーデに関しては『JRC日本版ガイドライン2010（ドラフト版）』成人の二次救命処置（ALS）[2]を参照されたい．

❶心嚢穿刺

　仰臥位，もしくは可能ならば30〜45°の半坐位にすると心嚢液が前下方に移動し穿刺が容易になる．心エコーを用いて心嚢液貯留を確認する．盲目的な剣状突起下よりの穿刺では心筋，冠動脈，肝臓，肺，内胸動脈，肋間動脈の穿刺をする可能性があり，合併症も少なくない．そのため心エコーで左肋骨剣状突起角（Larrey point：剣状突起左縁と左肋骨弓の交点の1横指下）等のランドマークを参考にして心嚢腔にもっとも近い安全な穿刺部位を選定する（図7）．穿刺予定部位，方向をマーキングしておくとよい．心エコーの画面で穿刺の深さ・方向を確認する．緊急を要するが心エコーガイド下の穿刺が何らかの理由でできない場合には，剣状突起下穿刺法で盲目的穿刺を施行せざるを得ない場合もありうる．その場合，注射器を軽く吸引しながら徐々に針先を進めると皮膚から約4〜5cmの深さで心嚢膜を貫く軽い抵抗があり心嚢が吸引される．

　詳しくはレジデントノート Vol.12 No.10（増刊）「救急初期診療パーフェクト」（羊土社）p.162を参照されたい[3]．

❷心嚢開窓術

　手技に熟練を要するが心タンポナーデの確実な診断と除圧が可能である．緊急開胸手術にすみやかに移行できる準備が必要である．仰臥位，もしくは可能ならば30〜45°の半坐位にする．剣状突起上より下方に約5cmの皮膚切開をおく．白線の部分で腹直筋を左右に切開し剣状突

起を露出させる．剣状突起の両端を鉗子で把持し剣状突起の中央部分を剪刀にて切開する．鉗子を前上方に挙上させながら胸骨後面を左斜め上方に向かい，示指を用いて鈍的に剥離する．右胸膜の損傷を避けるために，指を左側から右側に動かすとよい．心囊が露出したら切開予定部位の両端を鉗子で把持しその中央を2〜3 cm切開する．

　詳しくは『ビジュアル基本手技8 体腔穿刺』（羊土社）p.42を参照されたい[4]．

文献・参考図書

1) Neves, F. F., et al. : Acute type a aortic dissection and cardiac tamponade. The Journal of Emergency Medicine, 40（1）: 62-64, 2011
2) JRC（日本版）ガイドライン2010（ドラフト版）: http://www.qqzaidan.jp/jrc2010.html
3) 今　明秀：穿刺．「救急初期診療パーフェクト」レジデントノート増刊, 12（10）, pp.159-163, 2010
4) 今　明秀：心囊開窓術．「ビジュアル基本手技8 体腔穿刺」，羊土社, pp.42-51, 2008

第2章 【各論】症例検討 ショックへの対応

10 緊張性気胸の診断と治療

久保田信彦, 丸藤 哲

Point

- 緊張性気胸は致死的な疾患である
- 診断には身体所見（特に聴診！）が重要である
- 胸腔穿刺と胸腔ドレナージをすれば必ず救命できる（はず）！

■ はじめに

　緊張性気胸は急激に低酸素，低血圧に至る致死的疾患である．損傷した肺組織に一方向弁（check valve）が形成されることで胸腔内に大量の空気が貯留する．貯留空気は縦隔を患側から健側に偏位させ肺の拡張を拘束する．上昇した胸腔内圧は静脈灌流を妨げる．過剰に偏位した縦隔は，上下大静脈に解剖学的異常をきたす．以上から**低酸素**ならびに**低血圧**を呈する．ショック分類では**閉塞性ショック**に分類される．

問題解決型ケーススタディ

症例　ホットライン

　K病院新型救命センターに勤務する，医師4年目のあなたは，OJT（on-the-job training）を終え，今日がフライトドクターとして独り立ちの日である．そんな折り，ホットラインがけたたましく鳴った．

「こちらS消防です．63歳男性．建築現場で作業中，重さ約200 kgの石膏ボードが左背部に落下した模様．作業員らによってボードが除去されましたが意識不明です．ドクターヘリを要請します」

救急隊の第一報から考えることは？

胸部外傷においては，閉塞性および循環血液減少性ショックという緊急度の高い病態が生じやすく，適切かつ迅速な処置を行わなければ致死的な状態となる．本症例では，脳挫傷や硬膜下血腫のような頭部外傷を考慮しながらも，胸部外傷による（かもしれない）低酸素，低血圧が生じて意識障害をきたしている可能性を考えなくてはならない．

経過1　気管挿管するが…

Dr「まいったなあ．意識不明…？　現場で挿管しなくてはならないかなあ」

事故発生より15分後，あなたは現場に到着した．傷病者はすでに救急車内に収容されている．

Dr「とりあえずJATEC™のアルゴリズムに従って…と．JCS 200，呼吸回数30/分，SpO_2 95％（酸素リザーバー10 L/分），血圧99/55 mmHg，心拍数110/分．気管の偏位はなし…と．胸部には動揺性があり，肋骨骨折がある模様だ．呼吸音は…ちょっとはっきりしない…．腹部は平坦で圧痛なし．骨盤は動揺性ない」

Ns「先生，末梢静脈とれました．気管挿管します？」

Dr「うーん．とりあえずABCは安定しているようだし，切迫するDがあるから気道を確保するか．じゃあミダゾラム（ドルミカム®）とロクロニウム（エスラックス®）用意して」

Ns「はい，用意できました．では静脈内投与します」

Dr「うん．お願い．えーっと喉頭展開して…と．あれ見づらいな．でもなんとか挿管できたようだ．23 cm固定」

心窩部には呼吸音聞こえず，左呼吸音は低下しているものの右呼吸音は確認できた．

Ns「先生，ちょっと待ってください．SpO_2下がっています！　80％…70％…60％…．橈骨動脈も触れません！　先生！」

Dr「え，え，え…！　食道挿管しちゃったかな？　片肺挿管かな？　えーっと，えーっと」

Ns「先生，CO_2 detectorで確認しましょうか？　そのあと聴診しましょう」

CO_2 detectorはチューブが気管内にあることを示していた．聴診上左呼吸音は低下したままであった．さらに左胸部に鼓音を認めた．

Dr & Ns「緊張性気胸？！」

Dr「18 G！」

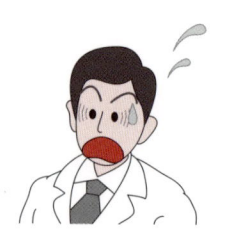

緊張性気胸とは？

【原因】　緊張性気胸の原因としては，下記が考えられる．

- 胸部外傷
- 陽圧呼吸（high PEEP）
- 中心静脈カテーテル挿入の際の誤穿刺
- 心肺蘇生
- 経皮的気管切開
- 自然気胸[1]

【初期の症状】
- 胸痛
- 頻呼吸
- 頻脈
- **患側の呼吸音低下**
- 患側の鼓音

【晩期症状】
- 意識障害
- 気管偏位
- 頸静脈怒張
- **低血圧**
- **チアノーゼ**

【診断】

　上記の症状を正確にかつ迅速にとらえるのが肝要である．そのなかでも聴診がもっとも診断に有用であり，陽性的中率は90％前後である[2,3]（表）．

表　聴診による気胸/血胸診断の正確性[4]

報告者	患者群	感度（％）	特異度（％）
Hirshberg ら（1998）	鋭的外傷（n＝51）	96	93
Wormald ら（1989）	鋭的外傷（n＝200）	73.3	98.6
Thomson ら（1990）	鋭的外傷（n＝102）	96	94
Chen ら（1997）	鋭的外傷（n＝118）	58	98
Chen ら（1998）	主に鈍的外傷（n＝148）	84	97
Bokhari ら（2002）	鈍的外傷（n＝523）	100	99.8
Bokhari ら（2002）	鋭的外傷（n＝153）	50	100

　本症例はプレホスピタルの状況であり，食道挿管や片肺挿管の可能性が危惧される難しい状況である．正しい位置に気管挿管されているかどうかの確認は，身体所見（聴診ほか）に加えて，EDD（esophageal detector devices：食道挿管検知器）やCO_2 detectorなどのdeviceを積極的に使用するべきであろう．そのうえでなお低血圧，低酸素が生じているとき，緊張性気胸を念頭に置くべきかもしれない．

経過2 緊張性気胸への対応

Dr「じゃあ鎖骨中線第2肋間で18 G静脈留置針を穿刺するよ！」

静脈留置針からは脱気音が聴取された．

Ns「先生！ 橈骨動脈触れます！ SpO_2 80％…90％…！ 胸腔ドレーンセットを用意しますか？」
Dr「いや．胸腔ドレーンは院内で入れよう．バイタルサインが安定したから搬送に移ろう！」

↳ 治療は？

緊張性気胸を疑ったら胸部X線写真を待つことなく，即座に脱気（decompression）しなくてはならない．
胸腔穿刺：鎖骨中線第2肋間より18 G以上の静脈留置針を留置する．引き続き**胸腔ドレーン**を挿入する．

教訓

- 急激に生じる低酸素，低血圧では緊張性気胸を疑う
- 緊張性気胸を疑ったら，すぐに聴診！ 打診！ で診断する
- 治療は即座に胸腔穿刺！
- 次いで胸腔ドレーン！

解説：緊張性気胸

1 胸腔ドレーン挿入

- **前ないしは中腋窩線，第4肋間レベル**（乳頭の高さ）で肋骨上縁に3～4 cmの皮膚切開をする．
- 胸部外傷においては28 Fr以上の胸腔ドレーンを挿入するように推奨されている[4]．しかし，脱気を主たる目的とする緊急時はそれより細いものでも構わない．
- モスキートまたはペアンで肋間組織を剥離する．その際，利き手と逆の手で把持すると安全に行える（図A）．
- 肋間組織を鈍的に剥離し，胸腔を開放する．脱気音が聞こえるはずである．
- **胸腔内に指を入れて**，完全に胸腔に達していることならびに胸膜の癒着がないことを確認する（図B）．
- いわゆる「トロッカー」は先端が鋭になっている（図C）．肋間動脈損傷，肺損傷を回避する

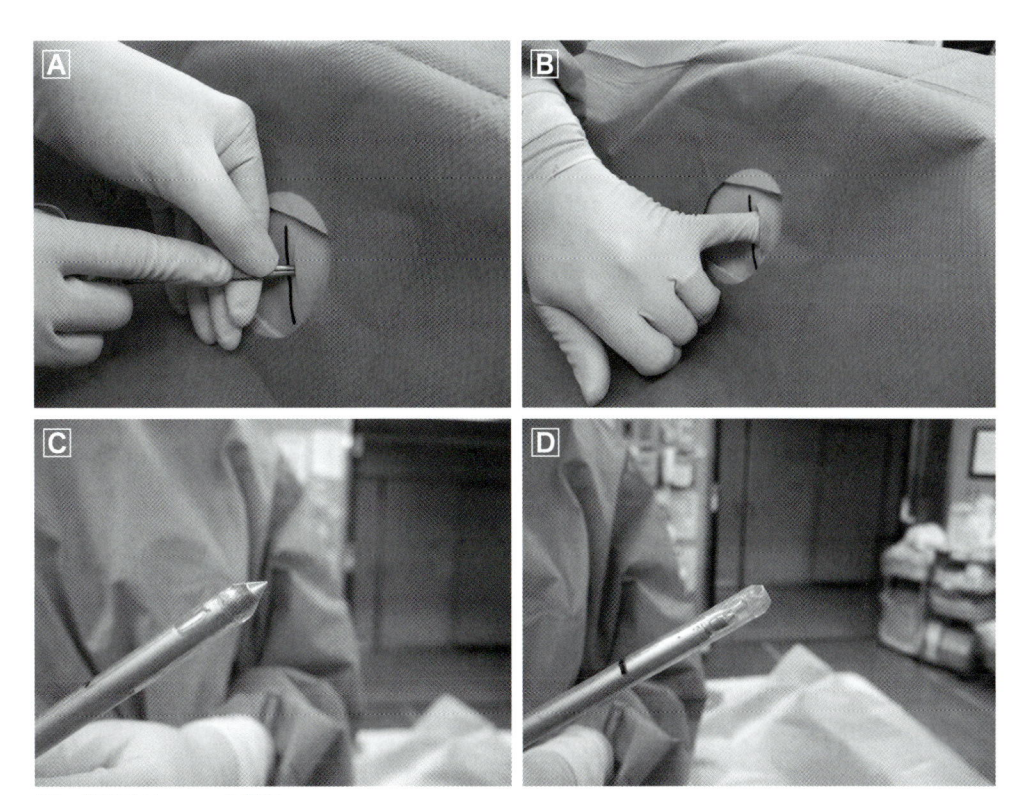

図　胸腔ドレーンの挿入

ため，先端を突出させないようにするべきである（図D）．
・胸腔ドレーン挿入後は−10〜−20 cmH$_2$O の陰圧をかける．

2 合併症

　胸腔ドレーン挿入にあってはたとえ緊急時といえども合併症に十分注意する．ドクターヘリ，ドクターカーの普及に伴い，プレホスピタルで脱気（decompression）する機会が今後増えるであろう．プレホスピタルで胸腔ドレーンを挿入した際の合併症は10〜20％とされており，不適切なドレーン位置，出血，脱気不良などが起こりうる[5, 6]．しかし，脱気自体は救命に効果的であり，現場で処置したからといって必ずしも局所感染をきたすわけではないことが報告されている[7]．

One More Experience

エコーの有用性

　近年，気胸についてはエコーを用いた診断が報告されている[8, 9]．緊張性気胸の診断にも有用であるかもしれない．

文献・参考図書

1) Chetrit, E. B. & Merin, O. : Spontaneous tension pneumothorax. N Engl J Med, 362 : e43, 2010
2) Thomson, S. R., et al. : Prospective study of the yield of physical examination compared with chest radiography in penetrating thoracic trauma. Thorax, 45 (8) : 616-619, 1990
3) Chen, S. C., et al. : Accuracy of auscultation in the detection of haemopneumothorax. Eur J Surg, 164 (9) : 643-645, 1998
4) 胸部外傷.「外傷初期診療ガイドライン」(日本外傷学会・日本救急医学会 監), pp. 71-94, へるす出版, 2009
5) Etoch, S. W., et al. : Tube thoracostomy: factors related to complications. Arch Surg, 130 (5) : 521-526, 1995
6) Aylwin, C. J., et al. : Pre-hospital and in-hospital thoracostomy: indications and complications. Ann R Coll Surg Engl, 90 (1) : 54-57, 2008
7) Schmidt, U., et al. : Chest tube decompression of blunt chest injuries by physicians in the field: effectiveness and complications. J Trauma, 44 (1) : 98-101, 1998
8) Volpicelli, G. : Sonographic diagnosis of pneumothorax. Intensive Care Med, 26 (20) : 1434-1440, 2010
9) Lichtenstein, D. A., et al. : Ultrasound diagnosis of occult pneumothorax. Crit Care Med, 33 (6) : 1231-1238, 2005
10) Waydhas, C. & Sauerland, S. : Pre-hospital pleural decompression and chest tube placement after blunt trauma: A systematic review. Resuscitation, 72 (1) : 11-25, 2007

第3章

合併症管理のポイント

第3章 合併症管理のポイント

1 重症度評価

林田 敬，藤島清太郎

Point

- 重症度評価と予後の予測は，治療方針の決定，治療の効果判定に重要である
- 重症度スコアリングシステムとして，APACHE II，SOFA，SAPS II，MPM IIなどが用いられている
- 各スコアリングシステムの使用の際には，これらが考案された欧米とわが国とのICU入室基準，患者分布，治療水準の相違が少なからずあることを認識しておく必要がある

■ はじめに

　集中治療を要する患者の治療において，病態の重症度評価と予後の予測を客観的に評価することは，治療方針の決定，治療の効果判定を行ううえで大変重要である．また，延命のための手段を用いる救急・集中治療医は，科学的根拠に基づいた治療戦略をたて，medical futility（医学的無益性）を避ける必要がある．本稿では，重症度スコアリングシステムとして広く用いられているAPACHE II，SOFA，SAPS II，MPM IIについて解説する．

1 重症度スコアリングシステム

　重症度スコアリングシステムとは，大規模な臨床データから得られた解析結果をもとに，個々の患者の全身状態の重症度を数値化し，さらにその客観的数値から死亡率を算出する評価法である．救急集中治療の現場では，重症度評価と予後の予測は，治療方針の決定，治療の効果判定の点で重要であり，また，medical futility（医学的無益性）を避け，限られた医療資源を有効に活用するためにも重要である．さらに，本来，重症患者は複雑な病態が関与しており，治療の効果判定や多施設間での評価を一律に行うことは困難であったが，重症度スコアリングにより重症度を客観的に評価できるため，多施設間の共同研究を行う際に有用であり，本領域の学問的発展にも寄与すると考えられる．
　注意点として，これらの重症度と死亡率は集中治療室入室（ICU）患者を対象とした過去の

大規模な観察研究から経験的に導き出されているため，集中治療室に入室していない患者に用いる場合はこの点に注意を要する．また，日本では重症度判定や死亡予測を目的とした研究が乏しく，国際的に広く用いられているAPACHEスコア，SOFAスコア，SAPSなどを利用するしかないが，これらが考案された欧米とわが国とのICU入室基準，患者分布，治療水準等の相違が少なからずあることを認識しておく必要がある．

2 APACHE Ⅱ

1981年にKnausら[1]は，ICU患者を対象に既往の慢性疾患と入室時の生理学的所見から重症度を評価するAPACHE（acute physiology and chronic health evaluation）システムを提唱し，さらに1985年，その矛盾点を修正・簡便化したAPACHE Ⅱシステムを発表した[2]．その後もupdateされる度に，予後予測の精度が向上しており，現在最も新しいものは2006年に発表されたAPACHE Ⅳ[3]である．しかし実際は，APACHE Ⅱではその後の検証が多くなされ，その有用性が評価されている点で利用しやすく，現時点でもAPACHE Ⅱを用いた臨床研究が多くみられるため，またAPACHE Ⅳの使用には商業契約が必要なうえ評価項目も増し，より煩雑なため，現在でもAPACHE Ⅱを用いている施設が多い．ただ，近年の医学の進歩により，重症患者の予後も改善されており，1980年代に考案されたAPACHE Ⅱをそのまま現在の患者にあてはめると予測死亡率を過大評価してしまう可能性がある．APACHEシステムは，外科系・内科系を問わずICUに入室したすべての患者を対象としている．ただし急性心筋梗塞，冠動脈バイパス術後および小児例は除いている．

APACHE Ⅱは，❶APS（acute physiology score），❷年齢ポイント，❸慢性病態ポイントの総和により求められ，点数の増加により重症度も増加する（最低が0，最大が71点）．また，得られたAPACHE Ⅱスコアに疾患別評価値（非手術症例のなかで各疾患別にあらかじめ与えられている）をかけ合わせることで予測院内死亡率が算出できる．しかし，全身状態に関連すると思われる肝機能障害を示すパラメーターが入っていないため，重症度評価の基準としては不十分であるとの指摘もある．また，APACHE Ⅱの使用時の制限事項として，APSはカテコラミンなどの循環作動薬，人工呼吸管理，解熱薬などの治療を行っていても補正されない，慢性疾患における栄養失調や悪液質の考慮がされていない，高齢者に対するペナルティが大きいなどの，評価法としての限界がある．

❶APS

呼吸，循環，血液検査および意識レベルに関する12項目〔直腸温・平均血圧・脈拍数・呼吸数・PaO_2（$F_IO_2 \geq 0.5$の場合はA-aDo_2）・動脈血pH・血清Na・血清K・クレアチニン・ヘマトクリット値・白血球数・Glasgow Coma Scale〕の生理的測定値の異常を1点から4点の配分に従って採点し，これらを総和したものがAPSポイントと定義される（表1）．これらの測定値はICU入室24時間以内のもっとも異常な値（正常値からのずれがもっとも大きい）を採用する点には注意を要する．また急性腎不全が存在する場合は，血清クレアチニンの点数を2倍にして加点する．APSが高くなるにつれて患者の重症度も増し，APSが1点増えるごとに死

表1 APACHE ⅡのAPS (acute physiology score)

得点	+4	+3	+2	+1	0	+1	+2	+3	+4
体温（℃）	≥41	39〜40.9	−	38.5〜38.9	36〜38.4	34〜35.9	32〜33.9	30〜31.9	≤29.9
平均動脈圧	≥160	130〜159	110〜129	−	70〜109	−	50〜69	−	≤49
心拍数	≥180	140〜179	110〜139	−	70〜109	−	55〜69	40〜54	≤39
呼吸回数	≥50	35〜49	−	25〜34	12〜24	10〜11	6〜9	−	≤5
a) A-aDo$_2$（F$_I$O$_2$≥0.5）	≥500	350〜499	200〜349	−	<200	−	−	−	−
b) PaO$_2$（F$_I$O$_2$<0.5）	−	−	−	−	>70	61〜70	−	55〜60	<55
動脈血pH	≥7.7	7.6〜7.69	−	7.5〜7.59	7.33〜7.49	−	7.25〜7.32	7.15〜7.24	<7.15
血清Na（mEq/L）	≥180	160〜179	155〜159	150〜154	130〜149	−	120〜129	111〜119	≤110
血清K（mEq/L）	≥7	6〜6.9	−	5.5〜5.9	3.5〜5.4	3〜3.4	2.5〜2.9	−	<2.5
#血清クレアチニン(mg/dL)	≥3.5	2〜3.4	1.5〜1.9	−	0.6〜1.4	−	<0.6	−	−
ヘマトクリット（%）	≥60	−	50〜59.9	46〜49.9	30〜45.9	−	20〜29.9	−	<20
白血球数（×10^3/μL）	≥40	−	20〜39.9	15〜19.9	3〜14.9	−	1〜2.9	−	<1
15−GCS									

APACHE Ⅱ＝A＋B＋C
　A：APSスコア＝上記12種類の点数合計
　B：年齢ポイント…0点：≤44歳，1点：45〜54歳，3点：55〜64歳，5点：65〜74歳，6点：≥75歳
　C：慢性病態ポイント（重篤な臓器機能不全または免疫不全の既往のあるとき）
　　　a：非手術または緊急手術後：5ポイント
　　　b：定期手術後：2ポイント
＃急性腎不全がある場合は，血清クレアチニンの点数を2倍にする

亡率が2〜3％上昇する[4]．

❷年齢ポイント

　　年齢別に配点し加齢による予備能の低下を反映したものである．44歳以下は0点，75歳以上は6点といった年齢別の点数が加算される．なお，APACHE Ⅱは基本的には15歳以下の小児患者には適用しない．

❸慢性病態ポイント

　　手術侵襲に対する抵抗力を減弱させる慢性疾患（肝臓，心血管系，呼吸器系，腎臓，免疫系の不全状態）の有無と，患者に行われた手術の状況（定時手術，緊急手術，非手術）により点数が加算される．慢性的な病態が存在しない場合は加点しない．ここでの「術後」の定義は，患者が手術室または回復室から直接ICU入室した場合であり，それ以外は非手術患者と同様に扱う．

❹ 疾患別評価値

　上記の❶〜❸の総和からなる APACHE Ⅱ と死亡率に相関を認めるものの，疾患によっては相関を認めないものもある．例えば，気管支喘息では来院時の APACHE Ⅱ が比較的高いが死亡率は低く，逆に劇症肝炎では発症早期のスコアは低いにもかかわらず死亡率が高い．予測院内死亡率を算出する際に，前述のような格差を修正するのが，Knaus らが算出した疾患別評価値（diagnostic category weight）である（表2）．この修正により予測死亡率が改算されその妥当性はさらに増した．

❺ 予測院内死亡率

　これらを用いることで，多重ロジスティック関数を用いて予測死亡率を算出できる（下記）．

$$
\text{予測院内死亡率} = e^K / (1+e^K) \quad \cdots\cdots (1)
$$
$$
K = -3.517 + 0.146 \times \text{APACHE Ⅱ} + 0.603 \times A + B
$$
（A：緊急手術後＝1；それ以外＝0, B：疾患別評価値）

3　SOFA

　SOFA は，1994年に sepsis-related problems working group が提唱したもので，当初は sepsis related organ failure assessment とされ，敗血症に起因する多臓器機能低下症候群の評価法として用いられた[5]．呼吸・凝固・肝臓・心血管・中枢神経・腎臓の各々6臓器について，0点から4点までの5段階で障害程度を表し，臓器ごとの点数とそれらの総和で重症度を表したものである（表3）．その後，敗血症に限らず広く集中治療領域で使用されるようにと，sequential organ failure assessment：SOFA と呼び直された．各項目と測定値ごとの配点を表3に示す．それぞれの臓器障害の指標として，

　　呼吸：酸素化能
　　凝固：血小板数
　　肝臓：総ビリルビン値
　　心血管：平均血圧または心血管作動薬
　　中枢神経：Glasgow Coma Scale
　　腎臓：血清クレアチニン値または尿量

が用いられている．SOFA は6臓器のスコアの合計から算出され，ICU 入室24時間後およびその後48時間ごとに経時的に測定することで，治療による病態の動態をより効果的に把握可能である．ICU に入室した内因性疾患患者および外傷患者において，SOFA スコアと予後に相関がみられることが報告されている[6,7]．また，経時的に重症度が算出できる，施設間格差が少ない[8]，臓器ごとの治療効果の判定が可能，等の点が長所である．さらに，その後の研究で，SOFA の変化値（⊿SOFA）と死亡率に相関があると報告された[9]．また，ICU 入室後48時間までに

表2 APACHE Ⅱの疾患別評価値

非術後症例	
呼吸不全	
気管支喘息・アレルギー	－2.108
COPD	－0.367
肺水腫（非心原性）	－0.251
呼吸停止	－0.168
誤嚥・中毒	－0.142
肺塞栓	－0.128
感染	0
腫瘍	0.891
心血管疾患	
高血圧	－1.798
不整脈	－1.368
うっ血性心不全	－0.424
出血性ショック・低血管容量	0.493
冠動脈疾患	－0.191
敗血症	0.113
心肺停止蘇生後	0.393
心原性ショック	－0.259
解離性大動脈瘤（胸部・腹部）	0.731
外傷	
多発外傷	－1.228
頭部外傷	－0.517
神経疾患	
てんかん	－0.584
頭蓋内出血	0.723
その他	
急性薬物中毒	－3.353
糖尿病性ケトアシドーシス	－1.507
消化管出血	0.334
上記以外	
代謝・腎臓	－0.885
呼吸器系	－0.89
脳神経系	－0.759
心血管系	0.47
消化管	0.501

術後症例	
多発外傷	－1.684
心血管系の慢性疾患	－1.376
末梢血管手術	－1.315
弁膜症	－1.261
脳腫瘍開頭術	－1.245
腎腫瘍手術	－1.204
腎移植術	－1.042
頭部外傷	－0.955
肺腫瘍開胸術	－0.802
ICH/SDH/SAHの開頭術	－0.788
椎弓切除・脊髄手術	－0.699
出血性ショック	－0.682
消化管出血	－0.617
消化管腫瘍開腹術	－0.248
術後呼吸不全	－0.14
消化管穿孔・閉塞	－0.06
上記以外	
脳神経系	－1.15
心血管系	－0.797
呼吸器系	－0.61
消化管	－0.613
代謝・腎	－0.196

ICH：intracerebral hemorrhage（脳出血）
SDH：subdural hematoma（慢性硬膜下血腫）
SAH：subarachnoid hemorrhage（くも膜下出血）

表3 SOFA

	0	1	2	3	4
呼吸 PaO_2/F_IO_2	≥400	<400	<300	<200 補助呼吸	<100 補助呼吸
凝固 血小板数（×10³/μL）	≥150	<150	<100	<50	<20
肝臓 総ビリルビン（mg/dL）	<1.2	1.2〜1.9	2.0〜5.9	6.0〜11.9	≥12.0
心血管 平均血圧または カテコラミン（μg/kg/分）＊	平均血圧 ≥70 mmHg	平均血圧 <70 mmHg	DOA≤5 or DOBの使用	DOA>5 or Ad≤0.1 or NA≤0.1	DOA>15 or Ad>0.1 or NA>0.1
中枢神経 Glasgow Coma Scale	15	13〜14	10〜12	6〜9	3〜5
腎臓 血清クレアチニン（mg/dL） または　尿量（mL/日）	<1.2	1.2〜1.9	2.0〜3.4	3.5〜4.9 <500	≥5.0 <200

DOA：dopamine（ドパミン），DOB：dobutamine（ドブタミン），Ad：adrenaline（アドレナリン），NA：noradrenaline（ノルアドレナリン）
＊心血管作動薬は最低1時間投与

SOFAの改善が認められない場合の死亡率は50％以上であるとも報告されている[10]．このようにSOFAスコアとその変動の観察により，簡便かつ経時的な重症度評価と予後予測が可能であり，多くの大規模臨床試験の効果判定に広く使用されている．

4 SAPS Ⅱ

　SAPS（simplified acute physiology score）Ⅱは，1984年にLe Gallらによって発表されたSAPS[11]をもとに，1993年に同氏らにより約8,400人のICU入室患者から得られた測定データをもとに考案された重症度評価法[12]である．評価項目はAPACHE Ⅱと似ているが，比較的簡便なため，国際的に広く汎用されている．SAPS Ⅱの評価項目を表4に示す．評価項目は，12項目の生理学的測定値〔体温，収縮期血圧，心拍数，Glasgow Coma Scale，尿量，白血球数，血清BUN値，血清K濃度，血清Na濃度，血清HCO_3^-濃度，総ビリルビン値，P/F（人工呼吸管理中の場合）〕と年齢，入院のタイプ（予定手術，非予定手術，内因性疾患），3項目の既往疾患の有無〔後天性免疫不全症候群（AIDS），転移性癌，悪性血液疾患〕の計17項目であり，その総和が大きいほど重症度が高い（最低0点，最高182点）．なお，SAPS Ⅱを導き出した研究では，18歳未満，冠動脈疾患，熱傷，心臓外科術後症例は除外されている点には注意を要する[12]．APACHE Ⅱ同様，生理学的項目はICU入室後24時間の最悪値を用いる．以下に，予測院内死亡率の計算式を示す．

予測院内死亡率＝$e^K / (1+e^K)$ ……（2）
$K = -7.7631 + 0.0737 \times SAPS\ Ⅱ + 0.9971 \times \log(SAPS\ Ⅱ + 1)$

表4 SAPS Ⅱ

項目	Range	点数	項目	Range	点数
年齢（歳）	<40	0	白血球数（/μL）	<1,000	12
	40〜59	7		1,000〜19,999	0
	60〜69	12		≥20,000	3
	70〜74	15	血清BUN（mg/dL）	≥84	10
	75〜79	16		28〜83	6
	≥80	18		<28	0
入院タイプ	予定手術	0	血清K（mEq/L）	<3.0	3
	内因性疾患	6		3.0〜4.9	0
	非予定手術	8		≥5.0	3
体温（℃）	<39	0	血清Na（mEq/L）	<125	5
	≥39	3		125〜144	0
収縮期血圧（mmHg）	≥200	2		≥145	1
	100〜199	0	血清HCO₃⁻（mEq/L）	<15	6
	70〜99	5		15〜19	3
	<70	13		≥20	0
心拍数（/分）	≥160	7	総ビリルビン（mg/dL）	<4	0
	120〜159	4		4.0〜5.9	4
	70〜119	0		≥6.0	9
	40〜69	2	P/F（mmHg）	<100	11
	<40	11		100〜199	9
GCS	14〜15	0		≥200	6
	11〜13	5	AIDS	Yes	17
	9〜10	7		No	0
	6〜8	13	転移性癌	Yes	9
	<6	26		No	0
尿量（mL/24時間）	≥1,000	0	悪性血液疾患	Yes	10
	500〜999	4		No	0
	<500	11			

5 MPM Ⅱ

　1985年に米国の単一施設，755症例のICU患者を対象に，MPM Ⅰ（mortality prediction model Ⅰ）が発表された[13]．1993年にはMPM Ⅱ[14]，2007年にはMPM Ⅲ[15]とバージョン

表5　MPM$_0$ II

評価項目	点数：Yes＝1, No＝0	β値
		定数（β_0）：－5.46836
年齢	－	0.03057
昏睡：GCS3〜5（薬物中毒や筋弛緩薬使用の場合は除外）	Yes または No	1.48592
心拍数≧150/分	Yes または No	0.45603
収縮期血圧≦90 mmHg	Yes または No	1.06127
慢性腎障害あり	Yes または No	0.91906
肝硬変あり	Yes または No	1.13681
転移癌あり	Yes または No	1.19979
急性腎不全あり	Yes または No	1.4821
不整脈あり	Yes または No	0.28095
脳血管障害あり	Yes または No	0.21338
消化管出血あり	Yes または No	0.39653
頭蓋内占拠病変あり	Yes または No	0.86533
心停止蘇生後	Yes または No	0.56995
機械式人工呼吸施行	Yes または No	0.79105
内科系疾患もしくは緊急手術後	Yes または No	1.19098

アップされている．そのなかでMPM II は，MPMのもっとも使用頻度が高いバージョンである．MPM II は，12,610人のICU患者を対象とした多施設研究に基づいており，ICU入室直後のデータから入室時における予測値を計算するMPM$_0$ II と，ICU入室24時間経過後の変動データと入室時の基礎データを併せて検討するMPM$_{24}$ II で構成されている．

❶ MPM$_0$ II

MPM$_0$ II は，ICU入院時に得られる15の評価項目

［生理学的所見］意識，心拍数，収縮期血圧
［慢性疾患］慢性腎障害，肝硬変，転移癌
［急性疾患］急性腎不全，不整脈，脳血管障害，消化管出血，頭蓋内占拠病変
［その他］年齢，心肺蘇生，機械式人工呼吸，内科系疾患もしくは緊急手術後

から算出される（表5）．なお，根拠となった研究では，18歳未満，冠動脈疾患，熱傷，心臓手術後の患者は除外されている点には注意を要する[14]．年齢を除いた評価項目はすべて2値変数なため簡便である．例えば，収縮期血圧90未満であれば1ポイントと評価するが，それ以外はすべて0ポイントとなる．

表6 MPM$_{24}$ II

評価項目	点数：Yes＝1，No＝0	β値
		定数（$β_0$）：－5.64592
入院時		
年齢	－	0.03268
肝硬変あり	Yes または No	1.08745
転移性癌あり	Yes または No	1.16109
頭蓋内占拠病変あり	Yes または No	0.91314
内科系疾患もしくは緊急手術後	Yes または No	0.83404
入院24時間後		
昏睡：GCS3-5	Yes または No	1.6879
血中クレアチニン濃度＞2 mg/dL	Yes または No	0.72283
8時間尿量＜150 mL	Yes または No	0.82286
機械式人工呼吸施行	Yes または No	0.80845
感染症の存在	Yes または No	0.49742
血管作動薬の使用時間＞1時間	Yes または No	0.71628
PaO$_2$＜60 mmHg	Yes または No	0.46677
プロトロンビン時間＞基準値＋3秒	Yes または No	0.55352

❷MPM$_{24}$ II

　　MPM$_{24}$ II は，入院時の5項目（年齢，肝硬変，転移性癌，頭蓋内占拠病変，内科系疾患もしくは緊急手術後）と，入院24時間後における8項目の有無（昏睡の有無，血中クレアチニン濃度＞2 mg/dL，8時間尿量＜150 mL，機械式人工呼吸，感染症の存在，血管作動薬の使用時間＞1時間，PaO$_2$＜60 mmHg，プロトロンビン時間＞基準値＋3秒）の計13項目にて算出する（表6）．MPM$_{24}$ IIと同様にSAPS II，APACHE IIは入室24時間後の評価であるため，重症度評価の際にこれらと比較できることがMPM$_{24}$ IIの利点である．

❸予測院内死亡率

　　多変量解析の手法を用いて求められるが，MPM IIでは年齢以外の変数（$χ$）が2値変数であり，該当しない項目は0ポイントとなるため結果には反映されない．年齢は連続変数としてそのまま用いる．以下に計算式を示す．また，MPM$_0$ II，MPM$_{24}$ IIそれぞれのβ値を表5，6に示す．

$$\text{予測院内死亡率}=e^K／(1+e^K) \quad\cdots\cdots(3)$$
$$K=β_0+β_\text{年齢}\text{年齢}+β_1χ_1+β_2χ_2+\cdots+β_rχ_r$$
（$β_0$：定数，$β_n$：各項目のβ値，$χ_n$：年齢以外の評価変数（0 or 1））

6 スコアリングの実際

以下の症例（55歳，男性）を例として，各スコアの算出法を示す．

症例 1

右下肢壊死性筋膜炎による敗血症性ショック

現病歴・既往歴：既往に無治療の糖尿病がある．数日前から右下肢の腫脹を認めていたが医療機関は受診していない．自宅内にて倒れているところを家人が発見し，当院救急搬送となった

来院時身体所見：GCS E1V1M1，呼吸数 25回/分，血圧 100/50 mmHg，SpO_2 98％（酸素 10 L，リザーバー・マスク），腋窩温 37.5℃であった．身体所見では，右下肢の発赤，腫脹と握雪感を認めた

来院時検査所見：WBC 19,800/μL，Hb 7.3 g/dL，Hct 21.8％，血小板数 19.1×10^4/μL，T–Bil 1.5 mg/dL，血清 Cre 1.8 mg/dL，血清 Na 122 mEq/L，血清 K 4.5 mEq/L，CRP 21.9 mg/dL，動脈血ガス分析（ABG）：pH7.43，PaO_2 205 mmHg（F_IO_2 1.0），$PaCO_2$ 21 mmHg，BE －10.3 mmol/L，乳酸値 6.7 mmol/L

診療経過：X線検査とCT検査の結果，右下肢の壊死性筋膜炎による敗血症性ショックと診断され，緊急デブリードマン・右下肢離断術を施行され，人工呼吸管理のままICUに入室した．入室時バイタルサイン：GCS E3VTM5，呼吸数 20回/分（自発呼吸），血圧 120/78 mmHg（血管作動薬使用なし），SpO_2 100％，体温 35.9℃であった

入室時採血：WBC 18,000/μL，Hb 9.3 g/dL，Hct 27.0％，血小板数 10.2×10^4/μL，T–Bil 1.3 mg/dL，血清 BUN 51.0 mg/dL，血清 Cre 1.7 mg/dL，血清 Na 133 mEq/L，血清 K 4.8 mEq/L，ABG：pH 7.34，PaO_2 190 mmHg（F_IO_2 0.6），$PaCO_2$ 34 mmHg，HCO_3^- 19.0 mmol/Lであった

入室後4時間後に，呼吸数 30回/分，心拍数 110回/分，収縮期血圧 75 mmHg（平均動脈圧 50 mmHg）となり，細胞外液 500 mL負荷投与と塩酸ドパミン 5 μg/kg/分を開始し，入室24時間後のバイタルサインは，呼吸数 21回/分，心拍数 80回/分，収縮期血圧 110 mmHgとなった．また，PT時間 20秒，24時間尿量は 600 mLであった

　本症例の重症度評価を各評価法に基づき行うと，以下のようになる．なお，これらの評価法はICU入室時の検査所見に基づくことが前提であることに留意する．

❶APACHE Ⅱスコア

APS 18点，年齢ポイント 3点，慢性疾患ポイント 5点（緊急手術）で，合計26点となる．また，本症例では疾患別評価値の判定が難しいが末梢血管手術とし，(1)の計算式にこれらを代入すると

$K = -3.517 + 0.146 \times 26 + 0.603 \times 1 - 1.315 = -0.433$であり，

予測院内死亡率＝$e^{-0.433}/(1+e^{-0.433}) = 0.393$（39.3％）となる．

❷SOFAスコア

　　ICU入室時のSOFAスコアは，呼吸1点，凝固1点，肝臓1点，心血管0点，中枢神経3点，腎臓1点で合計7点である．

❸SAPS II

　　入室後24時間の各検査値の最悪値から，合計54点と算出でき，これを（2）に代入すると，
$K = -7.7631 + 0.0737 \times 54 + 0.9971 \times \log(54+1) = -2.048$であり，
予測院内死亡率 $= e^{-2.048} / (1 + e^{-2.048}) = 0.114$（11.4％）となる．

❹MPM II

　　ICU入室時の患者状態から算出されるMPM$_0$ IIの予測院内死亡率は（3）と表5の各2項変数のβ値を用いると，
$K = -5.46836 + 0.03057 \times 55$（歳）$+ 1.48210 \times 1$（急性腎不全あり）$+ 0.79105 \times 1$（機械式人工呼吸施行）$+ 1.19098 \times 1$（緊急手術後）$= -0.32288$であり，
予測院内死亡率 $= e^{-0.32288} / (1 + e^{-0.32288}) = 0.419$（41.9％）となる．

　　また，同様に（3）と表6のβ値から，入室後24時間後の経過を反映させたMPM$_{24}$ IIによる予測院内死亡率は39.2％となる．

❺各スコアの比較

　　上記をみると，SAPS IIの予測院内死亡率が他の評価法と比べて非常に低い結果となった．その理由として，SAPS IIの各評価項目内のカテゴリーに与えられた点数の差が大きく，臨床的にはわずかな違いでも数値化の際に大きな差となってしまうため，本症例ではSAPS IIスコアが過小評価されてしまった可能性がある．

■おわりに

　　集中治療を必要とする患者は複雑な病態を呈することが多く，客観的な重症度評価と治療効果の判定が必要であるため，重症度スコアリングシステムは有用である．しかし，評価のタイミングや，評価項目の違いから，各評価法を用いる際の使用制限に注意する必要がある．これまでさまざまな重症度評価法が考案されてきたが，近年の集中治療技術の進歩により，開発当時とは予後が異なっている可能性がある点にも気をつけなければならない．今後も新たな評価法の開発およびわが国発の重症度評価法の考案が望まれる．

MEMO ❶　インターネットの利用

　　ICU患者は一般病棟の患者に比べて死亡率が高く，生か死かの岐路に直面する場合が少なくない．多くの評価法で，転帰予測として予測院内死亡率が算出可能である．本稿では，その計算式を紹介したが，実際の臨床の現場でこのような対数を使っ

た計算をするのは現実的ではないと思われる．そこで，インターネットを利用した重症度判定をお勧めする．海外のホームページの方がより充実しているが，[APACHE Ⅱ, calculator] や [MPM Ⅱ, calculator] などで検索すると数件ヒットする．指定のboxに数値を入力するだけで重症度スコアリングと予測院内死亡率を算出してくれるので大変便利である．

One More Experience

ICU入室後24時間の重要性

APACHE ⅡやSAPS Ⅱなどの重症度評価システムは，目の前の重症患者の予後を予測できるため医師にとっては大変有用なツールである．本稿で解説した通り，これらの評価の際にはICU入室後24時間のもっとも異常な値を用いる．これは，これら重症度評価システムのlimitationでもあるのだが，逆に，その後の治療経過に関係なくその患者の院内死亡率が予測できるといえる．そう考えると，入室後24時間の治療経過がいかに重要であるかがわかる．特に重篤な救急搬送患者では，入院後に全身状態が刻々と悪くなる場面に遭遇することが多い．2日目以降の治療も言うまでもなく大事だが，集中治療に携わる読者達は，入室後24時間以内の治療をいかに成功させ，患者の全身状態を安定させるかが大変重要であり，それが目の前の患者の予後に直結しているという気持ちで，日々の診療にあたっていただきたい．

文献・参考図書

1) Knaus, W. A., et al. : APACHE—acute physiology and chronic health evaluation: a physiologically based classification system. Crit Care Med, 9 : 591-597, 1981
   ↑重症度評価としてはじめてAPACHEを考案した最初の文献．

2) Knaus, W. A., et al. : APACHE Ⅱ : a severity of disease classification system. Crit Care Med, 13 : 818-829, 1985
   ↑現在でもよく利用されているAPACHE Ⅱに関する文献．1度は目を通しておきたい．

3) Zimmerman, J. E., et al. : Acute Physiology and Chronic Health Evaluation (APACHE) Ⅳ : hospital mortality assessment for today's critically ill patients. Crit Care Med, 34 : 1297-1310, 2006
   ↑APACHE Ⅳでは，予後予測精度は向上したが，評価項目がやや複雑である．

4) Wagner, D. P., et al. : Initial international use of APACHE. An acute severity of disease measure. Med Decis Making, 4 : 297-313, 1984
   ↑APSだけでも死亡率と相関することを示した論文．

5) Vincent, J. L., et al. : The SOFA (Sepsis-related Organ Failure Assessment) score to describe organ dysfunction/failure. On behalf of the Working Group on Sepsis-Related Problems of the European Society of Intensive Care Medicine. Intensive Care Med, 22 : 707-710, 1996
   ↑SOFAスコアをはじめて示した論文．

6) Antonelli, M., et al. : Application of SOFA score to trauma patients. Sequential Organ Failure Assessment. Intensive Care Med, 25 : 389-394, 1999
   ↑ICUに入室した外傷患者におけるSOFAの妥当性を示した論文．

7) Vincent, J. L., et al. : Use of the SOFA score to assess the incidence of organ dysfunction/failure in intensive care units: results of a multicenter, prospective study. Working group on "sepsis-related problems" of the European Society of Intensive Care Medicine. Crit Care Med, 26 : 1793-1800, 1998
   ↑臓器不全を有するICU患者におけるSOFAの妥当性を示した論文．

8) Arts, D. G., et al. : Reliability and accuracy of Sequential Organ Failure Assessment (SOFA) scoring. Crit Care Med, 33 : 1988-1993, 2005

↑SOFAスコアを検証した論文．

9) Moreno, R., et al. : The use of maximum SOFA score to quantify organ dysfunction/failure in intensive care. Results of a prospective, multicentre study. Working Group on Sepsis related Problems of the ESICM. Intensive Care Med, 25 : 686-696, 1999

↑従来予後評価の目的ではないSOFAを用いて，予後予測の可能性を考案した．

10) Ferreira, F. L., et al. : Serial evaluation of the SOFA score to predict outcome in critically ill patients. JAMA, 286 : 1754-1758, 2001

↑SOFAをくり返し評価することで，予後予測の可能性を考案した．

11) Le Gall, J. R., et al. : A simplified acute physiology score for ICU patients. Crit Care Med, 12 : 975-977, 1984

↑SAPSを考案した最初の論文．

12) Le Gall, J. R., et al. : A new Simplified Acute Physiology Score (SAPS II) based on a European/North American multicenter study. JAMA, 270 : 2957-2963, 1993

↑SAPS IIの論文．SAPSの概念を理解するために読んでおきたい．

13) Lemeshow, S., et al. : A method for predicting survival and mortality of ICU patients using objectively derived weights. Crit Care Med, 13 : 519-525, 1985

↑MPMを考案した最初の論文．

14) Lemeshow, S., et al. : Mortality Probability Models (MPM II) based on an international cohort of intensive care unit patients. JAMA, 270 : 2478-2486, 1993

↑MPM IIは欧米でもよく使われているため読んでおきたい．

15) Higgins, T. L., et al. : Assessing contemporary intensive care unit outcome : an updated Mortality Probability Admission Model (MPM0-III). Crit Care Med, 35 : 827-835, 2007

↑MPM IIIを紹介した論文．

第3章 合併症管理のポイント

2 急性肺傷害

高橋英夫

Point

- ALI/ARDSの診断基準，リスク要因を理解し早期に的確に診断できることが重要である
- 病態は血管透過性亢進による肺水腫である
- 肺保護戦略，open lung strategyおよびその問題点について理解する
- rescue therapy（救命的補助治療法）について理解する
- ガイドラインを参考に，**エビデンスに基づいた治療**を行うことが重要である

■ はじめに

　重症呼吸不全である急性肺傷害（acute lung injury：ALI）および急性呼吸促迫症候群（acute respiratory distress syndrome：ARDS）はショック，高度の侵襲，重症感染に付随する全身の炎症が肺をターゲットとして発症する病態であることが知られている．生命予後の改善をもたらす有効な呼吸管理方法の中心をなすものは肺保護戦略とopen lung strategyである．本稿では呼吸不全に対する人工呼吸管理を中心に，その他全身管理に関する内容を含めて重要点の概説を行う．

問題解決型ケーススタディ

症例 アルコール性急性膵炎に続発した重症呼吸不全症例

36歳 男性．上腹部痛を主訴に救急外来を受診．アルコール性急性膵炎の診断で入院・治療が開始された．入院第3病日に腹痛の増悪，ショック状態となり重症壊死性膵炎と診断され全身管理のためICUに入室．

入室後の動脈血液ガス（ABG）および血液検査所見：

ABG（FiO₂ 0.4，インスピロンマスク 10 L/分，呼吸数 30回/分，軽度の奇異性呼吸パターン）：pH 7.41，PaO₂ 115 mmHg，PaCO₂ 34 mmHg，HCO₃⁻ 21 mEq/L，BE －2.5 mEq/L，SaO₂ 100％

膀胱温 38.2℃，心拍数 164/分（洞性頻脈），血圧 78/40 mmHg，CVP 1 mmHg，尿量 1 mL/kg/時程度

WBC 5,600/μL，RBC 435/μL，Hb 17.7 g/dL，Ht 49％，Plt 141/μL

CRP 29.5 mg/dL，BUN/Cr：23/0.8，Na 135 mEq/L，K 4.4 mEq/L，Cl 103 mEq/L，Ca 3.1 mg/L，Amylase 494 IU/L

⮕ ICU入室時の状態は？

P/F比＝287で酸素化の障害は軽度，胸部単純写真でも胸水以外肺野には著変認めない．検査所見上も電解質バランス，凝固系検査値も正常で，主たる病態は急性膵炎に付随する重度の循環血液量減少と診断された．そのため，大量補液，蛋白分解酵素阻害薬大量投与，広域抗生物質投与，抗DIC療法，膵動注療法が開始された．

経過　急激な酸素化の悪化を認める

ICU入室2日目に急激な血液ガスの悪化を認めた．胸部単純X線写真（図1）では，両側の肺野にすりガラス様の典型的所見を認める．

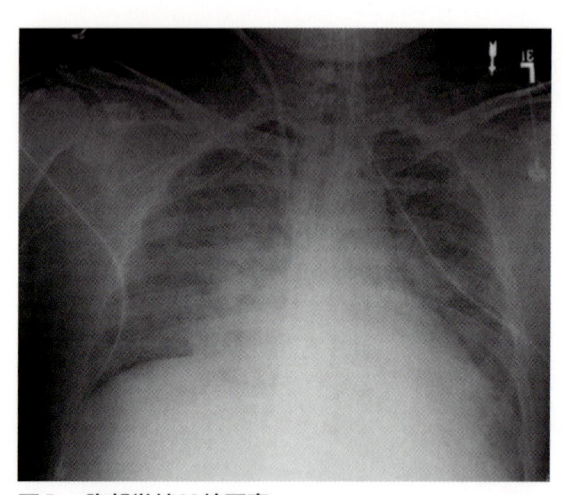

図1　胸部単純X線写真

ABG（FiO₂ 0.8，インスピロンマスク 10 L/分，呼吸数 42回/分）：pH 7.35，PaO₂ 49 mmHg，PaCO₂ 61 mmHg，HCO₃⁻ 27 mEq/L，BE －0.6 mEq/L，SaO₂ 89％，P/F比＝60
重篤な低酸素血症と換気不全（腹水貯留と麻痺性イレウスによる腹部膨満が原因）により危機的状態と判断して気管挿管，人工呼吸を開始した．標準体重は65 kgと算出された．

▶どのような換気条件を選択するか？

　基本的には調節呼吸を選択する．assist control（A/C，強制換気）またはSIMV（synchronized intermittent mandatory ventilation）．さらにARDSということで肺保護戦略に準拠した換気条件の選択を考慮する．

　換気条件は換気モード assist control（強制換気），FiO_2 1.0，呼吸数 15回/分　一回換気量 500 mL，吸気流速 50 L/分，PEEP 10 cmH_2Oで換気を開始し，プラトー圧を計測するとPIP 38 cmH_2O，Pplt 33 cmH_2Oという値を得た（図2）．

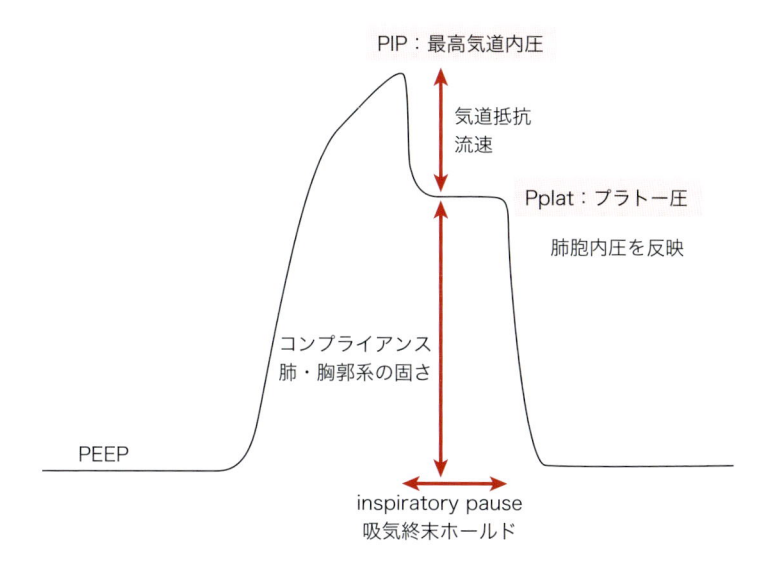

図2　プラトー圧
吸気終末に1秒程度換気をホールド（回路内に気流が存在せず，閉鎖回路が形成される）する時間を設定することで計測．肺胞内圧を反映する

　一回換気量 400 mL，PEEP 14 cmH_2O，呼吸数 20回/分，FiO_2 0.8に換気条件を変更して血液ガスを再検するとpH 7.32，PaO_2 88 mmHg，$PaCO_2$ 64 mmHg，SaO_2 92％と若干の改善が得られたため，この換気条件で呼吸管理を行うことにした．

　ICU入室3日目に再度酸素化の悪化認めFiO_2 1.0，PEEP 18 cmH_2Oに変更後でもPaO_2 55 mmHg，$PaCO_2$ 74 mmHgであった．血行動態維持のためにドパミン，ドブタミン投与が開始されたが，無尿となりCHDF（continuous hemodiafiltration：持続的血液濾過透析）が導入された．

▶救命的補助治療法（rescue therapy）としてどのようなものがあるか？

　腹臥位療法，ECMO（extracorporeal membrane oxygenation），ECLA

(extracorporeal lung assist) 等の人工肺を用いた体外循環装置の使用，実験的換気モード〔APRV (airway pressure release ventilation), HFO (high frequency oscillation：高頻度振動換気法) 等〕などの適応がある（後述）．

　この患者では腹部膨満のため腹臥位療法は実施困難であり，筋弛緩薬を使用していないと40〜50回/分の頻呼吸，喘ぎ呼吸となるためAPRVの試用も困難であり，ECMOが適応されることになった．

教訓

- ECMOから離脱が成功し，以後気管切開による長期呼吸管理を要したが，無事退院となった
- 科学的エビデンスデータに基づいた呼吸管理の実施が重要
- ALI/ARDSの症例に対しては，呼吸管理のみならず，栄養管理を含む全身管理を確実に行うことが重要

解説：急性肺傷害

1 ALI/ARDSの診断基準，発症リスク因子

　急性肺傷害の診断には1994年のAmerican-European Consensus Conferenceの診断基準が用いられ，酸素化の障害の程度によりALIとARDSに分類されるが，心原性肺水腫を除外することが重要である（表1）．ALI/ARDSの発症にはリスク因子が知られており，肺への直接の侵襲がある場合（pulmonary）と肺以外の組織への侵襲による場合（extra-pulmonary）の両者がある（表2）．

2 ALI/ARDS発症のメカニズム

　ALI/ARDSは侵襲が生体に加わって数時間〜数日して呼吸不全として発症してくる．肺血管内皮，肺胞上皮において感染や強度の侵襲，炎症に起因する広範な障害により血管透過性は亢進し間質の浮腫が発生し，さらに重症化すると水分は肺胞内に横溢し肺水腫を呈し酸素化の悪化が引き起こされる[1]．病態についてはサイトカインをはじめとする各種ケミカルメディエーター，凝固系，補体の活性化，各種レセプターの関与，アポトーシスの低下が複雑に関連して組織障害が発生すると説明されるが，現在も新しい知見が次々に得られており，詳しくは文献および成書を参照されたい．

表1　ALI/ARDSの診断基準

発症機転	急性の発症
酸素化能	PEEPレベルとは無関係に 　　$PaO_2/FiO_2 ≦ 300$ mmHg（ALI） 　　$PaO_2/FiO_2 ≦ 200$ mmHg（ARDS）
胸部X線写真	両側肺のすりガラス状の浸潤影
肺動脈楔入圧	肺動脈カテーテルでの測定値 ≦ 18 mmHg，または左房圧上昇の臨床所見（−）

表2　発症のリスク因子

pulmonary	extra-pulmonary
・誤嚥 ・肺感染症（細菌性，ウイルス性，カリニ等） ・溺水 ・有毒物質の吸入 ・外傷（肺挫傷等）	・敗血症，敗血症性ショック ・広範な感染症 ・重篤な外傷（胸郭以外の臓器） ・重度の侵襲（侵襲度の高い手術等） ・人工心肺・体外循環装置の使用 ・緊急時の大量輸血

3　呼吸管理について

　疫学データによるともっとも高頻度のリスク因子は重症敗血症であり（肺感染症46％，肺以外の感染症33％）肺傷害を起こしている感染症の治療を強力に行うことは論を待たない[2]．一方，呼吸不全に対する治療戦略が試みられているが，生命予後を改善するエビデンスが証明された治療法は限られている．ここでは人工呼吸管理の中心となる治療戦略およびいわゆるrescueとしての治療法について述べる[3〜6]．

❶肺保護戦略（lung protective strategy），open lung strategy

　酸素化の改善と換気の正常化をめざして不適切な人工呼吸管理（高い吸入酸素濃度，大きな一回換気量と高い気道内圧）を行うと，

① 陽圧換気自体による機械的障害
② 二次的に肺組織から放出されるメディエーターにより血管透過性が亢進したり白血球の集積・活性化を惹起する

ことで**人工呼吸器関連肺損傷（ventilator-associated lung injury：VALI）**が発生するとの報告がある．さらに他の臓器機能障害の原因となることが明らかにされてきた．①の機序による**肺へのダメージの原因は肺胞の過伸展や虚脱した肺胞が再拡張，再虚脱する際に肺胞壁に加わるsheer stress（剪断力）が原因とされる**．図3にはALI/ARDSの肺の圧−容量関係を示す．気道内圧を上昇させていくとある圧から肺は突然膨らみ始め，虚脱した肺胞が再膨張し

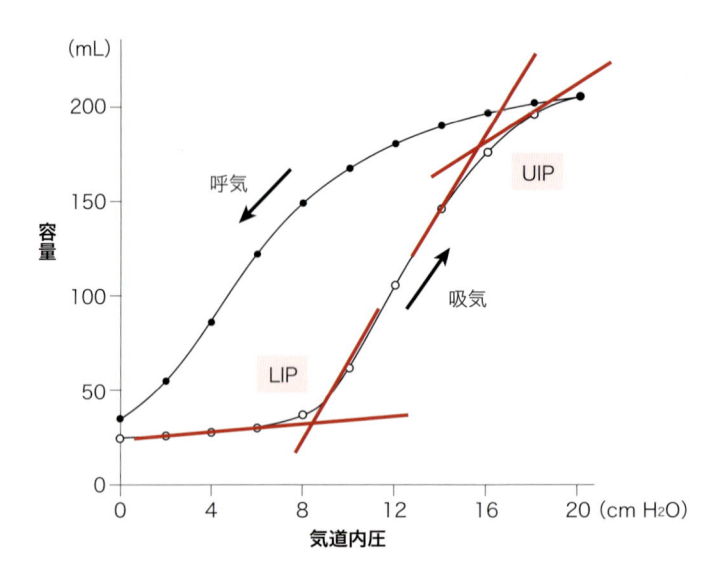

図3　圧容量曲線とLIP, UIP
肺胞を開存させておくためにPEEP値はLIPより高く設定し，肺胞の過伸展の防止のために最高気道内圧はUIPを超えないように設定する

　S字状カーブの形状をとる．気道内圧の低い点と高い点に変曲点を有しており，各々lower inflection point（LIP），upper inflection point（UIP）と呼ばれる．肺胞の再拡張は特定の気道内圧で起こるのではなくすべての圧で起こるが，LIPでリクルートメントが起こり始めるとされるので，PEEPはLIPより高く設定するのが妥当と考えられる（図3）．

　また，UIP以上の気道内圧では単に肺胞が過膨張するのではなく，リクルートメントされるべき肺胞が少なくなったことを意味している．臨床的には不均一に病的部分が存在する肺で，至適PEEPをLIPよりどれくらい高い値にするかを決定することは困難である．

　表3に換気条件設定の目安を示すが，**PEEP値についても（注2）を参考に酸素化をみながら設定するのが実際的である**．

　さらに肺胞の再拡張といったん開存した肺胞を維持できる気道内圧の同定をめざして，一時的に高い気道内圧（最高気道内圧60 cmH$_2$Oを上限として施行）で加圧を行う**recruitment maneuver（リクルートメント手技）**の有用性が報告されている．確かに肺胞の再開存による酸素化の改善は得られるものの生命予後の改善を保障するものではなく，今後のさらなる検討が待たれる．

　肺保護戦略における換気条件では分時換気量の減少からPaCO$_2$の上昇を認めるが，肺組織の安静のためにPaCO$_2$の上昇を容認するという概念が**permissive hypercapnea**である．

　この場合pH 7.20までの呼吸性アシドーシスは経過観察のみでよいとされるが，pH＜7.15では換気条件を変更し一回換気量の増加，プラトー圧の設定変更を考慮し，同時に重炭酸によるpH補正が行われる．

表3　低一回換気量を用いた換気条件の設定

換気モード	換気量制御または圧制御方式のA/C, SIMV
一回換気量	6 mL/kg（予測体重）
気道内圧	換気量制御方式ではプラトー圧を30〜35 cmH$_2$O，圧制御方式では最高気道内圧を30 cmH$_2$O以下とする
呼吸回数	Max 30〜35回／分：pH≧7.3をめざして設定
FiO$_2$	酸素飽和度（SaO$_2$, SpO$_2$）を88〜95％（PaO$_2$：55〜80 mmHg）に保持するように調節し可能な限り0.6以下をめざす
PEEP	（注2）に従い設定．SaO$_2$値を88〜95％に維持できるように調節

（注1）体重は実体重ではなく，算出された予測体重を用いる．
　　　　予測体重計算式：男性：50＋0.91×〔身長（cm）－152〕，女性：45.5＋0.91×〔身長（cm）－152〕

（注2）FiO$_2$ごとの初期設定PEEP値

FiO$_2$	0.3	0.4	0.4	0.5	0.5	0.6	0.7	0.7	0.7	0.8	0.9	0.9	0.9	1.0
PEEP (cmH$_2$O)	5	5	8	8	10	10	10	12	14	14	14	16	18	18〜24

❷ rescue therapyについて

1）腹臥位療法

　　ALI/ARDSでは仰臥位での安静により背側に無気肺が発生するのがCT像で観察される．この無気肺は酸素化の悪化の原因になっているとともに，残りの含気のある部分の肺胞の過伸展を引き起こしている可能性がある．**腹臥位療法（prone positioning）**は患者を腹臥位で陽圧換気することにより，無気肺の改善による酸素化の改善，肺傷害の軽減を期待する管理方法である．しかし，いくつかのRCTにても生命予後改善効果は立証されず，チューブトラブル，スタッフの労力増大等の問題もあり，酸素化が極端に悪化した場合のいわゆるrescue therapyの1つと考えるのが妥当である．

2）APRV

　　新しい換気モードである**airway pressure release ventilation（APRV）**も，rescue therapyの1つであり生命予後の改善効果は立証されていない．通常の換気モードでは酸素化を維持できない最重症例に対して適応すると酸素化の改善が得られる場合がある．

　　患者の自発呼吸は温存し高低のPEEPレベルを周期的に変動させる換気モードで，高圧相（高PEEPレベル）から低圧相（低PEEPレベル）に切り替わる際に換気補助が行われる．平均気道内圧は高く維持されるため肺胞がrecruitされて酸素化が改善されると考えられる．

3）ECMO

　　すべての換気方法を試みても換気および酸素化の維持が困難な場合に，膜型人工肺を用いた体外循環装置（**extracorporeal membrane oxygenation：ECMO**）ならガス交換を保障することは可能である．近年大流行したAvian Flu（H1N1新型インフルエンザ）によるARDSに対して英国でその有用性（生存率の改善）が報告され注目されたが，それ以外の病態での生

命予後に対する有用性は不明であり，多大な医療資源を消費することも事実であり，最重症ARDSの救命に必要だからとの理由で無批判に適応すべきではないと考える．

4）NPPV

非侵襲的陽圧換気（Noninvasive Positive Pressure Ventilation：NPPV） は人工気道を用いない換気モードとしてその有用性が広く認識されている．気管挿管による呼吸管理では人工呼吸器関連肺炎（ventilator-associated pneumonia：VAP）発生のリスクもあり，リスクを回避する意味でもNPPVの有用性は評価される．NPPVに関して強いエビデンスが証明された適応は ①COPDの急性増悪，②急性心原性肺水腫，③免疫不全患者の呼吸管理等であるが，**ALI/ARDSに対する評価は未確定であり，その適応については賛否両論ある**．

一般的なNPPV適応の目安（意識障害がなく協力的，自発的に気道が確保できている，気道分泌物が少ない，呼吸器との同調性が良好，マスクフィッティングが良好，血行動態が比較的安定している）を満足する場合には，ALI/ARDS症例に対して試行してもかまわないと考えられる．しかし，NPPV開始1時間程度経過しても血液ガス所見，呼吸状態（呼吸数，呼吸パターン）に改善が認められない場合には，無駄に時間を費やさないで，ただちに気管挿管下に適切な呼吸管理を行わなければならない．

4 全身管理の指針

人工呼吸管理中の全身管理戦略については，日本呼吸療法医学会が2004年に「ARDSに対するClinical Practice Guideline 第2版」として公表している[7]．主内容は

① 抗菌薬の予防投与
② ストレス潰瘍の予防
③ 肺理学療法：体位変換（特に腹臥位呼吸管理）や喀痰の体位ドレナージ
④ 補助的治療法（体外式肺補助ECLA，膜型人工肺ECMOの適応，サーファクタン補充療法，一酸化窒素NO吸入療法，CHDFの適応）
⑤ ステロイド，蛋白分解酵素阻害薬，エラスターゼ阻害薬の投与
⑥ 循環管理

などについて推奨度が記載されているので参照されたい．

5 輸液管理について

肺の間質浮腫の軽減をめざすのであれば，輸液管理はドライサイドに維持することが望ましいように思われる．また，アルブミン製剤を投与して血液の膠質浸透圧の上昇による浮腫の軽減を期待しても，血管透過性の亢進している状態では，必ずしも目的を達成することは困難であり，**ALI/ARDSの輸液管理について定まった指針は存在しない**．蘇生において，アルブミンを含む膠質液の使用は晶質液より死亡率を6％増加するというCochrane Injuries Group Albumin Reviewersのメタアナリシスの結果より，アルブミンの有効性は否定される結果と

表4 RASS（Richmond Agitation-Sedation Scale）

スコア	表現	具体的内容
＋4	好戦的	明らかに闘争的，暴力的，スタッフに差し迫った危険あり
＋3	非常に興奮	チューブ類・カテーテル類の自己抜去，攻撃的
＋2	興奮	頻繁な非意図的行動，人工呼吸器とファイティング
＋1	落ち着きない	常に心配する．しかし動きは非攻撃的で激しい動きはない
0	意識清明	覚醒して落ち着いている
－1	傾眠	清明ではないが，呼びかけで10秒以上開眼，アイ・コンタクトが可能
－2	軽度鎮静	呼びかけで短時間（10秒未満）アイ・コンタクトで応答
－3	中等度鎮静	呼びかけで体動または開眼で応答するがアイ・コンタクトなし
－4	深い鎮静	呼びかけに無反応だが，身体刺激で体動または開眼する
－5	昏睡	呼びかけや身体刺激でも無反応

－1～＋1程度の鎮静深度をめざす

なっていた．16のICUで行われたRCTであるThe Saline versus Albumin Fluid Evaluation（SAFE）Studyでは，容量負荷をアルブミン製剤と生理食塩水を使用する2群に分けて比較対照試験を行った．全体としてはアルブミン製剤群と生理食塩水群間には28日後死亡率に有意差は認められなかったが，重症敗血症群ではアルブミン群の死亡率改善傾向（相対的死亡危険率0.87，95％ CI 0.74～1.02）が観察された[8]．

また輸液量をconservativeとliberalに行う2群間の比較では60日目での死亡率に有意差はなかったが，酸素化，lung injury score，人工呼吸器free day，ICU非滞在日数等の指標ではconservative群の方が有意に良好な結果を認めた[9]．

筆者は，これらの結果を参考に，血圧に注意し臓器灌流圧は維持しつつ，可能であれば輸液管理はドライサイドをめざし，血清アルブミン値が2.0 g/dL以下の場合にはアルブミン製剤を投与している．

6 人工呼吸管理中の鎮静について

日本呼吸療法医学会がわが国の実情に即した「人工呼吸中の鎮静のためのガイドライン」を2007年に発表した[10]．鎮痛・鎮静の目的は，患者の快適性・安全性を確保することであり，施設ごとに実施プロトコールはある程度標準化しておくことが必要である．また鎮静の至適レベルは患者によって異なるが，RASS（Richmond Agitation-Sedation Scale）等の鎮静評価スケールを用いて客観的に評価し鎮静深度を調節することが重要である（表4）．使用薬剤は，フェンタニル等の鎮痛薬，鎮静薬としてベンゾジアゼピン系minor tranquilizer（ミダゾラム），プロポフォール，デクスメデトミジン，major tranquilizerのハロペリドール等が代表的薬剤であり，各々の薬剤の特徴を理解したうえで使用する．肝臓・腎臓機能低下により薬物代謝が

低下すると投与量が相対的に過量となり覚醒遅延が発生し，人工呼吸器からの離脱遅れ，ICU滞在日数の増加等の望ましくない結果が発生する．これらの防止と鎮静中の神経機能の確認のため1日に1回，鎮静薬投与量を調節し（sedation holiday），意識レベルの確認と神経学的評価を行い，鎮静深度を調節しなければならない．

> **MEMO ①　筋弛緩薬の使用について**
>
> 人工呼吸器との同調性は人工呼吸管理を行ううえで重要な問題であるが，肺保護戦略において低一回換気法，Permissive Hypercapneaなどの適応に際しては，鎮静を深くしても頻呼吸や患者の吸気努力により一回換気量が増え同調性が得られない場合にしばしば遭遇する．このような場合には筋弛緩薬（ベクロニウム 0.05〜0.1 mg/kg/hr）を用いる．しかし気道分泌物が多量の場合には無気肺の発生を助長し酸素化の悪化をきたす可能性もあり，注意が必要である．さらに長期的予後に影響を与えることで注目されている重症患者の神経筋障害：ICU-acquired paresis（ICUAP）との関連は不明であるが，投与は必要最小限にするのが安全と考えられる．

■おわりに

近年10年でもALI/ARDSの救命率の劇的な改善は認められておらず，新しい有効な治療戦略を模索しているとともに，臨床の現場では診療ガイドラインを参考とした治療プロセスの標準化が想像以上に進んでいない．またALI/ARDS回復後のADLは必ずしも高くないことがわかってきた．治療成績の向上は牛歩の歩みかもしれないが，思いつきではないエビデンスに則った医療を提供していくとともに，新しいエビデンスを築いていくことが重要である．

文献・参考図書

1) Ware, L. B., Matthay, M. : The acute respiratory distress syndrome. N Engl J Med, 30 : 1334-1349, 2000
　↑ARDSについて病態を含め解説した代表的総説であり，10年前の論文ながら全体像を把握するのに有用．

2) Rubenfeld, G. D., et al. : Incidence and outcomes of acute lung injury. N Engl J Med, 35 : 1685-1693, 2005
　↑ALI/ARDSの発生頻度，予後に関する疫学的データを示す．

3) The Acute Respiratory Distress Syndrome Network. Ventilation with lower tidal volume as compared with traditional tidal volume for acute lung injury and the acute respiratory distress syndrome. N Engl J Med, 342 : 1301-1308, 2000
　↑肺保護戦略としての低一回換気量（6 mL/kg）の有用性を報告した画期的論文．

4) Fan, E., et al. : Ventilatory management of acute lung injury and acute respiratory distress syndrome. JAMA, 294 : 2889-2896, 2005
　↑急性肺傷害における換気方法についての最近のレビュー．

5) Bernard, G. R. : Acute respiratoy distress syndrome: a historical perspective. Am J Respir Crit Care Med, 172 : 798-806, 2005
　↑ARDSについてのレビュー．

6) Putensen, C., et al. : Meta-analysis : ventilation strategies and outcomes of the acute respiratory distress syndrome and acute lung injury. Ann Int Med, 151 : 566-576, 2009
    ↑ ARDSに関する換気方法の生命予後に関する有効性についての優れたメタアナリシス.

7)「ARDSに対するClinical Practice Guideline 第2版」http://square.umin.ac.jp/jrcm/contents/guide/page02.html
    ↑ 日本呼吸療法医学会HP ガイドラインにてアクセス可能. ARDSに対する人工呼吸管理および補助療法についてのわが国のガイドライン. 公表は2004年であり, 現在一部改訂も必要と考えられる.

8) The SAFE Study investigators : A comparison of albumin and saline for fluid resuscitation in the Intensive Care Unit. N Engl J Med, 350 : 2247-2256, 2004
    ↑ fluid resuscitationに使用する輸液剤として, 晶質液と膠質液の妥当性を比較検討した論文. 過去のメタアナリシスでは膠質液の有用性は否定されていたが, 急性肺傷害の合併頻度の高い敗血症では膠質液の優位性を示した.

9) The national heart, lung, blood institute Acute Respiratory Distress Syndrome (ARDS) clinical trial network. Comparison of two-fluid management strategies in acute lung injury. N Engl J Med, 354 : 2564-2575, 2006
    ↑ ARDS症例における輸液管理はwetサイドかdryサイドのどちらがよいのかを検討した論文.

10)「人工呼吸中の鎮静のためのガイドライン」http://square.umin.ac.jp/jrcm/contents/guide/page03.html
    ↑ 日本呼吸療法医学会HP ガイドラインにてアクセス可能. 人工呼吸中の鎮静に関するガイドライン.

第3章 合併症管理のポイント

3 急性腎傷害

中村智之,西田 修

Point

- 腎機能の急速な悪化を,不全状態に陥る前の早期または軽症の段階で,診断,治療介入するために,急性腎傷害という概念が生まれた
- 急性腎傷害に対し,有効性が示された薬物療法は現段階では存在しない
- ショックに合併する急性腎傷害では,すみやかなショックの離脱が最善の治療である
- ショックに合併した急性腎傷害に対し,腎代替療法として行う急性血液浄化療法には持続的血液浄化療法が適している
- 病因物質や病因関連物質を除去して,病態そのものを改善するために血液浄化療法を行うことをnon renal indicationという

■ はじめに

近年,急性腎傷害(acute kidney injury:AKI)という概念が提唱され,臨床の場でも広まりつつある.ショックの病態では多臓器不全の一症状としての急性腎傷害を合併することが多く,治療に難渋することが多い.本稿では急性腎傷害について解説し,われわれの考える基本的な腎保護戦略に加え,文献的なエビデンスを含めて解説する.

> **MEMO 1** acute kidney injuryは「急性腎**障害**」や「急性腎**傷害**」と訳され,"injury"のニュアンスからは後者が適切とも考えられるが,統一された見解はない.

問題解決型ケーススタディ

症例　病歴と来院時所見

症例：75歳男性．165 cm，50 kg

現病歴：前日夜間より，心窩部〜臍部の持続的な鈍痛あり．本日，腹痛増悪．トイレで倒れているところを家族に発見され，救急車でERに搬送された

既往歴：胃癌に対し，幽門側胃切除術後（3年前），イレウスに対し，保存的治療（1年前）

最終食事：前日夕食，服用歴：なし

健常時の血液検査では，BUN 12.8 mg/dL，Cre 0.64 mg/dLと腎機能は正常範囲内であった

ERでの臨床所見：

JCS Ⅲ–100，心拍数 126/分，血圧 40/22 mmHg，体温 33.1℃，四肢冷感あり，全身斑状チアノーゼ著明，尿流出ほとんどなし

ERでの血液検査結果：

BUN 15.9 mg/dL，Cre 1.29 mg/dLと上昇．

＜動脈血液ガス（F_1O_2 1.0）＞　pH 6.884，$PaCO_2$ 19.1 mmHg，PaO_2 548.2 mmHg，BE －29.8 mEq/L，HCO_3^- 3.6 mmol/L，乳酸 180 mg/dL

画像診断の再検結果：

腹部CT：free airなし．多量の小腸が，拡張，壁肥厚，内容液貯留を認めた

➡ ここまでの経過をどう考えるか？

　まずはショックの離脱が最優先だ．血行動態は破綻し，乳酸値は高値で，高度な循環不全がある．EGDT（後述）に沿い，十分な輸液負荷を開始しよう．

　病歴と臨床所見から，絞扼性イレウスによる広範な腸管壊死が急激に進行したことによる敗血症性ショックの可能性が高い．腸管壊死では手術を行わなければ絶対に救命できない．確定診断のためには造影CTが必要だが，造影剤の使用は腎に大きな負担をかけ，腎傷害を増悪させるリスクが高い．診断・治療に必要な場合には，その使用をためらってはならないが，腎傷害の存在が疑われる場合はなるべく使用を避けたい．

　すでに血清クレアチニン値は，健常時ベースラインの値から約2倍の上昇を認め，RIFLE分類で「injury」，AKIN分類で「ステージ2」の急性腎傷害である（後述）．今後，さらなる腎機能傷害の進行が予想されるため，注意と積極的な治療介入が必要である．その大まかな治療方針は図1のフローチャートとなる．

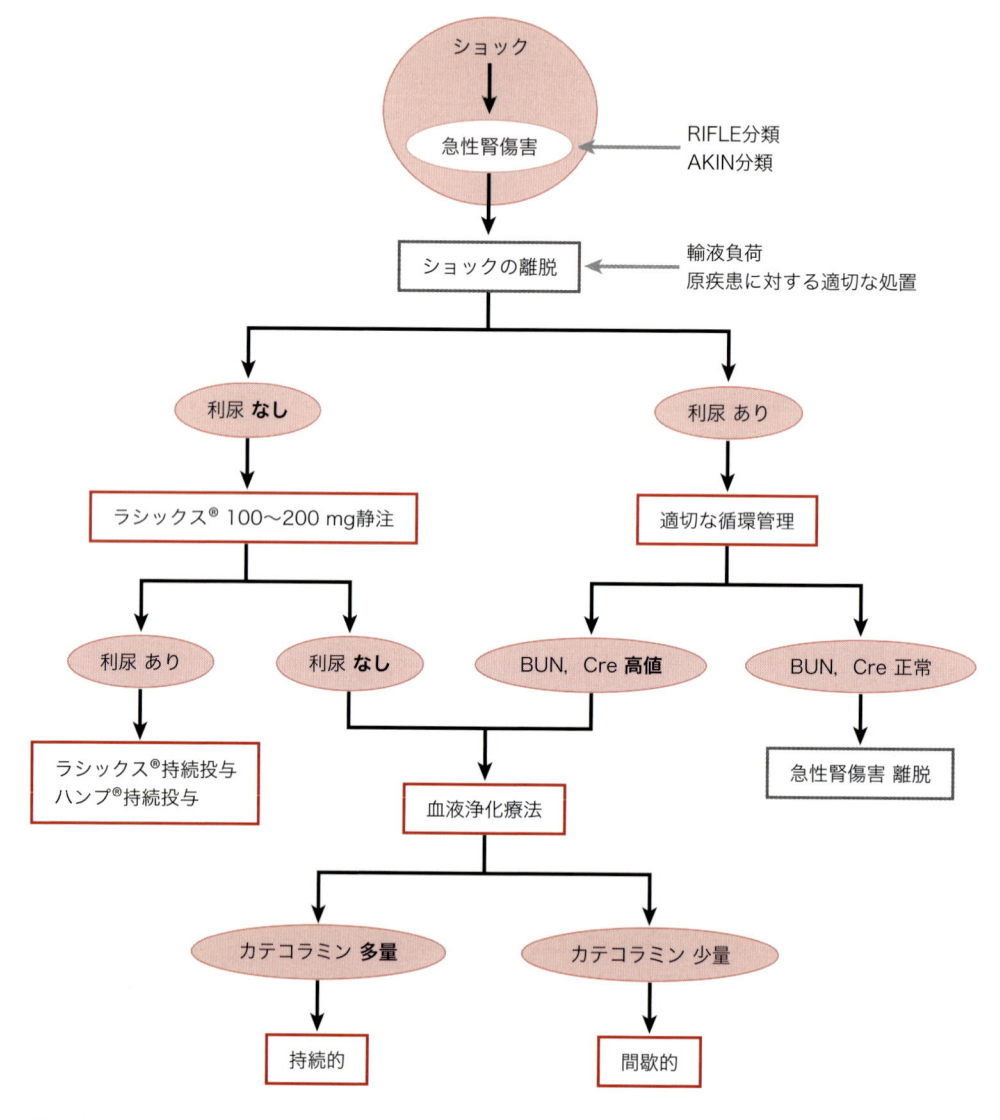

図1　ショックに伴う急性腎傷害治療のフローチャート

経過1　絞扼性イレウスによる腸管壊死の周術期

術中所見：

腹腔内には，壊死した小腸を多量に認めた．大網と小腸腸間膜が癒着してバンドが形成され，そこに小腸が多量に陥頓していた．壊死範囲はトライツ靱帯70 cmの部位から約200 cmであった．

手術時間：1時間6分，麻酔時間：1時間30分

術中バランス：in 4,460 mL〔RCC（赤血球濃厚液）4単位，FFP（新鮮凍結血漿）10単位〕，

out 1,400 mL（出血 1,350 mL，尿量 50 mL）

術後の血液検査結果：
BUN 19.2 mg/dL，Cre 1.31 mg/dL
＜動脈血液ガス（F_IO_2 1.0）＞ pH 7.259，$PaCO_2$ 41.5 mmHg，PaO_2 538.3 mmHg，BE －8.6 mEq/L，HCO_3^- 11.5 mmol/L，乳酸 129 mg/dL

術後の状態：
術後 ICU 入室．ショック状態は離脱しておらず，輸液・輸血の負荷と大量のノルアドレナリンの投与を要した．尿量 20 mL/時前後

➡ 術後の経過をどう考えるか？

やはりショックの離脱が最優先だ．壊死部位の除去を行ったうえで遷延するショックであり，全身に炎症が波及してしまっている病態である．ショックを離脱するまで，十分な輸液負荷を続けるしかない．炎症により全身の血管透過性が亢進しており，今後は肺に水が漏れてくる可能性が高い．しかしショックを離脱できていなければ，そこで手を緩めてはいけない．まずはショックの離脱が最優先であり，ひるまずに必要十分な輸液を続けよう．その前に呼吸状態が悪化すれば，PEEP をかけた人工呼吸器管理とすればよい．

経過2　ICU での経過

第2病日，ノルアドレナリン使用下だが循環動態は安定し，乳酸値も低下傾向となった．しかし利尿は変わらず，20 mL/時程度しかない．Cre 1.58 mg/dL とさらに上昇．フロセミド（ラシックス®）100 mg 投与を試みるも反応に乏しい．カルペリチド（ハンプ®）の少量持続投与を開始．

第3病日，徐々に呼吸状態は悪化し，PEEP，F_IO_2 は漸増していった．胸部 X 線写真上，肺野透過性低下を認めるようになった．体重は 62 kg と，約 200 cm の腸管切除を行っているにもかかわらず，健常時の 50 kg より 12 kg 増加した．創部ドレーンからの血性排液も少なくなり，出血のコントロールもついているため，持続的血液浄化療法にて除水を開始した．

➡ ショックを離脱したあと，どうすればよいか？

ショックを離脱してしまえば，ここからは積極的に除水をしていけばよい．ここで，本来ならば利尿で除水したいところだが，残念ながら急性腎傷害により，現段階では十分な利尿は得られていない．フロセミド（ラシックス®）100 mg 静注で反応がみられなければ，しばらくは腎機能の回復は期待できないだろう．腎機能代替としての血液浄化療法の施行（表1）が必要だ．循環動態が安定したとはいえ依然カテコラミン使用下であること，除水のためには十分な施行時間がある方が有利であることより，持続的血液浄化療法を施行しよう．

急性腎傷害を認める場合，腎の負担を減らすためにタンパク制限を行わざるを得な

い場合があるが，血液浄化療法中は，栄養もタンパク制限を気にせずに使用でき，病態に応じた栄養を投与することが可能である．

表1　腎機能代替のための血液浄化療法の適応（renal indication）

1. 高カリウム血症
2. 溢水（体液量過剰）
3. 代謝性アシドーシス
4. 尿毒症

経過3　その後の経過

第5病日，徐々に利尿が増加してきたため，フロセミド（ラシックス®）の持続投与を開始し，血液浄化療法を除水なしとした．
第7病日，間歇的血液透析に移行．
第13病日，血液浄化療法離脱．
第17病日，抜管．
第20病日，一般病棟転棟．
第94病日，軽快退院．

↳利尿がみられるようになったら，どうするか？

　血液浄化療法を開始すると，しばらくして利尿が再開する症例をよく目にする．腎臓が本来行うべき溶質除去作用を補助するためか，腎機能を傷害する何らかの物質が除去されているためではないかと考えられる．利尿が再開したら，血液浄化で除水しすぎて，糸球体濾過量が減らないように注意が必要である．適正な循環血液量を維持しながらであれば，利尿薬を使用してもよい．

　全身状態が安定すれば急性期の血液浄化療法を離脱していくことになるが，その離脱法やタイミングに関して明確な基準はない．

① 持続的血液浄化療法からそのまま離脱する場合
②（今回のように）間歇的血液浄化療法に移行してから離脱する場合
③ 維持透析に移行する場合

の3パターンが考えられ，尿量や溶質除去能（血清BUN, Cre値）を評価しながら選択する．

教訓

- ショックに伴う急性腎傷害では，すみやかなショックの離脱とショックを引き起こした原疾患の適切な処置が，腎に対する最善の治療である．
- 病初期より腎保護を意識した治療を開始し，腎傷害を腎不全にまで至らせない全身管理が重要である

解説：急性腎傷害

1 急性腎傷害の定義

　急性腎傷害（acute kidney injury：AKI）とは，以前は急性腎不全（acute renal failure：ARF）と呼ばれていた腎機能の急速な悪化を，不全状態に陥る前の早期あるいは軽症の段階から診断し，治療を開始しようとする考えから生まれた新しい概念である．

　ARFには明確な定義が存在せず，数多くの定義が存在し，「診断基準の統一」「早期発見」「有効な治療法・治療薬の開発」が求められていた．

　そのような流れのなか，主に欧米の集中治療医と腎臓内科医の有志により作られたAcute Dialysis Quality Initiative（ADQI）により，ARFの診断基準であるRIFLE分類〔Risk, Injury, Failure, Loss, End-stage kidney disease（ESKD）〕が2004年に提案された[1]．これはARFを「腎機能の低下（血清クレアチニン値の上昇，または糸球体濾過量の減少）」「尿量の減少」「腎不全の持続時間」から5つのステージに分類している（表2）．RIFLE分類は予後予測に有用であると評価をされ，広まっていった．

　その後，ADQIを母体にAcute Kidney Injury Network（AKIN）が結成され，「わずかな血清クレアチニン値の上昇が予後悪化につながること」「血清クレアチニン値の上昇速度」をふまえた，急性腎傷害の診断基準とAKINの分類が作成された[2]（表3）．

　RIFLE分類，AKIN分類ともに，わずかな腎機能の低下から，将来の強い腎機能低下を予測し，診断，治療介入することを目的とするが，現段階では優劣をつけることは困難であり，今後の展開が期待される．

2 急性腎傷害を回避するための治療

　ショックに伴う急性腎傷害では，ショックの離脱が最優先である．ショックを引き起こしている原疾患の治療が，急性腎傷害を回避するための最善の治療となる．

表2 RIFLE分類

		血清クレアチニン値による基準 （ベースラインとの比較）	尿量による基準
R	リスク Risk	1.5倍以上の上昇	尿量＜0.5 mL/kg/時が 6時間以上継続
I	傷害 Injury	2倍以上の増加	尿量＜0.5 mL/kg/時が 12時間以上継続
F	機能不全 Failure	3倍以上の増加　または Cre≧4.0 mg/dLで0.5 mg/dL以上 の増加を伴う	尿量＜0.3 mL/kg/時が 24時間以上継続 または無尿が12時間以上継続
L	腎機能喪失 Loss	4週以上持続する急性腎不全	
E	末期腎不全 End-stage kidney disease	3カ月以上回復しない腎不全	

（上：高感度／下：高特異度）

文献1より

❶腎傷害の原因

　腎傷害はその傷害部位により，腎前性，腎性，腎後性に分けて考えられてきた．ショックに伴う急性腎傷害は腎前性のものが多く，腎血流が減少し，糸球体濾過量が低下するために腎機能が低下した病態である．原因として，脱水や出血による絶対的な循環血液量の減少，敗血症やアナフィラキシーなどによる相対的な循環血液量の減少，心タンポナーデなどによる閉塞性ショックや心不全などによる心拍出量の減少などがあげられる．すみやかにショックを離脱して循環動態の改善を図り，ショックの原因が解除されて腎血流が改善すると，腎機能は早期に回復が見込まれる．しかし適切な治療が施されずにショックが遷延すると，腎虚血から尿細管壊死を伴う腎性腎傷害に移行する．臨床上は，腎前性腎傷害と腎性腎傷害の病態は連続し，明確に区分することは困難であることが多いため，無理に鑑別せず，考えられる原因を1つずつ評価しなければならない．

❷腎毒性のある薬剤の使用

　ショックを呈する重症患者の治療では，抗生物質や造影剤をはじめ多種多様な薬剤を使用する可能性があるが，多くの薬剤で急性腎傷害発症，増悪の可能性があることを考慮しなければならない．腎毒性を有する薬剤の使用に関しては，原疾患の診断・治療と急性腎傷害のリスクを天秤にかけて判断し，止むを得ず使用する場合には，適切な循環管理，十分な補液，薬物濃度モニタリングなどを行わなければならない．

❸急性腎傷害に対する治療

　現段階で急性腎傷害に有効といえる薬物治療はない．以前は1〜3γ程度の低用量ドパミンは"renal dose（腎用量）"と呼ばれ，腎保護作用があると信じられてきたが，現在は否定的で

表3　AKINの診断基準とステージ分類

■ 診断基準

血清クレアチニン値による基準 （ベースラインとの比較）	尿量による基準
48時間以内の血清クレアチニン値の変動 ・0.3 mg/dL以上の上昇 ・ベースラインからの1.5倍以上の上昇	0.5 mL/kg/時 以下が6時間以上持続

■ ステージ分類

	血清クレアチニン値による基準 （ベースラインとの比較）	尿量による基準
ステージ1	1.5倍以上の上昇	尿量＜0.5 mL/kg/時が6時間以上継続
ステージ2	2倍以上の増加	尿量＜0.5 mL/kg/時が12時間以上継続
ステージ3	3倍以上の増加　または Cre≧4.0 mg/dLで0.5 mg/dL以上の上昇 または 血液浄化療法の施行	尿量＜0.3 mL/kg/時が24時間以上継続 または 無尿が12時間以上継続

文献2より改変

ある．一方，強力な血管収縮作用を有し臓器血流を低下させると考えられてきたノルアドレナリンは，敗血症性ショックにおいて，血圧を上昇させることで腎機能を改善する可能性が報告されている．抗利尿作用をもつ下垂体後葉ホルモンであるバゾプレシンにも同様の可能性が報告されている．急性期によく用いられる利尿薬として，ループ利尿薬と心房性利尿ペプチド（atrial natriuretic peptide：ANP）がある．両薬剤ともその作用機序からは有効性が期待されるが，臨床データでは有効性は示されていない．しかし適切な輸液・血圧管理を行ったうえでの使用であれば腎機能を悪化させることはないと考えられる．ループ利尿薬は腎性腎傷害において，ショック離脱のために十分な補液を行ったうえでの水分管理においては腎機能を悪化させないとされる．ANPに関しては，血圧低下などの有害事象発生が少ない低用量（0.02～0.05 γ）での使用が推奨されている．

血液浄化療法は，機能が破綻した腎不全において，移植以外では唯一の治療法であり，急性腎傷害の治療としての可能性が期待されるが，それについては後述する．

3 輸液バランス・体液量管理のポイント

❶ EGDTに準じた輸液管理

やはり，まずはショックの離脱が最優先である．

ショック離脱のために輸液負荷が必要であるならば，急性腎傷害により無尿になっていたり，肺野透過性が低下していても必要十分な輸液を行わなければならない．それにより酸素化能が

保てなくなるならば，人工呼吸器管理を開始すればよい．ショック離脱のために入ったvolumeは，たとえ一夜で体重が10 kg以上増えたとしても，ショックを離脱し炎症がコントロールされれば，必ず回収できる．ショックを離脱した時点で，急性腎傷害による無尿，乏尿が続いていたり，溶質除去が不十分であれば，血液浄化療法を導入すればよい．

循環血液量の絶対的，相対的減少に起因するショックでは，Surviving Sepsis Campaign guidelines（SSCG）2008のEarly Goal-Directed therapy（EGDT）に準じた輸液管理が妥当と考えられる[3]．EGDTは，severe sepsis，septic shockの初期治療において循環動態を安定させ，組織低灌流と組織酸素代謝異常の改善と維持を目的とした治療方針であるが，脱水，出血などにおいても，概ね間違いではない．詳しくは他稿に譲るが，CVP 8〜12 mmHg，平均動脈圧65 mmHg，$ScvO_2$ 70％以上，尿量0.5 mL/kg/時以上を目標に，晶質液か膠質液で輸液負荷を行う．CVPが目標域に達しても血圧が目標値に達しないならば，ノルアドレナリンなど昇圧薬の投与を検討する．さらに$ScvO_2$が70％に達しなければ，Ht 30％を目標に赤血球輸血を行う．これらの治療効果判定には，全身組織の酸素代謝異常の指標である乳酸値が有用である．

One More Experience

乳酸値について

血中の乳酸値は，全身組織の酸素代謝異常を示す指標である．組織での酸素の需要と供給のバランスが崩れ，嫌気性代謝が行われると増加する．全身の総和としての酸素代謝異常を示し，個々の臓器の状態を示すわけではないが，全身状態の把握には非常に有用である．36 mg/dL（＝4 mmol/L）以上の乳酸値は，重度の組織低灌流を示唆し，SSCGではすみやかな治療開始を勧めている．われわれは治療の効果判定においても，乳酸値の推移を重視し，乳酸値がすみやかに下がるような初期治療，全身管理を心掛けている．最近は，乳酸を測定できる施設も多く，測れるならその値を軽視しないように注意したい．

❷ 症例に応じた血圧管理

また個々の症例に応じた適切な血圧管理も重要である．高齢，慢性腎傷害，動脈硬化，非ステロイド性抗炎症薬やレニン-アンギオテンシン系抑制薬などを使用中の患者では，低血圧でなくても糸球体濾過量（GFR）の低下を認めることあり，正常血圧性虚血性急性腎傷害と呼ぶ[4]．腎には自己調節能があり，腎灌流の低下がみられると輸出細動脈を収縮させてGFRを維持する．しかし正常血圧性虚血性急性腎傷害では，自己調節能の破綻により，軽度の血圧低下でも腎灌流が低下し，輸出細動脈は収縮せずにGFRが低下する．そのため，このような場合にはより高い平均動脈圧での循環管理が必要である．

4 血液浄化療法の方法について

❶ renal indication

　ショックが遷延すると急性腎傷害の病態を呈することがしばしばある．ICU患者で急性腎傷害を合併すれば，予後は非常に悪くなる[5]ので，腎傷害を合併しないように早期にショックの治療を行う必要がある．しかしながら，急性腎傷害により不全状態にまで陥ってしまった場合は，人工腎による補助は必要不可欠となり，このような腎機能代替のための血液浄化療法をrenal indicationという．人工腎は通常の維持透析のような間歇的血液浄化法（intermittent renal replacement therapy：IRRT）と持続的血液濾過透析（continuous hemodiafiltration：CHDF）のような持続的血液浄化療法（continuous renal replacement therapy：CRRT）に大別される．IRRTでは短時間に大量の徐水を行う必要があり，循環が不安定な症例では不利となるため，ショックの患者で腎傷害を合併している場合は，CHDFのようなCRRTによる管理が有利である．また重症患者では，循環作動薬，抗生物質をはじめとする各種薬剤を投与する必要があるが，これらの投与にはcarrier waterが必要となる．十分な栄養投与も欠かせないが，これもまた水分の投与が伴う．CRRTによる持続的な管理により集中治療の質の向上が図れる．この点に関しては，Surviving Sepsis Campaign guidelines[3]でも，循環が不安定な敗血症症例の腎代替療法としては，CRRTが弱いながらも推奨されている（グレード2D）．

❷ non renal indication

　一方，ショックの病態では，適切な循環・輸液管理を行っても，多臓器不全の一症状としての急性腎傷害が進行し続けることがある．このとき，腎臓という臓器のサポートとしての血液浄化療法を行うのではなく，病因物質や病因関連物質を除去して，病態そのものを改善するために血液浄化療法を行うことがあり，non renal indicationと呼ばれる．重症敗血症，敗血症性ショック，重症急性膵炎，ARDS（acute respiratory distress syndrome：急性呼吸促迫症候群）といった，サイトカインなどのhumoral mediatorが関与するような病態に対して施行され，それらのmediatorを非選択的に除去し，生体のホメオスタシスを維持できるようなレベルまで下げることを目的に行われる．方法としては，大量の濾過を行う方法，高流量の透析を行う方法，膜の孔径を大きくする方法，ポリメチルメタクリレート（PMMA）膜といったサイトカインなどの低分子タンパクの吸着能に優れている膜を用いた方法，およびこれらを組み合わせた方法などがある．海外では，主に浄化量を増大させた方法が行われているが，本邦ではPMMA膜を用いた方法も行われている．Hirasawaら[6]が，サイトカインなどの低分子タンパクを効率良く除去するPMMA膜を用いた，PMMA-CHDFを敗血症性ショックなどの病態に用いて良好な成績を収めている．また，われわれは，拡散・濾過・吸着の3つの原理（MEMO②参照）を高効率化させたHigh flow-volume large size PMMA-HDF（high performance HDF）を行い，敗血症性ショックの症例に対しても良好な成績を収めている[7]（MEMO③参照）．最近は，3つの原理を高効率化させた長時間間歇的浄化法を表す用語として，SHEDD-fA（sustained high-efficiency daily diafiltration using a mediator-adsorbing membrane）を用い発表している[8]．

MEMO ❷

血液浄化療法には,「拡散」,「濾過」,「吸着」の3つの原理があり,簡単にその原理を解説する.

1）拡散（diffusion）

いわゆる「透析（dialysis）」の原理.半透膜を介して,血液中の濃度が高い物質が透析液側に拡散していく現象のこと.分子量の小さい物質ほど,拡散速度は速いのでクリアランスは高くなる.よって,小分子物質の除去には透析の原理が適している.

2）濾過（filtration）

半透膜を介して水圧によって水が移動するときに,水に溶けている物質が一緒に移動する現象.水を移動させるためにかける圧力を限外濾過圧という.膜の乳を通過する大きさの物質であれば,水と一緒に移動するので,分子量の大きさによってクリアランスは変わらない.透析では除去しにくい中分子～大分子量の物質の除去に適している.濾過には必ず水の移動（濾液として排出）が伴うため,水分バランスを補うためには,置換液の投与を行う.濾過器の後で濃縮した血液を薄めるように置換液を入れる方法を「後希釈法」,濾過器の手前であらかじめ希釈して行う方法を「前希釈法」という.

3）吸着（adsorption）

吸着素材に血液中の物質が吸着する現象.素材の吸着特性により,除去される物質が決まるので,半透膜では通過しないような大きな物質の除去も可能.ポリメチルメタクリレート（PMMA）膜はサイトカインなどの低分子タンパクの吸着能に優れている.

補足）「濾過透析」とは透析液を流しながら,除水をかけて置換液を補充する方法のこと.除水をかけた分だけ濾過の原理が働いていることになる.

MEMO ❸

用語に関しては,日本急性血液浄化学会の定めるところによれば,透析液流量を増加させた場合には,「high flow」を用い,濾過流量を増加させた場合には,「high volume」を用いる.透析液流量と濾過流量をともに増加させる場合は,「high flow-volume」と記載する.透析液流量,濾過流量ともに,およそ1.5 L/時程度以上が「high flow」,「high volume」の目安である.

One More Experience

High flow-volume large size PMMA-HDF（SHEDD-fA＊）について

・拡散，濾過，吸着の３つの原理を**最大限に高効率化**させた方法

- 【拡散】 Q_B：150 mL／分（CHDFの約1.5倍）
   Q_D：400 mL／分（CHDFの約50倍）
- 【濾過】 Q_F：1,500 mL／時（CHDFの約5倍）
- 【吸着】 BG-2.1PQ（PMMA膜，2.1 m²）
   膜面積はCH-1.0Nの2.1倍

・優れた経済性：膜はCH(D)F用に比べ約1/10の値段．透析液のコストはサプラットを用いる場合の約1/60

＊ sustained high-efficiency daily diafiltration using a mediator-adsorbing membrane

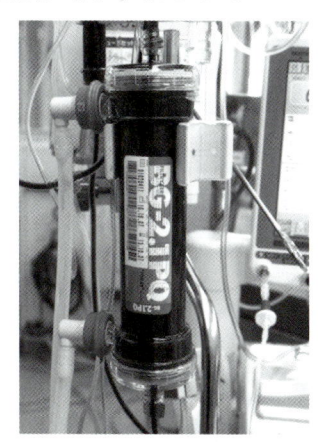

❸血液浄化療法の導入

　renal indicationに対しては，水分・電解質・代謝性アシドーシスの管理が必要となった時期である．この場合，CHDFなどのCRRTが適している．しかし，敗血症性ショックなどに対してnon renal indicationで開始する場合は，臓器傷害が進展する前に開始した方がよいと考えられる．高効率の血液浄化では，早期に開始することで効果が高い可能性が示唆[7, 9, 10)]されている．しかしながらどのような方法を選択するか，いつ開始するかの明確な基準は残念ながらない．現実的には，non renal indicationでの血液浄化療法は，重症急性膵炎と急性肝不全以外には保険適応でないため，病初期に治療する機会があっても，腎傷害の出現を待って施行せざるをえない．先にも述べたように，ショックに伴う急性腎傷害の根本的な治療は，ショックの離脱であり，non renal indicationでの血液浄化療法は腎傷害を進行させない腎保護戦略として期待されている．現在，欧米で臨床使用されているAN69ST膜を用いた敗血症性ショックに対するnon renal indicationのCHDFの治験が本邦で始まっており，結果によっては保険診療が認められることとなる．

文献・参考図書

1) Bellomo, R., et al. : Acute renal failure − definition, outcome measures, animal models, fluid therapy and information technology needs: the Second International Consensus Conference of the Acute Dialysis Quality Initiative (ADQI) Group. Crit Care, 8 (4) : R204-212, 2004

2) Mehta, R. L., et al. : Acute Kidney Injury Network: report of an initiative to improve outcomes in acute kidney injury. Crit Care, 11 (2) : R31, 2007

3) Dellinger, R. P., et al. : Surviving Sepsis Campaign: International guidelines for management of severe sepsis and septic shock: 2008. Crit Care Med, 36 (1) : 296-327, 2008

4) Abuelo, J. G. : Normotensive ischemic acute renal failure. NEJM, 357 : 797-805, 2007

5) Douma, C. E., et al. : Predicting mortality in intensive care patients with acute renal failure treated with dialysis. J Am Soc Nephrol, 8 : 111-117, 1997

6) Hirasawa, H., et al. : Continuous hemodiafiltration with cytokine-adsorbing hemofilter in the treatment of severe sepsis and septic shock. Contrib Nephrol, 156 : 365-370, 2007

7) 西田 修 ほか：高効率血液浄化療法（high flow-volume large size PMMA-HDF : High Performance HDF）. 日本アフェレシス学会雑誌, 26 : 323-331, 2007

8) Nishida, O., et al. : Sustained high-efficiency daily diafiltration using a cytokine-adsorbing membrane in the treatment of patients with severe sepsis. Crit Care, 15（Suppl. 1）: P115, 2011

9) Honore, P. M., et al. : Prospective evaluation of short-term, high-volume isovolemic hemofiltration on the hemodynamic course and outcome in patients with intractable circulatory failure resulting from septic shock. Crit Care Med, 28 : 3581-3587, 2000

10) Ratanarat, R., et al. : Pulse high-volume hemofiltration for treatment of severe sepsis: effect on hemodynamics and survival. Critical Care, 9 : 294-302, 2005

第3章 合併症管理のポイント

播種性血管内凝固症候群

江口 豊

Point

- 敗血症では血小板が低下すれば絶対数にかかわらず凝固異常を考えて凝固学検査を行う
- DICの治療開始基準として急性期DIC診断基準を用いる．このとき，DIC以外で血小板が低下する疾患を除外する
- 急性期DIC診断基準で4点以上であっても，原因疾患が改善傾向にあり，臓器障害がなく，かつ血小板の低下傾向が認められない場合には，抗凝固療法は必ずしも必要ではない
- AT（アンチトロンビン）値が70％以下ならAT製剤を，aPTTが短縮している場合には，ダナパロイドNaを投与する
- 治療開始しても血小板が低下し，かつ厚生省DIC診断基準（1988年）でDICと診断されれば，遺伝子組換えトロンボモジュリンの投与を考慮する

■はじめに

　播種性血管内凝固症候群（disseminated intravascular coagulation：DIC）は予後の悪い疾患であり，本邦では1960年代から積極的な診断・治療が行われているが，欧米では原因疾患の治療のみが行われてきた．2001年，抗凝固作用を有する活性化プロテインCが敗血症の予後を有意に改善[1]したことから，**凝固と炎症がお互いリンクしている**ことが臨床の立場からも明らかとなった．

　一方，重症敗血症の予後はこの30年間に大きな改善が認められておらず，その予後は多臓器障害（multiple organ dysfunction syndrome：MODS）の合併に規定されている．救命率向上のためにSurviving Sepsis Campaign guidelines（SSCG）が提唱[2]され，敗血症の救命率は向上しているものの，ICUで管理された重症敗血症のICU内死亡率でも39.2％[3]と高い．

　凝固と炎症がリンクしている病態から考えると，さらなる救命率向上のためにはDICを積極的に診断し，抗炎症・抗凝固療法の両者を行う必要があるものと考えられる．本稿では敗血症性DICにおける診断とわれわれの治療方針ついて症例を呈示して解説する．

問題解決型ケーススタディ

症例 **病歴**（p.179 図1 参照）

31歳男性のトラックの運転手．前日まで普段と変りなく仕事していた．来院当日朝より震えがあり，昼頃より全身倦怠感出現し，休んでいても症状改善せず意識レベルが悪くなってきたため，同日夕方に同僚に連れられて本院救急外来walk inにて来院した．

経過1 身体診察と緊急検査の結果

意識GCS11点（E3V4M4），血圧55/35 mmHg，心拍数140/分，呼吸数38/分，SpO_2 99%（O_2 6 L/分，マスク），体温40.0℃，胸部に発疹と頸部・腋下・鼠径部のリンパ節腫脹を認めた．髄腋検査では，初圧20 mmHg，終圧15 mmHg，性状は透明で細胞数5/3，糖59 mg/dL，タンパク15 g/dLと問題なく，尿検査でも異常所見は認められなかった（血液培養からMSSAが検出）．WBC $25.7 \times 10^3/\mu L$，CRP 3.62 mg/dL，Plt $180 \times 10^3/\mu L$，Fbg 478 mg/dL，PT-P 14.3秒，PT-INR 1.61，aPTT 33.3秒，DD 2.7 μg/mL

↳この所見をどう考え，治療する？

来院時からすでに敗血症性ショックであり，原因疾患の感染対策と循環管理を厳重に行う．通常，炎症で血小板数は増加するはずなのに，ショックに陥るほど炎症が強いわりには血小板数が相対的に低下していることから，今後DICになることを予想して経時的に凝固検査を行うとともに，翌日の日勤帯には分子マーカーを測定する．

経過2 ICU入室時（21時20分）と翌日6時の検査結果

- ICU入室時の検査結果

  WBC $25.7 \times 10^3/\mu L$，CRP 8.19 mg/dL，Plt $155 \times 10^3/\mu L$

- 翌日6時の検査結果

  WBC $34.1 \times 10^3/\mu L$，CRP 13.41 mg/dL，Plt $144 \times 10^3/\mu L$，Fbg 400 mg/dL，PT-P 18.4秒，PT-INR 2.46，aPTT 64.5秒，FDP 13.9 μg/mL，DD 10.2 μg/mL，AT 48%，TAT 168.7 μg/L（正常値＜2.9 μg/L），可溶性フィブリン（SF）47.9 μg/mL（正常値＜6.9 μg/mL，DIC cut-off値 12 μg/mL）

↳この経過をどう考え，治療する？

翌日6時のPltの低下は，前日夕方の$180 \times 10^3/\mu L$から$144 \times 10^3/\mu L$と30%以上の低下となっていないものの，24時間前は$180 \times 10^3/\mu L$以上であった可能性があ

ることから，実際にはPltの低下は30％以上であったものと考えて，**急性期DIC診断基準**で4点（SIRS 3項目，血小板低下30％以上，FDP値，PT値各1点ずつの合計4点）でDICと診断した．AT値が48％と70％以下であったため，**AT製剤**1,500 Uの投与（1,500 U/10時間でDiv）を開始した．なお，**厚生省DIC診断基準**では，5点＋補助診断項目2項目陽性でDICと診断できなかった．**急性期DIC診断基準が有用であった**．また，TAT（トロンビン・アンチトロンビン複合体）とSFが異常高値であったことから，激烈な凝固亢進（トロンビンの産生）が起こっており，重篤なDICと予想された．

経過3　翌日16時と2日目6時の検査結果

・翌日16時の検査結果

　Pltは47×10³/μL，AT値39％に低下し，急性期診断基準で8点，厚生省診断基準で9点と最重症DICとなった．21時にはPltは33×10³/μLとさらに低下したが，AT値は55％に増加した．

・2日目6時の検査結果

　WBC 14.9×10³/μL，CRP 19.1 mg/dL，Plt 60×10³/μL，Fbg 327 mg/dL，PT-P 20.8秒，PT-INR 3.03，aPTT 104.7秒，FDP 97.6 μg/mL，DD 39.4 μg/mL，AT 47％，TAT 39.4 μg/L，SF＞90 μg/mL（スケールオーバー）

↳この経過をどう考え，治療する？

　WBCが低下し血小板も増加傾向にあり，感染のコントロールとともにDICは改善傾向にあるものと考えられた．しかし，TATが低下しているものの，SFがスケールオーバーしていることから，炎症による血管内皮細胞（ECs）障害によりECs上のATが消失し，ATで処理しきれないトロンビンが血中にあるuncontrolled DICとも考えられる．

経過4　2日目21時と3日目6時の検査結果

・2日目21時の検査結果

　Pltは37×10³/μL，AT値はAT製剤を補充しても49％であった．

・3日目6時の検査結果

　WBC 10.6×10³/μL，CRP 14.67 mg/dL，Plt 40×10³/μL，Fbg 468 mg/dL，PT-P 13.1秒，PT-INR 1.39，aPTT 49.3秒，FDP 36.3 μg/mL，DD 24.9 μg/mL，AT 53％，TAT 24.9 μg/L，SF＞90 μg/mL（スケールオーバー）

↳この経過をどう考え，治療する？

　炎症所見は改善してきている（CRPの低下）にもかかわらず，AT製剤投与しても

Pltは増加傾向にはならず，SFは90μg/mL以上のスケールオーバーの状態，つまり，AT製剤ではコントロールできないトロンビンが血中に存在しているものと考えられた．**遺伝子組換えトロンボモジュリン（rTM）**は血中のトロンビンと結合し，トロンビン活性は消失するとともに，血中のプロテインC（PC）を活性化PCにして凝固因子第ⅤとⅧを失活することで凝固抑制作用を発揮できる．この作用機序から考えてこの病態にはrTMの投与が凝固学的に合目的性があるものと考えられた．腎障害があったため，130 U/kgのrTMの投与を開始した．なお，AT値が70％以下であったため，引き続きAT製剤の投与も継続した．

経過5　4日目と5日目6時の検査結果

- **4日目6時の検査結果**

    WBC $10.2 \times 10^3/\mu L$，CRP 10.88 mg/dL，Plt $49 \times 10^3/\mu L$，Fbg 392 mg/dL，PT-P 12.4秒，PT-INR 1.26，aPTT 30.5秒，FDP 39.2 μg/mL，DD 14.4 μg/mL，AT 57％，TAT 15.9 μg/L，SF＞90 μg/mL（スケールオーバー）

- **5日目6時の検査結果**

    WBC $13.7 \times 10^3/\mu L$，CRP 11.05 mg/dL，Plt $59 \times 10^3/\mu L$，Fbg 354 mg/dL，PT-P 12.6秒，PT-INR 1.30，aPTT 28.7秒，DD 121.6 μg/mL，AT 62％

➡ この経過をどう考え，治療する？

PltとAT値が上昇し，rTMが有効であったと判断された．なお，5日目6時のDD 121.6 μg/mLの急上昇は，血栓が溶解してきたためであり，敗血症性DICは改善してきていると読むこともできる．ただし，DD値は絶対的に高値すぎるため血栓症を発症していることも疑われる．凝固亢進線溶抑制状態である敗血症性DICでは，DIC改善時には形成されていた微小血栓が溶解してきてDDが上昇するので，スコアーの点数の意味を病態に応じて読みを変える必要がある．

経過6　6日目と7日目6時の検査結果

- **6日目6時の検査結果**

    WBC $15.3 \times 10^3/\mu L$，CRP 7.60 mg/dL，Plt $95 \times 10^3/\mu L$，Fbg 291 mg/dL，PT-P 13.1秒，PT-INR 1.39，aPTT 29.5秒，DD 178.4 μg/mL，AT 78％

- **7日目6時の検査結果**

    WBC $11.2 \times 10^3/\mu L$，CRP 5.16 mg/dL，Plt $103 \times 10^3/\mu L$，Fbg 317 mg/dL，PT-P 13.6秒，PT-INR 1.48，aPTT 31.7秒，FDP 242.4 μg/mL，DD 163.2 μg/mL，AT 72％，TAT 6.5 μg/L，SF＞90 μg/mL（スケールオーバー）

⮕ この経過をどう考え，治療する？

　6日目，Pltが上昇し$80 \times 10^3/\mu$Lを越えたことから，rTMの投与を終了とした．過去の経験から，rTM投与によりAT値の上昇が認められ，rTM投与中止でAT製剤投与にもかかわらずAT値が低下した症例を数例経験した．このことから，AT値は70％を越えていたものの，もう1日AT製剤の投与を継続することにした．7日目，Pltはさらに上昇し，AT値も70％以上を維持できていたのでAT製剤の投与を終了した．なお，aPTTは正常範囲内であるが短縮傾向であるため，またSFが高値であることからも，抗凝固療法として**ダナパロイドNa** 1,250 U×2回/日を投与開始し11日目で投与を終了した．

最終経過 退院までの経過

7日目の頭部CTにて右前と右後頭葉に脳梗塞像，10日目の食道エコーにて左心耳に血栓を認めた．10日目に抜管し会話可能で，翌11日目ICU退室となる．35日目リハビリテーション科に転科となり，47日目独歩退院となる．

本症例の経過を図1にまとめる．

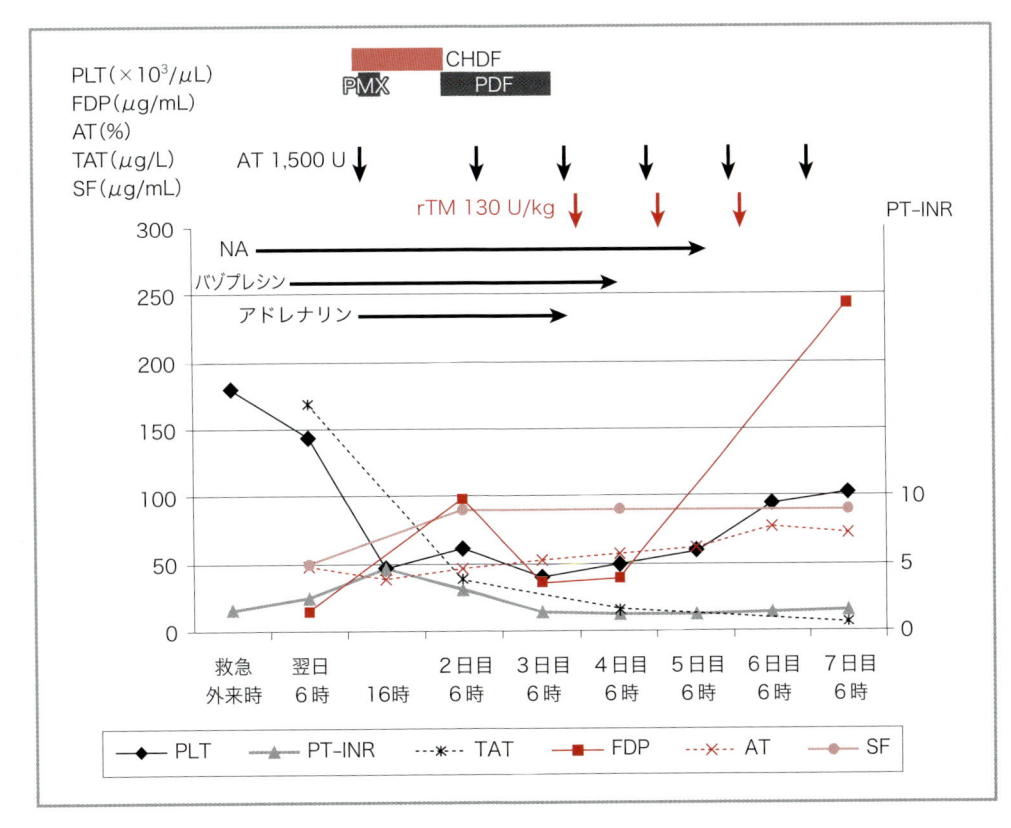

図1　症例の凝固検査，分子マーカーの推移

> **教訓**
> - 炎症がある場合，血小板数の絶対数にかかわらず血小板が低下する場合にはDICを疑い積極的に凝固学的検査を行う
> - 治療開始は急性期診断基準で，凝固異常の重篤度を判断するために分子マーカー（ATやTATおよびSF）の測定を行い，確定診断に厚生省診断基準を用いて連日評価する
> - 進行するDICでは，遺伝子組換えトロンボモジュリンの使用を考慮する

解説：播種性血管内凝固症候群

1 DICの定義

　DICとは凝固学的には凝固亢進を伴う二次線溶が起こることなので，凝固亢進に伴う血小板の低下と二次線溶亢進を表すFDPやDDの増加を凝固学的検査で認める必要がある．教科書的定義は，「血管内凝固亢進による消耗性凝固障害により出血する」という概念だったが，近年は「血管内凝固亢進から臓器障害を起こす」という概念になってきている．事実，**国際血栓止血学会**での定義は「種々の原因により引き起こされる広範な血管内凝固亢進を特徴とする後天性症候群で，細小血管に微小血栓形成や内皮細胞障害が起こり，きわめて重症になると臓器障害をきたす」となっている．特に，敗血症では，血管内皮細胞から線溶抑制因子であるplasminogen activator inhibitor-1（PAI-1）が産生されるので，凝固亢進・相対的線溶抑制状態（**線溶抑制型DIC**）となっている．通常，敗血症性DICで出血することはなく臓器障害を惹起する．

2 DICの診断基準

　敗血症によるDICでは，血管内皮細胞から線溶抑制因子であるplasminogen activator inhibitor-1（PAI-1）が産生されるので，凝固亢進・相対的線溶抑制状態となっている．したがって，線溶のマーカーであるFDPが相対的に低値を示し，フィブリノゲンは炎症により上昇していることから，厚生省DIC診断基準（表）ではDICスコアーがその重症度を表さず低い値となる．そこで救急医学会では，炎症の程度を表すSIRS項目と血小板の低下率を入れた**急性期DIC診断基準**を作成[4]した．この診断基準を用いることで，厚生省診断基準よりもより早期に診断できることがわかっている．原因疾患の悪化に伴い血小板が低下したら急性期診断基準を毎日カウントし，日勤帯にTAT，ATやSFなどの分子マーカーを測定しておく．原因疾患の全身状態が急激に悪化している場合には血小板を1日に2～3回測定して，急性期DIC診断基準で4点以上となった時点でDICと診断し抗凝固療法を開始する．分子マーカーの上昇があれば凝固亢進の重篤度がわかり，厚生省DIC診断基準で確定診断となる．

表　厚生省特定疾病血液凝固異常症調査研究班のDIC診断基準（1988年）

I　基礎疾患得点	
あり	1
なし	0

II　臨床症状	
1．出血症状（注1）	
あり	1
なし	0
2．臓器症状	
あり	1
なし	0

III　検査成績	
1．血清FDP値（μg/mL）	
40≦	3
20≦，＜40	2
10≦，＜20	1
10＞	0
2．血小板数（×10^3/μL）（注1）	
50≧	3
80≧，＞50	2
120≧，＞80	1
120＞	0
3．血漿フィブリノゲン濃度（mg/dL）	
100≧	2
150≧，＞100	1
150＜	0
4．プロトロンビン時間〔時間比（正常対照値で割った値）〕	
1.67≦	2
1.25≦，＜1.67	1
1.25＞	0

IV　判定（注2）	
1．	
7点以上	DIC
6点	DICの疑い（注3）
5点以下	DICの可能性少ない
2．白血病その他注1に該当する疾患	
4点以上	DIC
3点	DICの疑い（注3）
2点以下	DICの可能性少ない

V　診断のための補助的検査成績，所見
1．可溶性フィブリンモノマー陽性
2．D-ダイマーの高値
3．トロンビン-アンチトロンビンIII複合体の高値
4．プラスミン-α2プラスミンインヒビター複合体の高値
5．病態の進展に伴う得点の増加傾向の出現，特に数日内での血小板数あるいはフィブリノゲンの急激な減少傾向ないしFDPの急激な増加傾向の出現
6．抗凝固療法による改善

VI
注1：白血病および類縁疾患，再生不良性貧血，抗腫瘍剤投与後など骨髄巨核球減少が顕著で，高度の血小板減少をみる場合は血小板数および出血症状の項は0点とし，判定はIV-2に従う
注2：基礎疾患が肝疾患の場合は以下の通りとする．
a　肝硬変および肝硬変に近い病態の慢性肝炎（組織上小葉改築傾向を認める慢性肝炎）の場合には，総得点から3点減点したうえで，IV-1の判定基準に従う
b　劇症肝炎および上記を除く肝疾患の場合は，本診断基準をそのまま適用する
注3：DICの疑われる患者で「V診断のための補助的検査成績，所見」のうち2項目以上満たせばDICと判定する

VII　除外規定
1．本診断基準は新生児，産科領域のDICの診断には適用しない
2．本診断基準は劇症肝炎のDICの診断には適用しない

3　DIC治療で注意すべきこと

　急性期診断基準で4点となったからといっても全例に抗凝固療法を行う必要はない．DICの原因疾患である感染症がコントロールされており，血小板数の低下が緩やかで臓器障害も合併していなければ抗凝固療法の必要はなく，原因疾患である感染症の治療のみでよい．原因疾患

である感染症がコントロールされておらず血小板数の低下が激しいときや臓器障害が合併している場合には，DICが臓器障害を悪化させている可能性があるため，抗凝固療法を開始する．

4 DICの治療薬使用のコツとポイント

DICの治療については，日本止血血栓学会より**エキスパートコンセンサス**[5]として報告されている．本稿では敗血症性DICの具体的な治療法のコツとポイントを述べる．

❶ FOY®やFUT（蛋白分解酵素阻害薬）

出血の危険性のない安全性の高い薬剤だが抗凝固作用は弱いことから，DIC時の予防的な薬剤である．したがって，術直後や胃潰瘍などの出血傾向が強いときに適応がある．ガベキサートメシル酸塩（FOY®）は抗凝固作用が特に弱いことから，使用する場合には保険適応使用量の最大投与量（39 mg/kg/日）を投与する．

❷ ヘパリン

1日1万U/日以上の未分画ヘパリンは予後を悪化[6]させることが報告された．AT値が70％以上のときにはAT製剤が使用できないことから，ヘパリン類が使用される．敗血症性DICでは過凝固状態は予後を悪化させることから，凝固亢進を表すTATやSFが高値の場合にはaPTTが正常値の1.5〜2倍を超えない範囲で7,500 U/日程度までの少量の未分画ヘパリンを投与する方法がある．低分子ヘパリンやダナパロイドNaは通常の検査では投与量の決定ができないことから，腎機能低下症例では通常の半分あるいは1/4量に減量すべきである．aPTTが延長してきたら投与中止してください．われわれは，AT製剤の血管内皮細胞への結合を阻害しないと考えられているダナパロイドNaを使用している．

> **MEMO ❶**
> ダナパロイドNaは抗Xa/抗トロンビン活性比が大きく出血性副作用が格段に少ないことに加え，ATの血管内皮細胞上のヘパリンプロテオグリカンへの結合を阻害しにくいと考えられている．ただし，血中半減期が約20時間と長く，ヘパリンの中和剤である硫酸プロタミンで十分中和できないため，特に腎障害時にはダナパロイドの血中濃度が上昇し注意が必要である．血中濃度モニターするには血中抗Xa活性を測定する必要があるが，本邦では測定できない．したがって，aPTTを連日モニターして投与量を調整している．図2のなかに投与量の目安を示す．

❸ AT製剤

DICの基本薬剤はAT製剤である．ATが70％以下なら保険適応で認められている最大量の1,500 UのAT製剤を投与開始する．外科手術後では，1日3,000 Uまで使用が認められているので，約半日後にAT値を測定し70％以下なら再度1,500単位投与する．時間帯によりAT値が測定できない場合には，1,500 U÷体重（kg）が投与に伴うAT値の上昇（％）となるの

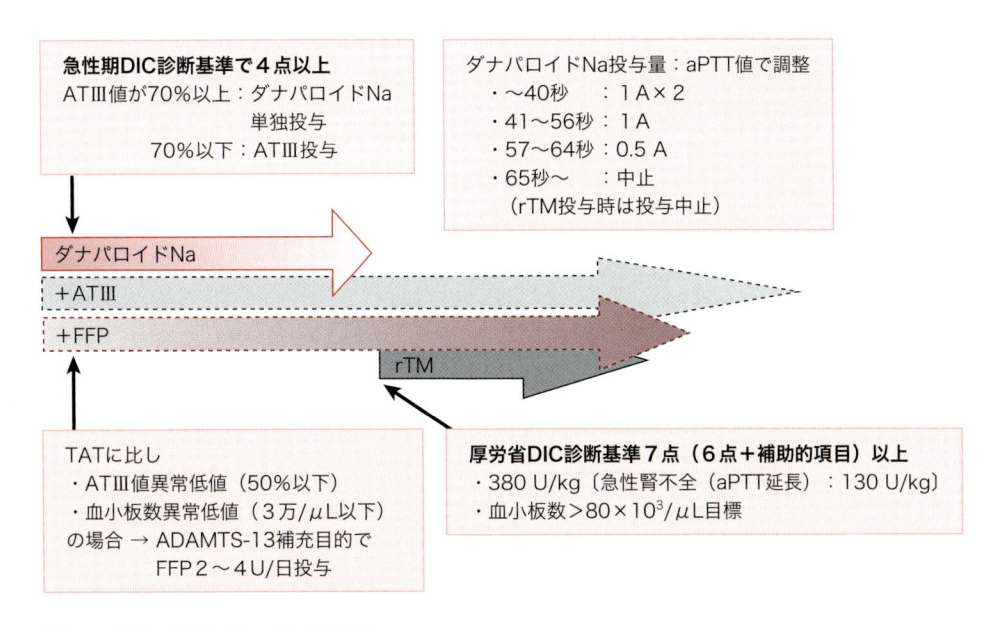

```
┌─────────────────────────────┐  ┌─────────────────────────────────┐
│ 急性期DIC診断基準で4点以上  │  │ ダナパロイドNa投与量：aPTT値で調整 │
│  ATⅢ値が70％以上：ダナパロイドNa│  │ ・〜40秒   ：1A×2              │
│           単独投与          │  │ ・41〜56秒 ：1A                │
│  70％以下：ATⅢ投与          │  │ ・57〜64秒 ：0.5A              │
│                             │  │ ・65秒〜   ：中止              │
│                             │  │   （rTM投与時は投与中止）      │
└─────────────────────────────┘  └─────────────────────────────────┘
           │
           ▼
  ダナパロイドNa ──────────────────────────▶
  ＋ATⅢ
  ＋FFP
                          rTM
           ▲                    ▲
┌─────────────────────────────┐  ┌─────────────────────────────────┐
│ TATに比し                   │  │ 厚労省DIC診断基準7点（6点＋補助的項目）以上 │
│ ・ATⅢ値異常低値（50％以下） │  │ ・380 U/kg〔急性腎不全（aPTT延長）：130 U/kg〕│
│ ・血小板数異常低値（3万/μL以下）│  │ ・血小板数＞80×10³/μL目標     │
│  の場合 → ADAMTS-13補充目的で│  └─────────────────────────────────┘
│   FFP 2〜4U/日投与          │
└─────────────────────────────┘
```

図2　敗血症性DICの治療戦略

で，70％以上に達しないようなら3,000Uを投与する．例えば，体重60 kgでAT値が40％なら1,500Uの投与でAT値は1,500÷60＝25％上昇し65％となるものと予想される．

❹遺伝子組換えトロンボモジュリン（rTM）[7]

　DICの初期から使用する方法もあると思うが，rTMは強力な抗凝固作用があり，出血の危険性がゼロではない．市販後調査では出血に関連する副作用が4.7％，重篤な副作用が2.7％，頭蓋内出血0.4％と報告されている．われわれは早期からAT製剤の投与を行い，それでも改善しない重症DICにrTMを追加投与している．最新の報告によると全国ICU45施設のDICによる28日後の死亡率は37％，rTMの使用成績調査では37.2％である．われわれの投与方法では，AT製剤で死亡率20％，rTM追加症例で28.6％と良好で，AT製剤でも十分な治療成績が得られている．

＊具体的なrTMの投与方法（図2）

　急性期診断基準でAT製剤の投与開始とし，2〜3日してDICが改善せずに厚生省診断基準を満たした場合，rTMの投与を開始する．このときAT製剤はその値が70％以下なら併用投与，70％以上ならrTM単独投与としている．AT製剤で治療してもPltが上昇せず，血中のトロンビン活性を表すSF値高値時にはrTMの絶対的適応と考えている．rTMの投与量は，通常380 U/kg，腎障害時には130 U/kgである．出血のリスクがあるので，380 U/kgを超えないようにすること，血中濃度のモニター法がないので，腎機能低下で心配なら130 U/kgとする．正常腎機能時でも130 U/kgで十分な効果が確認されている．また，rTMを含む抗凝固薬を多剤使用したときに出血したことが報告されたことから，DICが改善して血小板が8万/μL以上になれば，step-downとしてrTMの投与を中止している．

One More Experience

ADAMTS-13の低下に注意

敗血症性DICでもvon Willebrand factor-cleaving proteaseである**ADAMTS-13**の関与が報告されている．敗血症性DICでは，好中球エラスターゼによりADAMTS-13は非特異的に分解・失活し，その活性値が20％以下では腎機能障害が発症すること[8]．さらに，その低下はDICスコアーやDDの高値やAT値の低下と関係しており56.4％以下は予後不良と報告されている．したがって敗血症性DICで血小板が低値でも出血傾向がなければできるだけ濃厚血小板の投与は控えた方がよいことになる．ADAMTS-13は臨床検査として日常的に測定できないので，PltやAT値が異常低値時にはADAMTS-13低下と考えADAMTS-13補充目的で新鮮凍結血漿を2～4U投与している（図2参照）．

文献・参考図書

1) Bernard, G. R., et al.: Efficacy and safety of recombinant human activated protein C for severe sepsis. The New England Journal of Medicine, 344 (10): 699-709, 2001
   ↑遺伝子組換え型活性化プロテインCが大規模臨床試験としてはじめて重症敗血症の死亡率を有意に減少させた．

2) Dellinger, R. P., et al.: Surviving Sepsis Campaign: international guidelines for management of severe sepsis and septic shock: 2008. Critical Care Medicine, 36 (1): 296-327, 2008
   ↑敗血症の予後を改善するため，国際的な敗血症の治療指針が2008年に改訂された．

3) Beale, R., et al.: Promoting Global Research Excellence in Severe Sepsis (PROGRESS): Lessons from an International Sepsis Registry. Infection, 37: 222-232, 2009
   ↑37国276ICU施設での重症敗血症12,881名のICU内死亡率と院内死亡率は各39.2％と49.6％であった．

4) Gando, S., et al.: A multicenter, prospective validation of disseminated intravascular coagulation diagnostic criteria for critically ill patients: Comparing current criteria.
   ↑急性期診断基準の原案は厚生省診断基準やISTH overt DIC診断基準よりも早期にDICを診断できた．

5) 丸山征郎 ほか：科学的根拠に基づいた感染症に伴うDIC治療のエキスパートコンセンサス．日本血栓止血学会誌，20 (1): 77-113, 2009
   ↑DICの治療指針として基礎疾患別に各種薬剤の推奨度が示された．

6) Umegaki, T., et al.: Current anticoagulation therapy for sepsis-induced disseminated intravascular coagulation in Japan: results of a multicenter study using administrative data. J Jpn Soc Intensive Care Med, 17 (4): 555-559, 2010
   ↑包括医療のデータよりICUおける敗血症性DICの抗凝固剤の使用実態調査が行われた

7) Saito, H., et al.: Efficacy and safety of recombinant human soluble thrombomodulin (ART-123) in disseminated intravascular coagulation: results of a phase Ⅲ, randomized, double-blind clinical trial. J Thromb Haemost, 5 (1): 31-41, 2007
   ↑遺伝子組換えトロンボモジュリン投与群はヘパリン投与群に比してDIC離脱率は高く感染症では28日死亡率が低かった．

8) Ono, T., et al.: Severe secondary deficiency of von Willebrand factor-cleaving protease (ADAMTS13) in patients with sepsis-induced disseminated intravascular coagulation: its correlation with development of renal failure. Blood, 107 (2): 528-534, 2006
   ↑敗血症性DICにおいてADAMTS13は分解・失活しており，その値が20％以下の症例は有意にCRPが高く腎機能が低下していた．

第4章

ショック治療の エビデンス
~Pros & Cons~

第4章 ショック治療のエビデンス ～Pros & Cons～

Pros & Cons

1 EGDT：敗血症初期の輸液療法の Pros & Cons
① Pros 賛成論

渡邉栄三，織田成人

ここが論点！

Pros 賛成論
- 敗血症性ショックは，（救急初療室での）初期輸液療法を要する救急疾患である
- EGDT 達成率を上げると救命率も上がる
- EGDT は，開始基準，到達目標が明確で取り組みやすい
- EGDT に加えて，inotropic agents（陽性変力薬）の投与，CHDF の施行などが組織酸素代謝失調（dysoxia）対策として有効である

■ はじめに

　敗血症性ショックに対する治療戦略は長きにわたって模索されてきたが，救命率を改善させるほどの有効なものは見出せずにいた．そのようななか，敗血症性ショックに対する初期治療である Early Goal-Directed therapy（EGDT）は，2001 年に Rivers らによって提唱され[1]，その明瞭なプロトコルと救命率改善効果[1]などから今日まで熱狂的に受け入れられてきた．それは，心肺停止や外傷性ショックなど他の救急疾患と同様に，敗血症性ショックに対する治療開始の場を，集中治療室（ICU）から救急処置室（ER）に前倒しすべきであることが認識されてきた結果であろう．この輸液療法は，「推奨度」と「エビデンスの質」の両方で評価された改訂版 Surviving Sepsis Campaign guidelines（SSCG）2008[2] のなかでも中心的な役割を担っている．そこでここでは賛成論の立場に立って，敗血症初期の輸液療法につき解説する．

Pros 賛成論

1 ショックに対する初期輸液療法の歴史

　時代とともに重症敗血症をはじめとするショックを呈する病態では，組織酸素代謝失調

表1 重症患者の循環管理に関する主な臨床研究

報告年	報告者	研究デザイン	循環管理法（目標）	目標達成まで	救命率（vs 対照群）	P-value
1988	Shoemaker[3] Chest, 94：1176-1186	sRCT n＝340 外科術後患者	Supranormal $DO_2I ≧ 600$	12時間以内	72％ (vs 66％)	＜0.05
1994	Hayes[4] NEJM, 330：1717-1722	mRCT n＝109 ICU患者全般	Supranormal $DO_2I ≧ 600$	12時間以内	46％ (vs 66％)	＜0.05
1995	Gattinoni[5] NEJM, 333：1025-1032	mRCT n＝762 ICU患者全般	Supranormal $DO_2I ≧ 600$ Goal directed $SvO_2 ≧ 70$	24時間以内	52％ (vs 39％) 47％ (vs 39％)	NS
2001	Rivers[1] NEJM, 345：1368-1377	sRCT n＝263 Severe sepsis/septic shock	Early goal-directed $SvO_2 ≧ 70$ or $ScvO_2 ≧ 65$	6時間以内	69％ (vs 53％)	＜0.001

mRCT：multicenter RCT，sRCT：single center RCT，DO_2I：酸素供給量係数（mL/分/m²），SvO_2：混合静脈血酸素飽和度（％）

表2 Surviving Sepsis Campaign Guidelines で推奨される初期輸液療法

- 敗血症の診断，血中乳酸値：＞4 mmol/L
  → ICU入室を待たずに初期蘇生を開始（1C）※
- 1,000 mLの晶質液か300〜500 mLの膠質液を30分で投与．改善しないなら，さらに増量する（1C）※
- 目標CVPに到達したら速度を減じる（1D）※
- 診断から6時間以内に以下の項目を達成する
  CVP：8〜12 mmHg（人工呼吸時12〜15 mmHg）
  平均血圧 ≧ 65 mmHg
  尿量 ≧ 0.5 mL/kg/時
  $ScvO_2 ≧ 70％$ or $SvO_2 ≧ 65％$　　（1C）※

※GRADE system による推奨度．1C：良質の観察研究による強い推奨，
　1D：症例シリーズまたは専門家の意見による強い推奨

(dysoxia) が存在し，SvO_2がその指標として有用であると言われ始めた．この頃より重症患者の循環管理に際しては，十分な酸素供給量を維持することが主流となった．Shoemakerらが提唱したsupranormalization theory[3]（循環管理の目標値を正常値以上に設定すること）からEGDT誕生までの重症患者に対する循環管理に関する主な臨床研究を表1に示す．Riversらのもの以外は，敗血症患者以外の症例も対象としている[3〜5]が，これらの研究を経て，**dysoxiaの早期改善が重症ショック患者の救命率を改善する**というEGDTの根幹となる結論に達したと

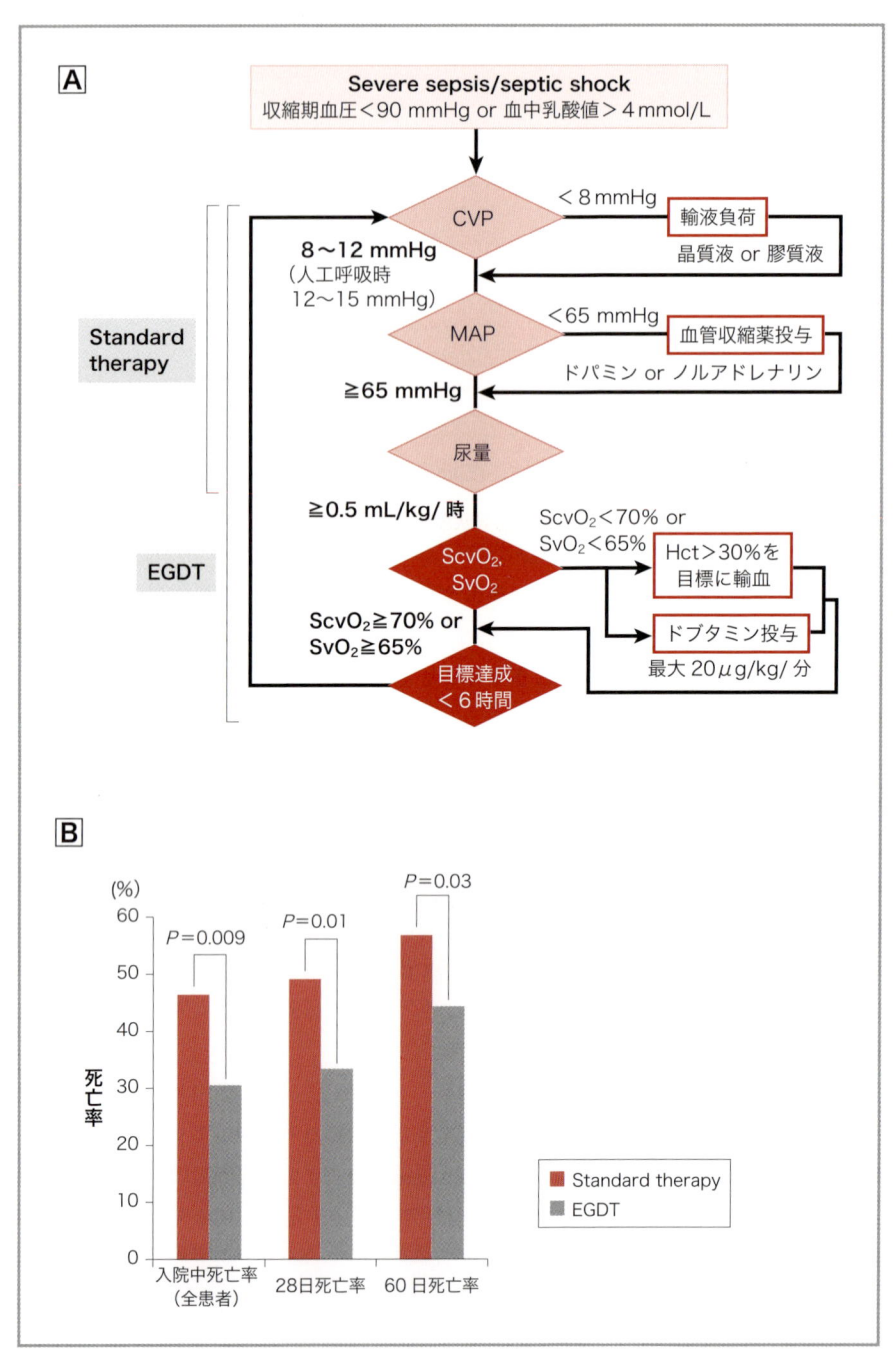

図1 Early Goal-Directed therapy（EGDT）
文献1より

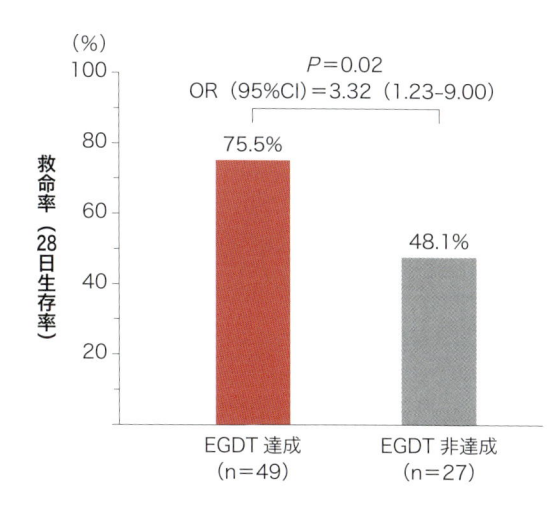

図2 敗血症性ショックに対するEGDT達成の有無別にみた救命率の比較
千葉大学 救急集中治療医学 2004.4-2009.12

いえる．敗血症への「蘇生」と「集中治療管理」に関し，具体的にSSCG 2008から評価の高かった項目を抜粋して設定されたものが，各々"Sepsis Resuscitation Bundle"と"Sepsis Management Bundle"であり，あわせて"Severe Sepsis Bundle"と称される[6]．そして，その"Sepsis Resuscitation Bundle"のなかの主役が，初期輸液療法である（表2）．

2 EGDTの検証

　まず，Riversらによって発表されたEGDTのプロトコルと治療成績を図1 Aに示す[1]．このプロトコルからもわかる通り，**EGDTは，治療開始基準を「収縮期血圧＜90 mmHgまたは血中乳酸値＞4 mmol/L」と簡略化**しており，目標値も明確で取り組みやすい．その結果図1 Bに示すごとく，28日生存率のみならず60日生存率まで改善せしめている．

　そこで当ICUに入室した2004～2009年の敗血症性ショック症例76例でも治療成績を検証したところ，図2に示すように，**EGDT達成例において28日生存率は有意に高かった**（$P=0.02$）．またEGDT発表後，当ICU以外にも多くの施設でその評価がなされている．まずVarpulaらは，EGDTの初期蘇生における平均血圧とSvO_2の，目標値としての妥当性を証明した[7]．その後，KortgenらはEGDTの導入による敗血症性ショックの救命率改善効果を確認し[8]，Nguyenらも，"Severe Sepsis Bundle"達成の救命率向上における重要性を改めて説いている[9]．また，EGDTの利点である$ScvO_2$を用いたシンプルな目標設定の妥当性は，敗血症性ショック患者の$ScvO_2$が，熱希釈法によって得られた心拍出量係数をよく反映したというPernerらの報告によって確認された[10]．

3 Dysoxiaの改善をめざして

　敗血症に対する循環管理上の目標は，血圧上昇を企図するところから始まり，それが重要臓器血流の維持を主眼とするところへ変化した．そして，現代では細胞レベルでの組織酸素代謝

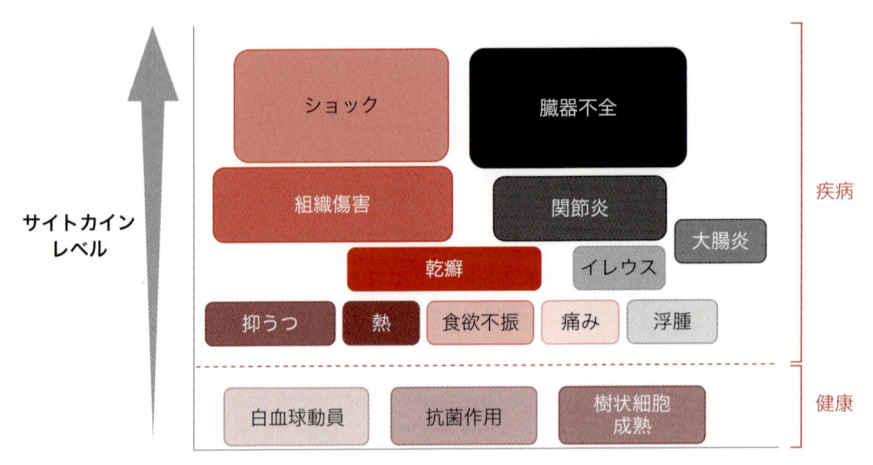

図3 Cytokine Theory of Disease（サイトカイン・セオリー）
生理的レベルでのサイトカインは，白血球動員や抗菌作用などに働き，生体を健常に保っているが，サイトカインがあるレベルより高くなると疾病を引き起こし，それが高くなればなるほど疾病の重症度は大きくなり，ひいてはショックや臓器不全を発症する．そして，敗血症に続発するさまざまで複雑な病態もすべて「サイトカイン・セオリー」に基づいた一連の反応である
文献14より引用

の維持が究極の目標とされるように変遷してきた．その組織酸素代謝失調の鋭敏な指標とされる血中乳酸値4 mmol/Lは，初期蘇生の開始基準として"Sepsis Resuscitation Bundle"にも明記されているが[6]，**血中乳酸値の変動をみる乳酸クリアランスが近年注目されている**．これは，初期蘇生に反応し，6時間以内に血中乳酸値が10％以上低下したか否かという指標であるが，乳酸クリアランスは，転帰予測に関して$ScvO_2$と同等のパラメータであると評価された[11]．

一方，敗血症の背景病態には，高サイトカイン血症が存在し，われわれの検討ではdysoxiaと高サイトカイン血症との関連が確認されている[12,13]．Traceyらによる"Cytokine Theory of Disease（サイトカイン・セオリー）"（図3）という概念[14]からも，**敗血症治療に際し高サイトカイン血症対策は不可欠なもの**と考えられる．そして，EGDTを提唱したRiversらは2001年に報告した症例群[1]を対象に以下のような追跡調査を行った[15]．本調査によれば，standard therapy施行群に比しEGDT施行群の方がpro-inflammatory cytokine（炎症性サイトカイン）血中濃度が低く推移することが判明し，敗血症性ショック早期からのdysoxia改善によって，高サイトカイン血症が制御されることが確認された．さらに**重症敗血症の心筋抑制期にはinotropic agents（陽性変力薬）の使用**や，**水分・電解質管理と高サイトカイン血症対策を兼ねた持続的血液濾過透析（continuous hemodiafiltration：CHDF）などの急性血液浄化法が奏功する**とわれわれはかねてから主張している[12]．

■おわりに

　敗血症性ショックに対する Early Goal-Directed Therapy（EGDT）の初期輸液療法は，**開始基準，到達目標が明確で，かつ救命率改善効果も得られる**ことから，敗血症性ショックの救命率改善に有効である．一方で，$ScvO_2$ および SvO_2 が，敗血症性ショックの主病態である dysoxia の指標として限界があることも事実であり，さらに EGDT のみでは，高サイトカイン血症対策を介した dysoxia への対応としても不十分である可能性があり，それらは今後の課題である．

文献・参考図書

1) Rivers, E., et al. : Early goal-directed therapy in the treatment of severe sepsis and septic shock. N Engl J Med, 345（19）: 1368-1377, 2001
2) Dellinger, R. P., et al. : Surviving Sepsis Campaign : international guidelines for management of severe sepsis and septic shock : 2008. Crit Care Med, 36（1）: 296-327, 2008
3) Shoemaker, W. C., et al. : Prospective trial of supranormal values of survivors as therapeutic goals in high-risk surgical patients. Chest, 94（6）: 1176-1186, 1988
4) Hayes, M. A., et al. : Elevation of systemic oxygen delivery in the treatment of critically ill patients. N Engl J Med, 330（24）: 1717-1722, 1994
5) Gattinoni, L., et al. : A trial of goal-oriented hemodynamic therapy in critically ill patients. SvO2 Collaborative Group. N Engl J Med, 333（16）: 1025-1032, 1995
6) Levy, M. M., et al. : The Surviving Sepsis Campaign : results of an international guideline-based performance improvement program targeting severe sepsis. Crit Care Med, 38（2）: 367-374, 2010
7) Varpula, M., et al. : Hemodynamic variables related to outcome in septic shock. Intensive Care Med, 31（8）: 1066-1071, 2005
8) Kortgen, A., et al. : Implementation of an evidence-based "standard operating procedure" and outcome in septic shock. Crit Care Med, 34（4）: 943-949, 2006
9) Nguyen, H. B., et al. : Implementation of a bundle of quality indicators for the early management of severe sepsis and septic shock is associated with decreased mortality. Crit Care Med, 35（4）: 1105-1112, 2007
10) Perner, A., et al. : Central venous oxygen saturation for the diagnosis of low cardiac output in septic shock patients. Acta Anaesthesiol Scand, 54（1）: 98-102, 2010
11) Jones, A. E., et al. : Lactate clearance vs central venous oxygen saturation as goals of early sepsis therapy : a randomized clinical trial. JAMA, 303（8）: 739-746, 2010
12) Oda, S., et al. : Sequential measurement of IL-6 blood levels in patients with systemic inflammatory response syndrome（SIRS）/sepsis. Cytokine, 29（4）: 169-175, 2005
13) 仲村将高 ほか：Early Goal-Directed Therapy（EGDT）による循環管理の問題点とその対策. 外科と代謝・栄養, 43（6）: 171-179, 2009
14) Tracey, K. J. : Physiology and immunology of the cholinergic antiinflammatory pathway. J Clin Invest, 117（2）: 289-296, 2007
15) Rivers, E. P., et al. : The influence of early hemodynamic optimization on biomarker patterns of severe sepsis and septic shock. Crit Care Med, 35（9）: 2016-2024, 2007

第4章 ショック治療のエビデンス ～Pros & Cons～

Pros & Cons

1 EGDT：敗血症初期の輸液療法のPros & Cons
② Cons 反対論

松田直之

ここが論点！

Cons 反対論
- RiversらのEGDTプロトコルには誤りが含まれている
- 敗血症性ショックにドブタミンやドパミンを使用してはいけない
- 敗血症性ショックでは輸液にアルブミン投与を含めるべきである
- EGDT施行において重要なことは，ショック離脱後の体液量調節である
- 敗血症性ショック管理はwarm shockとcold shockと移行期に分けて論じるべきである

■ はじめに

　全身性炎症反応症候群（systemic inflammatory response syndrome：SIRS）を惹起するさまざまな疾患がまとめられ，sepsis（敗血症）が感染症に起因するSIRSであるとSociety of Critical Care MedicineとAmerican College of Chest Physiciansの合同カンファレンスより公表されたのは1992年である[1]．多発外傷，熱傷，急性膵炎，蘇生後再灌流障害などの病態や，食道手術や膵頭十二指腸切除術などの高侵襲手術は，敗血症と同様に，炎症性サイトカインや血管拡張物質を過剰に産生する病態であり，血液分布異常性ショックを合併しやすい．このような病態の輸液療法として，現在応用されているEarly Goal–Directed therapy（EGDT）は，Riversら[2]により2001にNEJMに発表されたものである．しかし，このEGDTは，1988年の酸素運搬増大に関する**Shoemaker理論**[3]を基盤として積極的輸液療法を中心として改良されたものであり，ドブタミン使用などの誤ったプロトコルが含有されている．また，6時間もかけてショックを蘇生しているようでは遅い．本稿では，cons（反対論）として，EGDTの問題点を探る．

Cons 反対論

1 RiversらのEGDTプロトコルの改善の可能性

　Riversら[2]の提唱したEGDTにおいて，もっとも注目すべき点は，**平均血圧≧65 mmHg**の維持により**尿量≧0.5 mL/kg/時**を維持することにある．初期の敗血症性ショックを代表とする血液分布異常性ショックでは，大量の菌体成分や炎症性サイトカインにより血管拡張物質が産生される．敗血症性ショックを含めたすべてのショックは，ショックが遷延すれば血管内皮細胞傷害によるcold shockに移行するため，特に初期段階の適切な輸液療法で炎症性サイトカインや炎症性物質，敗血症ならば菌体毒素を希釈し，原尿や発汗として，それらを排泄させる必要がある．すなわち，EGDTの成功の可否は，尿量を原尿として維持することに重点が置かれるべきであり，そこにヘモグロビン濃度を調節することで十分である．

　以上で敗血症性ショックが改善されない場合は，元来，心機能が低下しているか，すでに内因性カテコラミンにより心拡張障害が進行している．急激に内因性カテコラミン濃度が上昇した場合には，たこつぼ型心筋症として拡張不全が生じる場合もある．このような病態は，不必要にアドレナリン作動性β受容体を刺激してはいけない．機械的にはIABP（intraaortic balloon pumping：大動脈内バルーンパンピング），薬剤としてはピモベンダンの十二指腸内投与により，心拡張性と心収縮性を改善させることに注意する．さらに，敗血症性ショックにおいては，抗菌薬の適正使用が鍵となる．

　Riversら[2]の提唱したEGDTの改良点として以下を推奨する．

- 輸液負荷：適切なアルブミン投与を考慮するのがよい
- 血管収縮薬の選択：ドパミンは血管収縮薬ではなく，ノルアドレナリンかバゾプレシンとするべきである
- 敗血症改善期の体液量管理の問題
- ドブタミンの不適正使用の是正

2 SAFE studyにみるアルブミン投与

　2001年11月より2003年6月まで，オーストラリア，ニュージーランド，カナダを中心とした集中治療16施設を対象として行われた**SAFE study**[4]では，臓器不全を合併する重症敗血症（全1,218例）の28日死亡率解析ではアルブミン投与群で30.7％，生理食塩水群で35.3％とp＝0.09と統計学的有意差がつかなかったものの，アルブミン投与群で生存率を改善する傾向が得られた．後の多変量解析[5]では，アルブミン投与群で死亡率を改善すると評価された．総輸液量を減じるためには，晶質液だけではなく，アルブミンを適正補充することが望ましい．

3 血管収縮薬の選択の是正

　血管収縮薬は，Vasopressin and Septic Shock Trial[6,7]や，本書「第4章2カテコラミンの使い方② Cons（反対論）」に記載したように，意識がある場合はバゾプレシン，鎮静下ではノルアドレナリンを第一選択とするとよい．非鎮静下の患者の血漿カテコラミン濃度は，一般に正常時よりもはるかに高い値を示す．一方，ドパミンは，アドレナリンβ2受容体刺激により血管拡張作用を惹起するため，初期の敗血症性ショックでは昇圧の妨げとなり，一方で頻脈傾向が高まり，循環管理の妨げとなる．これは，2010年にSOAP II Investigators[8]による臨床研究でも確認できる．このように，敗血症性ショックでは，ドパミンを使用することなく，ノルアドレナリンやバゾプレシンを有効に使用することで輸液量を減少できる可能性がある．

4 輸液量の是正

　敗血症性ショックの離脱には，EGDT[2]に準じた初期の適切な輸液が不可欠であるが，血液分布異常性ショック病態であればはじめからノルアドレナリンやバゾプレシンを併用することにより総輸液量を減少できる可能性がある．しかし，このような前向き臨床研究は，現在まで報告されていない．

　一方，輸液バランスは炎症改善期に，可能な限りマイナスバランスに持ち込むことが望ましい．Murphyら[9]は，慢性閉塞性疾患症例を約24％含む敗血症性ショックの検討のなかで，EGDT[2]に準じた適切な輸液の後に，フロセミドなどで十分に輸液バランスをマイナスに持ち込むことで院内死亡率を低下させている．Boydら[10]は，敗血症性ショック後の体内水分貯留が死亡率を高める要因となっている可能性を提示している．

　以上のように，敗血症性ショックのwarm shockの時期に，十分かつ適切な輸液療法を行う必要があるが，この後に輸液バランスをマイナスに持ち込むことが大切である．このために，現行のEGDT[2]を超えた工夫が必要であり，敗血症性ショックのwarm shockにはノルアドレナリンかバゾプレシンをルーティンに使用し，アルブミンの適正補充を行い，異常な輸液負荷を回避するプロトコルも存在する．

■おわりに

　敗血症性ショックでは，初期の血管拡張に伴うwarm shockと血管内皮細胞傷害が進行したcold shockを分けて評価することが大切である．現在，血管内皮細胞傷害の分子マーカーは不十分であり，今後の開発が期待される．一方，warm shockにおけるEGDT[2]は，主に原尿を維持させる輸液管理により炎症性サイトカインなどの組織内希釈と尿中排泄を高めることに意義をもつ．現在，私が使用しているEGDTに準じたwarm shock用の治療プロトコルを図に示した．これにより，血管内皮細胞傷害を軽減し，cold shockへの移行を抑制できる可能性がある．warm shockの管理が不十分であり，さらに低栄養や乏尿により，血管内皮細胞傷害を進行させた状態では，cold shockとして救命率がきわめて低下する．このようなcold shockの

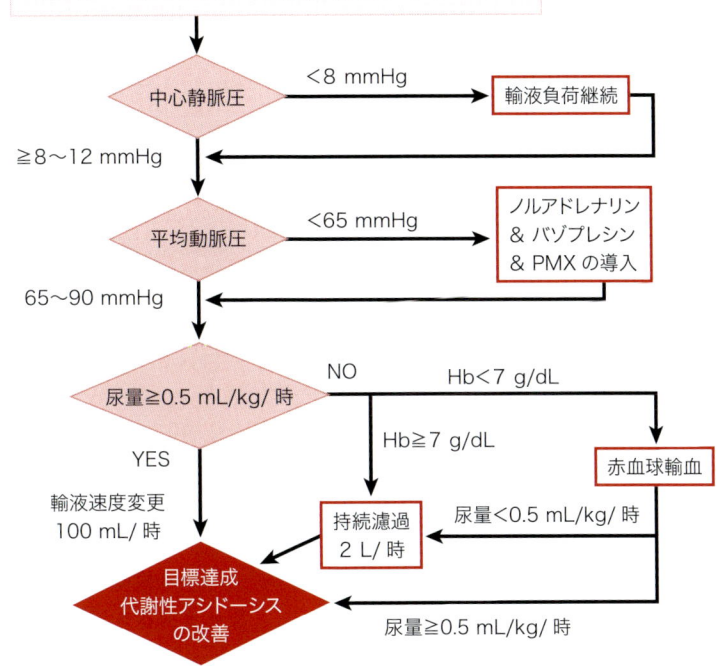

図　敗血症性 warm shock への対応

図は現在私が施行している敗血症性 warm shock に対するフローチャートである．1st パッケージ治療として，アルブミン輸液を含めた輸液療法と血管作動薬を同時に進めている．この初期フローで十分な平均血圧が維持できない場合には，ノルアドレナリンとバゾプレシンの併用療法とし，ポリミキシン吸着療法（PMX）の併用を考慮する．通常は，このフローにより 6 時間以内に平均血圧が改善する．平均血圧が維持された次に，2nd パッケージ治療として重視していることは，フロセミドを使用しない利尿の確保であり，尿量≧0.5 mL/時を 3 時間にわたって確保できないときには持続血液濾過の導入を検討し，尿量≧0.5 mL/時を 6 時間にわたって確保できないときには持続血液濾過を開始する．血行動態が安定し，尿量≧0.5 mL/時が得られ，代謝性アシドーシスの改善が確認された際には，輸液量を正常化し，1 病日を目安にノルアドレナリンやバゾプレシンの離脱をはかる．バゾプレシンにより，皮膚の黒色化傾向などが認められた際には，ただちにバゾプレシンを中止する

組織再生には血管新生を必要とするが，炎症の継続により，組織再生は遅延する．Rivers ら[2]の提唱した EGDT は，敗血症性ショックの病態を単一化しているが，cold shock の救命を提示するものではない．

文献・参考図書

1) Members of the American College of Chest Physicians/Society of Critical Care Medicine Consensus Conference Committee : Definitions for sepsis and organ failure and guidelines for the use of innovative therapies in sepsis. Crit Care Med, 20 : 864-874, 1992

   ↑米国集中治療医学会と米国胸部疾患学会によるSIRSと敗血症の定義.

2) Rivers, E. P., et al. : Early goal-directed therapy in the treatment of severe sepsis and septic shock. N Engl J Med, 345 : 1368-1377, 2001

   ↑敗血症性ショックに対するRiversらによるearly goal-directed therapyの原著論文. EGDTにより, 院内死亡率が46.5％から30.5％に減少していた.

3) Shoemaker, W. C., et al. : Prospective trial of supranormal values of survivors as therapeutic goals in high-risk surgical patients. Chest, 94 : 1176-1186, 1988

   ↑Shoemakerらは, 276症例, 146症例の2シリーズの外科術後重症患者の前向き臨床研究より, ドブタミンなどによりearly goalとして心係数（CI）, 酸素供給量（DO_2）, 酸素消費量（VO_2）を高めることで, 人工呼吸管理日数, 集中治療日数, 在院日数を短縮できる可能性を提示した.

4) SAFE Study Investigators : A comparison of albumin and saline for fluid resuscitation in the intensive care unit. N Engl J Med, 350 : 2247-2256, 2004

   ↑2001年から2003年まで, オーストリア, ニュージーランド, カナダの16のICUで, 6,997症例にアルブミン輸液と生理食塩水輸液との比較検討がなされた. 重症敗血症1,218症例の28日死亡率は, 生理食塩水群で35.3％, アルブミン群で30.7％であり, アルブミン群で死亡率が低下していたものの, p＝0.09と有意差が認められなかった.

5) SAFE Study Investigators : Impact of albumin compared to saline on organ function and mortality of patients with severe sepsis. Intensive Care Med, 37 : 86-96, 2011

   ↑上述のSAFE studyにおける多変量解析では, 重症敗血症の28日死亡率に影響を与える因子として, アルブミン輸液, 血清アルブミン濃度, 心拍数などに有意差が認められ, アルブミン輸液の有効性が示唆された.

6) VASST Investigators : Vasopressin versus norepinephrine infusion in patients with septic shock. N Engl J Med, 358 : 877-887, 2008

   ↑敗血症性ショック779症例を対象として, カナダ, オーストラリア, 米国の27のICUの共同研究として, バゾプレシンとノルアドレナリンの28日死亡率と90日死亡率が評価された. 重症度の低い敗血症性ショックでは, ノルアドレナリンよりバゾプレシンが有効であることが示された. また, 少量ステロイド療法により血漿バゾプレシン濃度が40 pmol/Lを超えて高められることが示されている.

7) Vasopressin and Septic Shock Trial Investigators : Interaction of vasopressin infusion, corticosteroid treatment, and mortality of septic shock. Crit Care Med, 37 : 811-818, 2009

   ↑Vasopressin and Septic Shock Trial（VASST）報告の第2弾であり, バゾプレシンもノルアドレナリンもNOMI（non-obstructive mesenteric ischemia）の発症を高めることなく, 良好な治療成績であることが示されている.

8) De Backer, D., et al. : Comparison of dopamine and norepinephrine in the treatment of shock. N Engl J Med, 362 : 779-789, 2010

   ↑敗血症性ショック1,679症例を対象として, 2003年から2007年まで, ベルギー, オーストリア, スペインの8つのICUで, ドパミンとノルアドレナリンの28日死亡率と副次作用が評価された. 有意差がないものの, ノルアドレナリン群で28日死亡率が低下し, ノルアドレナリン群で優位差をもって, 約1／2に心房細動や心室細動などの不整脈誘発が抑制された.

9) Murphy, C. V., et al. : The importance of fluid management in acute lung injury secondary to septic shock. Chest, 136 : 102-109, 2009

   ↑敗血症性ショックに随伴した急性肺傷害212症例を対象として, 2004年から2007年まで, Barnes-Jewish HospitalとMayo Medical CenterでEGDTに準じた輸液療法と通常の輸液療法が比較された. EGDTに準じた輸液療法は, それのみでは56.6％レベルの院内死亡率であり, ショック改善期からの積極的な負の輸液バランスにより, 院内死亡率を18.3％に改善していた. この報告は, 約24％の閉塞性肺疾患症例を含んでいることが特徴である.

10) Boyd, J. H., et al. : Fluid resuscitation in septic shock: a positive fluid balance and elevated central venous pressure are associated with increased mortality. Crit Care Med, 39 : 259-265, 2011

    ↑Vasopressin and Septic Shock Trial（VASST）報告の第3弾であり, この解析には千葉大学救急・集中治療医学の中田先生も関与している後向き解析である. この報告では, 中心静脈圧（CVP）は, 敗血症性ショック12時間までの輸液バランスと相関していたが, 1日から4日までの輸液バランスと相関していなかった. 輸液バランスがプラスに傾くほど, 生存率が低下する可能性が示されている.

第4章 ショック治療のエビデンス ～Pros & Cons～

カテコラミンの使い方 Pros & Cons
① Pros 賛成論

畠山 登

ここが論点!
Pros 賛成論
・ショックの種類，病態を把握・理解したうえで，カテコラミンを使用する！
・「とりあえずドパミン10γ」では，Consの松田直之先生に太刀打ちできない
・カテコラミンだけで勝負しようとは考えない！

■ はじめに

　ショックは組織代謝に必要な酸素を供給できない，あるいは利用できないために組織・細胞が低酸素状態に陥る病態である．このような場合，輸液・輸血により循環血液量を増加させるとともに，心血管作動薬により末梢血管抵抗と心拍出量のバランスをとることが必要となる．そのなかでカテコラミンは，第一選択で用いられることが多いが，その生命予後に対するエビデンスなど不明な点も多い．ここではProsの立場からショック時のカテコラミン使用について述べたい．

Pros 賛成論

1 カテコラミンについて

　カテコラミンはチロシンから誘導された化合物でカテコールとアミンの構造を有する．細胞外においてはcatechol–O–methyltransferase（COMT：カテコール–O–メチル基転移酵素）によりメチル化され，細胞内において遊離した場合にはモノアミン酸化酵素（monoamine oxidase：MAO）によりすみやかに不活性化される．

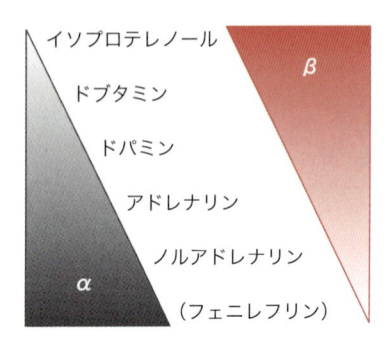

図1 カテコラミンのα, β作用強度の違い

表1 アドレナリン受容体刺激による効果の違い

βアドレナリン受容体刺激効果
・心収縮力の増大
・心拍数の増大
・血管拡張
・肝脾血流の増大
・組織, 細胞代謝の増大

αアドレナリン受容体刺激効果
・血管収縮による動脈圧の上昇
・後負荷の増大による血流減少
・圧反射による心拍数減少
・脳血流の増大
・腎, 肝脾血流の減少

❶アドレナリン受容体

カテコラミンにより活性化されるGタンパク質共役型の受容体で, 心血管系にはα, $β_1$, $β_2$の3種類が存在する. αアドレナリン受容体は血管収縮に関与し, $β_1$-受容体は心拍数増加, および心収縮力増大, $β_2$-受容体は気管支や一部血管（肝臓, 筋肉）の拡張に関与する.

❷カテコラミンの種類

現在, 日本において臨床で用いられるカテコラミンとしてはアドレナリン, ノルアドレナリン, ドパミン, ドブタミン, イソプロテレノール, またカテコラミンの構造は有していないが, αアドレナリン受容体に作用する薬剤としてフェニレフリンがあげられる. 各薬剤のα, βアドレナリン刺激効果は異なっている（図1）.

❸カテコラミンに期待される効果

カテコラミンは心血管系においてβ, α受容体を介してさまざまな作用を有する（表1）. ショック時に使用されるカテコラミンに期待される効果として, 心原性ショック時の強心・心拍出量増大効果（β受容体刺激作用）, あるいは血管拡張性ショックにおける末梢血管抵抗増大作用による血圧維持効果（α受容体刺激作用）があげられる[1].

❹カテコラミンと糖代謝

$β_2$アドレナリン受容体刺激により好気的解糖が起こり, ATP産生が増大することで, 組織・細胞代謝の増大に寄与する. また, 肝臓でのグリコーゲン分解や糖新生, またインスリン分泌抑制によりグルコースの放出が増大する（図2）. その結果, 高カテコラミン状態が続くと高血糖や高乳酸血症という病態が発生しやすくなる[2].

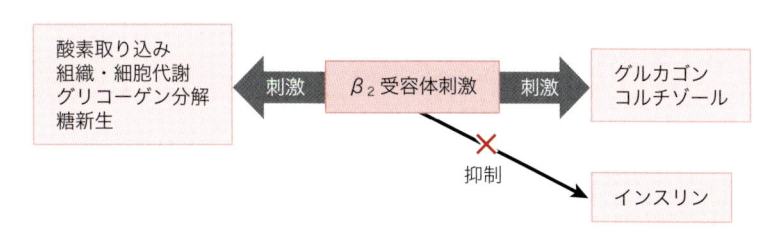

図2　β_2 刺激による糖代謝への影響

表2　ショックの種類と原因の分類

ショックの種類	原因
循環血液量減少性	出血，熱傷，下痢・嘔吐，多尿
心原性	心筋梗塞，不整脈，弁障害，心筋症，薬剤による心筋抑制
閉塞性	肺塞栓，緊張性気胸，心タンポナーデ，大動脈解離
血液分布異常性（血管拡張性）	全身性炎症反応症候群（SIRS）：敗血症，膵炎，外傷，熱傷 神経性：脊髄損傷 内分泌性：副腎不全，甲状腺疾患 アナフィラキシー

SIRS：systemic inflammatory response syndrome

2 ショック分類とカテコラミンの使用

　ショックはその原因，病態により表2に示すように分類される[3]．カテコラミンの投与を考慮する場合には，適切な輸液，輸血，電解質補正が行われているかも同時に評価するべきである．循環血液量減少性ショックの場合，まず輸液，輸血により容量負荷を行うべきである．また，閉塞性ショックの場合，可能な限り原因の除去を行うべきである．

❶ 心原性ショックとカテコラミン

　ショック治療におけるカテコラミンの役割はこれまでに述べたように，心拍数，心拍出量増大による組織灌流，酸素供給の維持，血管収縮による血圧の維持である．見方を変えるとこれは心仕事量を増やしてしまい，心筋の酸素需要を増大させる結果となってしまう．したがって，冠動脈狭窄や肥大型心筋症など，酸素の需給バランスがギリギリのところで保たれているような状態によっては，カテコラミンの使用が生命予後を悪化させてしまう可能性があるため，このような場合には厳重なモニタリングのもとで管理するべきである．心原性ショックにおけるカテコラミンの投与についての大規模な臨床研究は未だみられないが，小規模な臨床研究においてカテコラミンの投与が生命予後を悪化させるという報告がみられる[11]．

表3 ショックにおけるカテコラミンについての比較試験

報告者	患者数	種類	結果
Annane ら[5]	330	血管拡張性（敗血症性）	アドレナリン単独群とノルアドレナリン＋ドブタミン群間で，有効性，安全性に差はみられなかった
Myburgh ら[6]	280	血管拡張性	アドレナリン群とノルアドレナリン群間で設定平均動脈圧への到達に，差はみられなかった．アドレナリン群で副作用が多い可能性
De Backer ら[7]	1,679	血管拡張性	ドパミン群とノルアドレナリン群間で死亡率に差はみられなかったが，ドパミン群で副作用が多い傾向がみられた

❷ 敗血症性ショックとカテコラミン

　全身性炎症反応症候群（SIRS）は，感染を伴うことで敗血症となる．重症な敗血症の患者では，高用量のカテコラミンを使用しても血圧の維持に難渋するような病態をしばしば経験する．Boldtらは外傷や術後合併症の患者60名を対象とした臨床研究で非生存群においては，血中のアドレナリン，ノルアドレナリン濃度が生存群と比較して10倍以上高く，また高カテコラミン状態が5日を超えて持続し，多くは持続的にカテコラミンが投与されていたと報告している[4]．これは，SIRSや敗血症の病態により，高カテコラミン状態に陥っていて，いわばすでにカテコラミンの飽和状態になっているものと考えられる．したがって，このような場合にいくらカテコラミンを投与してもさらなる効果を期待できないのは明らかである．Prosの立場からは悩ましいことだが，この場合はPDE Ⅲ阻害薬，バゾプレシンなど他の心血管作動薬の使用を考えるべきである．

3 カテコラミンについてのRCT

　ショック時におけるカテコラミン投与についての大規模臨床研究は非常に少ない．現在結果が得られている臨床研究において，使用するカテコラミンの種類による効果，予後に対する差はみられていない（表3）[5〜7]．Surviving Sepsis Campaign guidelinesでは，血管収縮薬としてのノルアドレナリン，あるいはドパミンの投与にて初期平均血圧目標を65 mmHg以上にすることがグレード1C，また低心拍出状態において，ドブタミンの投与を，これもグレード1Cで推奨している[8]．

4 カテコラミンに将来はあるか？

　アドレナリンをはじめとするカテコラミンはその発見よりすでに100年を超えており，現在のEvidence Based Medicine（EBM）という概念が発生する前から経験的に使用されてきている．ただ，現在に至っては心血管作動薬の選択が広がっているにもかかわらず，漫然と，しかも長期にわたり使用するためにその効果の減弱，副作用の増加といった負の側面が出てきて

るように思われる．われわれは，ショックの循環病態を理解し，病態生理学的な解釈に基づいたカテコラミンの選択・使用をするべきだと思われる[9]．

❶ モニターによる循環動態の把握

従来はSwan-Ganzカテーテルを用いて心拍出量（cardiac output：CO），心係数（cardiac index：CI），末梢血管抵抗（systemic vascular resistance：SVR）などのパラメーターを観察してきたが，最近ではより簡便にこれらの指標を評価できるフロートラックセンサー，およびこれと組み合わせて中心静脈酸素飽和度（$ScvO_2$）の連続モニターが可能なプリセップCVオキシメトリーカテーテル（双方ともにEdwards Lifesciences社製）などが使用可能[10]であり，これらを使うことにより低侵襲で必要な情報が得られる．また動脈ラインやパルスオキシメーターの圧波形の変化からおおまかな循環動態の変化を捉えることも可能であり，さらに心エコーによる評価も循環動態の把握には非常に重要である．

❷ 他の心血管作動薬との併用

ショックに対するカテコラミン治療が長期にわたると炎症によるNOの過剰発現，心筋細胞のチャネルリモデリング，カテコラミン受容体の減少など，カテコラミンがもはや効果を発揮できなくなるような病態に変化してくる．そのような場合にはバゾプレシンやPDE Ⅲ阻害薬，レボシメンダンなどのカルシウム感受性増強作用のある薬剤などの併用が想定される．このような作用機序の違う薬剤を早期から併用することにより，お互いに単剤同士の場合より投与量を減らすことが可能となり，副作用発現，効果減弱などの望ましくない作用を抑制することが期待される．しかし，この点については未だ，エビデンスは存在せず今後の研究が期待される．

文献・参考図書

1) Vincent, J. L., et al. : Dopamine versus norepinephrine : is one better? Minelva Anesthesiol, 75 : 333-337, 2009
   ↑カテコラミンのショック時における作用について簡潔にまとめてある．

2) Barth, E., et al. : Glucose metabolism and catecholamines. Crit Care Med, 35 : S508-518, 2007
   ↑カテコラミン使用時の糖代謝の変化について詳しく説明してある．

3) Weil, M. H., et al. : Proposed reclassification of shock states with special reference to distributive effects. The Fundamental Mechanisms of shock（Hinshaw, L. B., Cox, B. G., eds.）, Plenum Press, New York, pp.13-23, 1972
   ↑ショックの分類について解説してある．

4) Boldt, J., et al. : Alterations in circulating vasoactive substances in the critically ill—a comparison between survivors snd non-survivors. Intensive Care Med, 21 : 218-225, 1995
   ↑重症患者の血中カテコラミン値や血行動態の変化についての研究．

5) Annane, D., et al. : Norepinephrine plus dobutamine versus epinephrine alone for management of septic shock : a randomized trial. Lancet, 370 : 676-684, 2007
   ↑ショック時のカテコラミン投与についてのRCT．

6) Myburgh, J., et al. : A comparison of epinephrine and norepinephrine in critically ill patients. Intensive Care Med, 34 : 2226-2234, 2008
   ↑ショック時のカテコラミン投与についてのRCT．

7) De Backer, D., et al. : Comparison of dopamine and norepinephrine in the treatment of shock. N Engl J Med, 362 : 779-789, 2010
　↑ショック時のカテコラミン投与についてのRCT.

8) Dellinger, R. P., et al. : Surviving sepsis campaign: international guidelines for management of severe sepsis and septic shock : 2008. Crit Care Med, 36 : 296-327, 2008
　↑敗血症治療のガイドライン．一度は目を通してほしい．

9) 松田直之：敗血症治療ガイドラインの今後の展望―わが国における現状を踏まえて．医学のあゆみ，227：937-943, 2008
　↑われわれの敗血症治療についての思いが詰まっている必読文献．

10) http://www.edwards.com/jp/products/mininvasive/flotracsensor.htm
　↑フロートラック紹介サイト．

11) Felker, G. M., et al. : Inotropic therapy for heart failure: an evidence-based approach. Am Heart J, 142 : 393-401, 2001

第4章 ショック治療のエビデンス ～Pros & Cons～

Pros & Cons

2 カテコラミンの使い方 Pros & Cons
② Cons 反対論

松田直之

ここが論点！

Cons 反対論
- カテコラミンの適正使用：高濃度のドパミンとドブタミンは有害である
- アドレナリン作動性β受容体シグナル：さまざまな病態で障害されている
- カテコラミンの免疫破綻作用：白血球系細胞は高容量カテコラミンで障害される
- カテコラミンの細菌増殖作用：細菌は高濃度カテコラミンで増殖する

■ はじめに

　私は若い頃，「カテコラミンというのは，まずドパミンで開始して，だめならドブタミン，それでもだめならノルアドレナリン，それでも駄目ならアドレナリンと順番で使うんだ．その順番に重症度が高くなる」と，先輩に教えられた．これは，今なおSOFAスコア（Sequential Organ Failure Assessment score）の循環の重症度評価として用いられているが，病態生理学的にカテコラミンを選択するうえでは正しいとはいえない．カテコラミンを投与する際には，大量投与は免疫破綻をきたすことを念頭に置き，最小で最大の効果を得るように工夫することが大切である．このために，ショックの病態生理を十分に理解することが大切である．適切な循環モニタリングから，カテコラミン選択を工夫することが大切である．カテコラミンは，1秒でも早くテーパリング（減量・中止）できるように管理することが，ショック管理のコツとポイントである．

Cons 反対論

1 カテコラミンの厳格使用について

　ショックの4つの主要病態において，カテコラミンは目的に応じて使い分ける必要がある．もちろん，大前提として，輸液による心前負荷に耐えられない心筋症，弁膜症，慢性心不全，

高齢者などではホスホジエステラーゼⅢ（PDEⅢ）阻害薬やドブタミンなどを用いなければならないかもしれない．また，脳血流低下の可能性のある極端なショック状態ではアドレナリンを用いることを避けることはできない．しかし，持続投与でカテコラミンを用いる場合には，何を期待してカテコラミンを使用するのかを明確にするべきである．カテコラミン使用では，①心収縮力を高めたいのか，②血管を拡張したいのか，③血管を収縮させたいのか，④心拍数を増加させたいのか，この4つの側面を厳格化することが不可欠である．実際のショック管理では大量のカテコラミン投与は不要であり，ドパミンやドブタミン $5\,\mu g/kg/$ 分以上，ノルアドレナリン $0.3\,\mu g/kg/$ 分以上の大量投与は，これらの組み合わせなどによる間違った使い方の結果である．カテコラミンを数時間にわたり持続投与する際には，心前負荷と体血管抵抗の評価，そして輸液や利尿薬や血液浄化法などによる循環血液量の是正が不可欠である．

2 脱ドパミン作戦

　従来，カテコラミン投与はドパミンから始めると教育されてきたが，これはショックの病態生理が十分に考慮されていなかった時代の話である．ショックを適正管理する場合には，ドパミンは不要である．

　ドパミンは，ドパミン受容体，アドレナリンβ受容体，アドレナリンα1受容体の順で各受容体親和を高めるため，アドレナリンα1受容体作用を期待する $10\,\mu g/kg/$ 分以上の持続投与では，すでにドパミン受容体やβ受容体の作用が出現していることに注意する．数時間を超えるカテコラミン持続投与においては，作用発現に必要なカテコラミン受容体のみを選択的に刺激することで，カテコラミン投与量を最小化できる．ドパミン使用を避ける方法として，私の提唱している図1を参考として頂きたい．

MEMO ❶ ドパミンの利尿作用：原尿産生は増加しない

　ドパミンの作用するドパミン受容体は，DA1〜DA5受容体の5種類が同定されている．このうち，利尿に関与する主なドパミン受容体はDA1受容体とDA2受容体である．この2つの受容体は主に近位尿細管と集合管に存在し，近位尿細管でのcAMP産生量を調節している．DA1受容体は，cAMP産生を増加させることにより尿細管側でNa^+-H^+交換系を抑制し，血管側でNa^+-H^+ ATPaseを抑制し，尿細管でのNa^+と水の再吸収を抑制し，利尿を促進させる．一方，腎輸入細動脈および輸出細動脈にもDA1受容体とDA2受容体は存在し，輸入細動脈と輸出細動脈の拡張性に関与している．しかし，これらの細動脈系の拡張度はドパミンにより均質化する傾向があり，糸球体血流量は増加するものの，輸入細動脈と輸出細動脈の圧較差が高まらないために糸球体濾過量は増加しにくい．このように，ドパミン少量持続投与は，糸球体の原尿産生を増加させるわけではなく，尿細管再吸収を抑制することが特徴であり，フロセミド（ラシックス®）の尿細管再吸収抑制作用を超えるものではない．

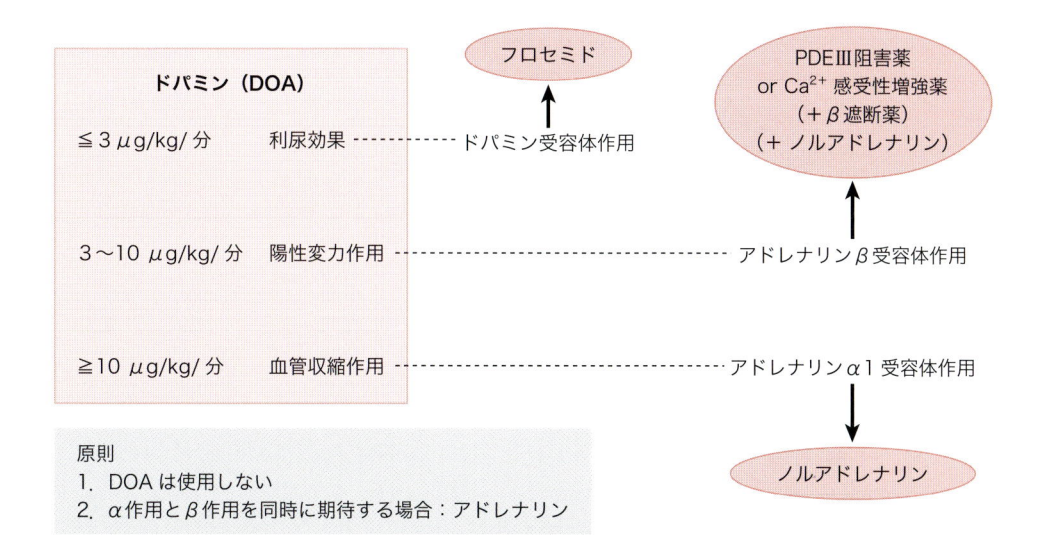

```
ドパミン（DOA）                                    フロセミド          PDEⅢ阻害薬
                                                              or Ca²⁺ 感受性増強薬
≦3 μg/kg/分      利尿効果 ········ ドパミン受容体作用              （＋β遮断薬）
                                                              （＋ノルアドレナリン）

3〜10 μg/kg/分    陽性変力作用 ·················· アドレナリンβ受容体作用

≧10 μg/kg/分     血管収縮作用 ·················· アドレナリンα1受容体作用

                                                              ノルアドレナリン
```

原則
1. DOA は使用しない
2. α作用とβ作用を同時に期待する場合：アドレナリン

図1　ショックにおけるカテコラミンの厳格使用

MEMO ❷　ショック管理における原尿の維持：炎症期にドパミンは有害

　すべてのタイプのショック治療で大切なことは，虚血により産生されたサイトカインの体外排出であり，このためにもっとも大切なことは原尿量や発汗量を増加させることである．現在，原尿量を増加させる可能性をもつ薬剤は，合成心房性 Na 利尿ペプチド（atrial natriuretic peptide：ANP）のみである．生体は心房拡張によりANPを産生し，原尿量を増加させるが，この人工合成製剤としてハンプ®（カリペリチド：0.05 μg/kg/分〜）がα型ANPとして持続投与できる．一方，ドパミンやフロセミドは，尿細管再吸収の抑制により，体内水分量をマイナスにもち込むのには有用だが，炎症期に用いると原尿量が低下し，炎症性サイトカインなどの排泄を遅延させ，全身性炎症と多臓器不全を増悪させる危険性をもつ．

3　ショック病態にあわせたカテコラミン投与

　緊張性気胸や出血性ショックに対してドパミン 10 μg/kg/分持続投与，このような指示を出してはいけない．心前負荷がかからない状態でアドレナリンβ受容体刺激をすることは，心臓を空打ちさせるだけの作用しかなく，かつ心室筋細胞の細胞内 Ca²⁺ 過負荷を生み，心拡張不全を増悪させる．細胞内 Ca²⁺ 過負荷傾向の強い蘇生後に，ドパミンを大量に用いることも，病態生理学的にはナンセンスである．すべてのカテコラミンは，初期量を高容量で用いることにより，簡単に言えばびっくりする，易しく言えば心筋細胞になじまない，つまり同種の心筋細胞

といえども作用の不均一性が生じ，心筋や血管平滑筋の反応性が低下する．心肺蘇生後にドパミン 5 μg/kg/分開始などと安易に教えることは，病態生理学的には間違いである．必要ならば，2 μg/kg/分レベルのドブタミンか PDE III 阻害薬であるが，体血管抵抗の調節にノルアドレナリンを併用せざるをえないかもしれない．

❶ 心外閉塞性ショック

　心外閉塞性ショック，まさに肺血栓栓塞症によるショックでは，右心前負荷増大と左心前負荷低下が特徴となる．肺血栓栓塞症では輸液により右心前負荷をさらに高め，結果として左心前負荷をできるだけ高めることが必要であり，そのうえで右心収縮性を高めるために最大 5 μg/kg/分レベルまでのドブタミンを許容する．このレベルで循環が改善できない場合は，経皮的心肺補助装置（percutaneous cardiopulmonary support：PCPS）の適応である．一方，突然の極度の低血圧により輸液負荷を待てない状況では，脳血流および冠血流を維持するために，やむをえず体血管抵抗を高める必要があり，アドレナリンβ受容体刺激に加えて，アドレナリンα1受容体刺激を必要とする．このため，PCPS 導入までの短時間において，α1受容体作用とβ受容体作用をもつアドレナリンの適応である．いずれにせよ，原因となる血栓の溶解や除去，そして残存する体内血栓対策が不可欠となる．このような心機能評価として，エコーにより心前負荷と心収縮性を時系列でモニタリングすることが不可欠である．

❷ 拘束性ショック

　緊張性気胸や心タンポナーデにおけるカテコラミンの使用は，脳血流や冠血流を守るための一時的なものであり，気胸や心タンポナーデの改善をはかることが根治的療法の第1義である．脳血流や冠血流を守るためには心前負荷を高める必要があり，体血管抵抗を弱めるアドレナリン作動性β2受容体を刺激するべきではなく，薬理学的にはドパミンやドブタミンは使用するべきではない．重篤な血圧低下でやむをえず脳血流を守るためには，α1受容体作用とβ受容体作用をもつアドレナリンを選択するべきである．

❸ 血液分布異常性ショック

　敗血症性ショックに代表される血液分布異常性ショック，すなわち敗血症性 warm shock は，血管拡張物質の過剰産生により体血管抵抗が低下することが主病態である．このような病態に，ドパミンやドブタミンを使用すると，アドレナリン作動性β2受容体刺激により体血管抵抗が減弱し，さらにβ2受容体を介して頻脈傾向が助長する．一方，このような状態の心室筋はβ受容体を介した陽性変力作用が減弱しており，陽性変力作用を通常量のドパミンやドブタミンに期待できない[1,2]．つまり，血液分布異常性ショックでは，カテコラミンを用いるならばアドレナリンα1受容体刺激を期待して，ノルアドレナリンを 0.05〜0.2 μg/kg/分のレベルに留めるとよい．循環血液量が相対的に低下しているために，ショック出現 3 時間まで晶質液であれば 2 L/時以上のレベルの輸液速度で心前負荷を高めることも不可欠である．このようななかで，心エコーなどにより，心前負荷と心収縮性を時系列でモニタリングするとよい．

❹ 循環血液量減少性ショック

　出血性ショックでもっとも注意するべき点は，絶対的なヘモグロビンと凝固因子の低下である．循環血液量を輸液で急激に補正する際には，ヘモグロビンや凝固因子が具体的に低下して示されてくる．まず，重要なことは細胞外液を晶質液などで補うとともに，ヘモグロビン濃度を 7 g/dL 以上に維持することである．冠動脈病変に対するリスク症例では，ヘモグロビン濃度を 10 g/dL 以上に維持する．

　このような出血性ショックで，安易にドパミンやドブタミンを用いて昇圧を試みようとすると，心仕事量の増加により心筋自体の酸素消費量が増加し，心拍出量は増えても組織末梢への酸素運搬が障害される可能性がある．また，ノルアドレナリンを用いると細動脈収縮作用により組織末梢への酸素運搬が低下し，組織虚血により活性酸素や一酸化窒素などの血管拡張物質の産生が高まり，血液分布異常性ショックを併発しやすい．このように，出血性ショックでは，十分な輸液と適切な輸血が不可欠であり，カテコラミンを優先させるべきではない．極度の下痢や嘔吐による体液量減少状態でも，細胞外液を十分な輸液で補うことが重要であり，安易にカテコラミンを用いるべきではない．

MEMO ❸　動脈血酸素含量 (CaO_2 : content of arterial oxygen)

　動脈血中の酸素含量は，動脈血ガス分析の動脈血酸素分圧（PaO_2）が主体なわけではなく，ヘモグロビンとヘモグロビン酸素飽和度が重要である．以下が，CaO_2 の計算式である．

$$CaO_2 \,(mL/dL) = 1.34 \times Hb \times SaO_2/100 + 0.0031 \times PaO_2$$

　酸素マスク 4 L/分で Hb 7 g/dL，SaO_2 98％，PaO_2 100 mmHg の患者であれば，CaO_2 は約 9.5 mL/dL となる．この CaO_2 で心拍出量係数が 2.2 L/分/m^2 であれば，末梢組織の酸素供給が低下する可能性があり，出血性ショックでのヘモグロビン濃度を 7 g/dL を超えて保つ理論となる．

---

❺ 心原性ショック

　心原性ショックにおいて，注意すべき点は血液分布異常性ショックを合併しやすく，ショック遷延と利尿低下により血管内皮細胞傷害が併発し，cold shock として末梢循環不全が不可逆的になることである．現在，虚血部位での血管内皮細胞機能を維持するために日本で用いることのできるものは，AT Ⅲ製剤とリコンビナントトロンボモデュリン（リコモジュリン®）である．また，長期の心原性ショックでは，血管平滑筋の繊維化により，拘束性にアドレナリン作動性 β2 受容体刺激による血管拡張能が減弱する．このように，体血管抵抗が心原性ショックの進展により，低下する可能性に注意する．

　心筋梗塞後などの心原性ショック初期には，適切な心前負荷の状態でも心収縮性が損なわれている場合も多く，すでに心筋細胞内 Ca^{2+} 過負荷となっている場合も多い．このような患者の

多くは，β受容体を介した細胞内情報伝達に異常をきたしている場合が多く，Ca^{2+}感受性増強作用を併せもつピモベンダン（アカルディ®）が望ましく，経口投与できない場合にはPDE Ⅲ阻害薬（ミルリノン，オルプリノン）とする．

また，敗血症やアナフィラキシーでは，心房浮腫や心拡張障害が生じる．現在用いることができる薬剤としては，Ca^{2+}感受性増強作用を併せもつピモベンダンが望ましい．

> **MEMO 4** 人工心肺を用いた心臓手術におけるドパミンとドブタミン
>
> 　人工心肺を用いた心臓血管手術において，人工心肺離脱時にドパミンとドブタミンを5μg/kg/分で開始するなどの間違ったことをしているようではいけない．人工心肺の体内への影響は，炎症性サイトカインや血管拡張物質（一酸化窒素など）の過剰産生による血液分布異常性ショックと心拡張不全，そして低体温の影響による細胞内Ca^{2+}過負荷による心拡張不全に起因する．心臓手術自体は心外傷であるため，この外傷をカテコラミンで薬理学的に改善させることはできない．重視すべきことは，心前負荷と体血管抵抗のバランスであり，適切な心前負荷に反応しない場合には，PDE Ⅲ阻害薬かCa^{2+}感受性増強薬を選択する．

4 心室筋細胞内情報伝達への病態修飾

　心室筋のアドレナリン作動性受容体（β–R）を介した細胞内情報伝達を図2に示した．ドパミンやドブタミンによるβ–R刺激は，活性型Gタンパク（Gsα）を介したアデニル酸シクラーゼ（AC），cyclic AMP（cAMP），protein kinase A（PKA）の活性化を介して，L型Ca^{2+}チャネルからのCa^{2+}流入と，Ca^{2+}をリガンドとする筋小胞体（sarcoplasmic reticulum：SR）のリアノジン受容体（Ry-R）を介したCa^{2+} induced Ca^{2+} release（CICR）を導き，細胞内Ca^{2+}濃度を高める．これに対して，Na^+–Ca^{2+}交換系（NCX）とSRが，細胞内Ca^{2+}濃度上昇を緩衝し，細胞内Ca^{2+}濃度を低下させ，心室筋拡張期を作る．こうした約1秒前後の細胞内Ca^{2+}濃度の変化が，トロポニンを介した心室筋の収縮と拡張に関与している．しかし，虚血心筋や低体温，糖尿病心筋では，この細胞内情報伝達に変化が生じることを念頭に置く必要がある．

　まず，虚血状態の心筋では細胞内H^+濃度が上昇するために，Na^+–H^+交換系（NHX）が活性化し，細胞外にH^+排泄を行うことで細胞内Na^+濃度が上昇しやすくなる．細胞内Na^+濃度上昇に伴い，NCXが細胞内にCa^{2+}を取り込むように逆回転し，細胞内Ca^{2+}過負荷が生じ，心拡張不全が生じる．これが，気絶心筋（myocardial stun）のメカニズムである．

　また，低体温で心室筋の細胞内Ca^{2+}過負荷が生じることはよく知られている．34℃以下の低体温ではL型Ca^{2+}チャネル機能は保たれるが，温度依存的にNCXの機能が損なわれるために，細胞内Ca^{2+}過負荷が生じやすい．このため，低体温状態で安易にドパミンやドブタミンを使用すると，細胞内Ca^{2+}過負荷がさらに進行し，心拡張不全が増悪する．このため，低体温時の低血圧や心停止では，β受容体を刺激しないことが推奨される．カナダのキングサーモンが

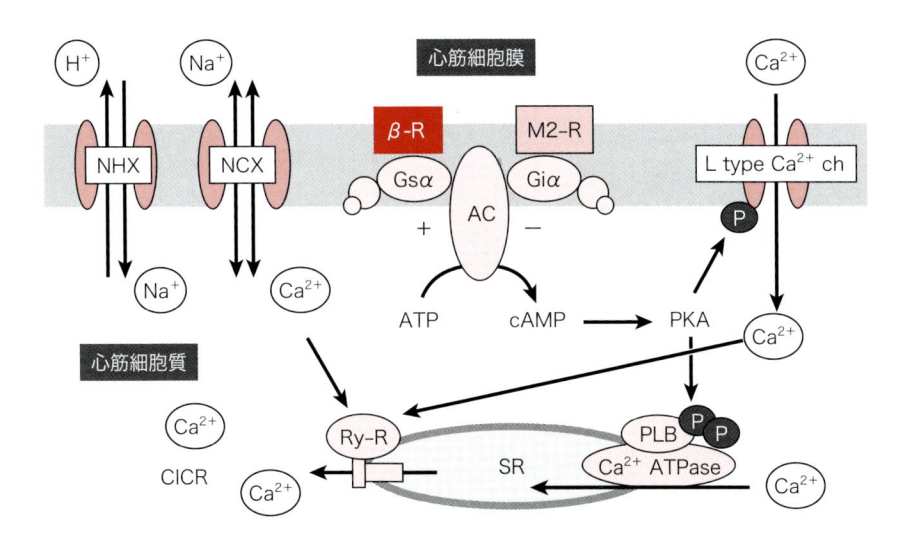

図2　アドレナリン作動性β受容体を介した心室筋の陽性変力作用

　なぜ冷たい川で游ぐことができるのか，この理由として，低体温で機能低下を示さないNCXへの変異があることが知られている．

　さらに，糖尿病の心室筋では，SRのホスホランバン（PLB）のリン酸化がprotein kinase C（PKC）で制御されており[3]，慢性的にCa^{2+} ATPase（SARCA2a）が活性化し，SRのCa^{2+}取り込みの周期性が障害されている．また，細胞膜上のNCXが減少するため，細胞内Ca^{2+}過負荷が生じやすい[4]．このため，糖尿病罹患歴の長い患者にドパミンやドブタミンを安易に用いると，心筋細胞内Ca^{2+}過負荷が惹起され，心拡張障害が生じやすい．

　以上のような心筋細胞内Ca^{2+}過負荷を抑制するように，転写領域sterol regulatory elementなどの活性化により，虚血，糖尿病，高齢者では細胞膜上に抑制型Gタンパク（Giα）が増加し，迷走神経刺激によるアセチルコリンに対してムスカリン受容体（M2-R）の反応性が高く保たれ，さらにドパミンやドブタミンによる陽性変力作用が減じられている．

　以上は，代表的な心室筋のβ受容体を介した細胞内情報伝達系の異常である．このような心筋にカテコラミンを大量投与しても心拡張能が障害され，心収縮能は改善しない．

5 カテコラミンの免疫破綻作用

　アドレナリン作動性β受容体は，心血管系に限らず，単球/マクロファージ，細胞傷害性T細胞などのリンパ球，好酸球，肥満細胞にも発現している．ドパミンやドブタミンは濃度依存的に，単球/マクロファージを一時的に活性化させるが，主にβ2受容体を介してマクロファージの泡沫化を促進させ[5]，機能を失活させる．また，好中球は女性優位にβ2受容体を高発現しており[6]，カテコラミン刺激により遊走能を亢進させ，血管内皮への接着を高め，活性酸素やエラスターゼの放出を高め，血管内皮細胞傷害を進展させることが知られている．一方，T

細胞やNK細胞などのリンパ球は高密度にβ受容体を発現しており[7]，正常人でも朝高く，就眠前に低いという日内変動がある．ドパミンやドブタミンを5μg/kg/分を超えて持続投与している状態では，リンパ球数の増加が抑制される．このような観点から，単球/マクロファージやリンパ球などのホメオスタシスを維持させるためには，鎮静と鎮痛が不可欠であり，また高濃度カテコラミンの長期投与を避けるべきなのである．ショック患者の管理で，リンパ球数が増加しない原因として，低栄養以外に，カテコラミンの不適切な使用を念頭に置くとよい．カテコラミンにより免疫能が低下し，感染症が生じやすくなる．

6 カテコラミンの細菌増殖作用

黄色ブドウ球菌，表皮ブドウ球菌，大腸菌をはじめ，ショック後の管理における接触感染として問題となるさまざまな菌種には，ドパミンやドブタミンに反応するカテコラミン受容体に類似した受容体が存在することが知られている．特に，メチシリン耐性表皮ブドウ球菌（MRSE），メチシリン耐性黄色ブドウ球菌（MRSA）などの生体に寄生して数種のアミノ酸を利用して生存する菌種では，カテコラミンから身を守るための工夫として，カテコラミン刺激によりバイオフィルムを形成し，組織に定着する機能をもつ[8]．ドパミンやドブタミンは濃度依存的にさまざまな菌種に作用し，cAMP産生を介して細菌繁殖を高める[9]ため，カテコラミンをできるだけ用いないように工夫することが，ショック管理の治療成績を高めるために重要である．一方，さまざまな菌種にホスホジエステラーゼとcAMPが存在することが確認されている[10]．相同性評価をする限り，ヒトと細菌のホスホジエステラーゼとの相同性は30％以下と低いものの，PDE III阻害薬が細菌のcAMP活性を高めるかどうかは不明であり，PDE III阻害薬の使用も最小量の持続投与にとどめることが望ましい．

■おわりに

カテコラミンの使い方には，センスが必要である．無駄なカテコラミンを併用することにより，循環動態を損ねている場合をきわめて多く認める．ショック管理でまず重要なことは，ドパミンやドブタミンを可能な限り，使わないことである．ドパミンやドブタミンはなくても十分にショック管理ができる．このことを，おそらく皆が発見するであろう．カテコラミン厳格使用とは，最小量のカテコラミンで最大効果を得るための教育的用語であり，抗菌薬の適正使用と同様にショック管理における重要なキィ・ワードとなるであろう．

文献・参考図書

1) Rudiger, A., Singer, M. : Mechanisms of sepsis-induced cardiac dysfunction. Crit Care Med, 35 : 1599-1608, 2007
　↑アドレナリンβ受容体を介した心室筋の陽性変力作用が敗血症病態で障害されるメカニズムが，総説としてまとめられている．

2) Cariou, A., et al. : Is myocardial adrenergic responsiveness depressed in human septic shock? Intensive Care Med, 34 : 917-922, 2008
　↑ヒト敗血症性ショックでは，ドブタミンにより左室の陽性変量作用が期待できないことが示されている．

3) Watanuki, S., et al. : Protein kinase C modulation of the regulation of sarcoplasmic reticular function by protein kinase A-mediated phospholamban phosphorylation in diabetic rats. Br J Pharmacol, 141 : 347-359, 2004

　↑糖尿病の心室筋で，筋小胞体ホスホランバンのリン酸化がプロテインキナーゼCで制御され，筋小胞体不全が生じていることを明らかにした原著論文である．

4) Hattori, Y., et al. : Diminished function and expression of the cardiac Na^+-Ca^{2+} exchanger in diabetic rats: implication in Ca^{2+} overload. J Physiol (London), 527 : 85-94, 2000

　↑糖尿病ラットモデルにおいて，心室筋のCa^{2+}代謝が障害され，心拡張障害が生じることを見出した私の1997年の大学院時代の研究である．

5) Tan, K. S., et al. : β2 adrenergic receptor activation stimulates pro-inflammatory cytokine production in macrophages via PKA- and NF-κB-independent mechanisms. Cell Signal, 19 : 251-260, 2007

　↑マクロファージはアドレナリンβ2受容体刺激で活性化し，炎症性サイトカインを放出し，死を早めることを論じた原著論文である．

6) de Coupade, C., et al. : Beta 2-adrenergic receptor regulation of human neutrophil function is sexually dimorphic. Br J Pharmacol, 143 : 1033-1041, 2004

　↑ヒト好中球はアドレナリン作動性β2受容体を発現しており，女性ホルモンによる転写調節により女性でこの発現密度が高い．好中球のカテコラミン刺激により，好中球の遊走能が低下することが示されている原著論文である．

7) Kohm, A. P., Sanders, V. M. : Norepinephrine and beta 2-adrenergic receptor stimulation regulate CD4$^+$ T and B lymphocyte function in vitro and in vivo. Pharmacol Rev, 53 : 487-525, 2001

　↑アドレナリン作動性β2受容体刺激により，リンパ球機能とリンパ球数が低下することを論じた総説である．

8) Lyte, M., et al. : Stimulation of Staphylococcus epidermidis growth and biofilm formation by catecholamine inotropes. Lancet, 361 : 130-135, 2003

　↑アドレナリン作動性β受容体刺激が，表皮ブドウ球菌の繁殖やバイオフィルム産生を促進させるという原著論文である．

9) Freestone, P. P., et al. : Blockade of catecholamine-induced growth by adrenergic and dopaminergic receptor antagonists in Escherichia coli O157:H7, Salmonella enterica and Yersinia enterocolitica. BMC Microbiol, 2007 ; 7 : 8

　↑ドパミン受容体刺激が大腸菌，サルモネラ，エルシニア，腸球菌の繁殖に関与していることを解説している．

10) Shenoy, A. R., Visweswariah, S. S. : New messages from old messengers: cAMP and mycobacteria. Trends Microbiol, 14 : 543-550, 2006

　↑さまざまな菌種にさまざまなホスホジエステラーゼとcAMPが存在している．ヒトのホスホジエステラーゼとの相同性は50％以下と低いものの，ホスホジエステラーゼⅢ阻害薬が細菌のcAMP活性を高めるかどうかは不明であり，当研究室でも検討を開始した．

第4章 ショック治療のエビデンス ～Pros & Cons～

Pros & Cons

3 ステロイド Pros & Cons

Pros 賛成論　**Cons 反対論**

松田直之

ここが論点!

Pros 賛成論
- ステロイドパルス療法：ショックの予後を改善させるというエビデンスはない
- アナフィラキシー：少量ステロイド療法が推奨される
- 副腎クリーゼ：少量ステロイド療法が推奨される
- 甲状腺機能低下症：T4補充，少量ステロイド療法が推奨される
- 敗血症性ショック：少量ステロイド療法にエビデンスがある

Cons 反対論
- グルココルチコイド受容体は敗血症では減少する
- 敗血症病態の初期は，一般に血漿コルチゾール濃度が上昇している
- 鎮静のレベルを調節すれば副腎機能低下を制御できる可能性がある

■ はじめに

　ステロイドは，転写因子 nuclear factor-κB（NF-κB）や activator protein-1（AP-1）を抑制する作用をもつため，炎症に関与する多くの物質の産生が抑制され，炎症を軽減できるはずである．しかし，臨床研究では大量ステロイド療法が否定され，少量ステロイド療法の有効性のみが現在も検討されている．ステロイドは必ずしも大量に使用しても，濃度依存的効果が出現しないようである．これはどうしてなのか．本稿では，ショックや随伴する急性肺傷害におけるステロイド療法について，Pros（賛成論）と Cons（反対論）の観点よりまとめる．

Pros 賛成論

　ショックにおけるステロイド療法は，これまでの臨床研究によりステロイドパルス療法が否定され，少量ステロイド療法として，現在は認識されている．

表1　静注用合成グルココルチコイドの力価と半減期

商品名	一般名	等価投与量	生物学的半減期
水溶性ハイドロコートン® クレイトン®	ヒドロコルチゾンリン酸エステルナトリウム	200 mg	8〜12時間
サクシゾン® ソル・コーテフ®	ヒドロコルチゾンコハク酸エステルナトリウム		
水溶性プレドニン®	プレドニゾロンコハク酸エステルナトリウム	50 mg	12〜36時間
ソル・メドロール®	メチルプレドニゾロンコハク酸エステルナトリウム	40 mg	12〜36時間
デカドロン®	デキサメタゾンリン酸エステルナトリウム	5〜7.5 mg	36〜54時間
リメタゾン®	デキサメタゾンパルミチン酸エステル		
リンデロン®	ベタメタゾンリン酸エステルナトリウム	5〜7.5 mg	36〜54時間

1 ショックにおける少量ステロイドの適応

　少量ステロイド療法は，成人の場合，ヒドロコルチゾンであれば約4 mg/kg/日，メチルプレドニゾロンであれば約1 mg/kg/日レベルのグルココルチコイド補充療法である．現在，ショック病態で推奨されるグルココルチコイドは，半減期が短く調節性のよいものであり，デキサメタゾンのような血漿除去半減期の長いものは推奨されない（表1参照）．ショックにおける少量ステロイド療法の適応は以下である．

- アナフィラキシーショック
- 副腎クリーゼによるショック
- 甲状腺機能低下によるショック
- 敗血症性ショック

2 アナフィラキシーショック

　アナフィラキシーショックでは，初期にはアドレナリン投与によりアドレナリン作動性β2受容体を介して，肥満細胞のヒスタミン放出や好酸球のPAF（platelet activating factor：血小板活性化因子）放出を抑制し，血管拡張や血管透過性亢進を抑制することが重要である．アナフィラキシーの死亡の約75％以上は，喉頭浮腫や喘息様症状による気道閉塞である．アナフィラキシーショックにアドレナリンを使用するのは，このような血管透過性亢進および血管拡張に関与する物質の脱顆粒を抑制できるからである．さらに，β2受容体を介した気管支拡張作用や，α1受容体を介した血管収縮作用や，合併の可能性がある心アナフィラキシーに対してβ受容体を介した陽性変力作用を期待するからである．ヒスタミン受容体はヒトの心房筋や心室筋にも存在し[1]，微弱ながらも陽性変力作用や陽性変時作用に関与している．

　一方，少量ステロイドは，DNA上の**steroid response element**を介してβ2受容体の転

写を亢進させる．アナフィラキシーは，遅延して再燃する可能性があり，これを抑制するのがステロイド少量投与の意義である．通常は，ヒドロコルチゾンを1日300 mgの3分割静注とし，少なくとも1日は入院経過観察とする．少なくとも72時間まで，アナフィラキシーの再燃の可能性はある[2]．このようなアナフィラキシーにおいて，1日量1〜2gレベルのメチルプレドニゾロンを用いた大量ステロイド療法が有効とするエビデンスはない．

3 羊水塞栓症によるショック

　羊水塞栓症の中心的病態は，羊水の静脈内流入後の肺塞栓症による閉塞性ショックと，羊水と白血球系細胞の反応による血管透過性亢進および血管拡張物質の産生である．後者のアナフィラキシー様反応には，少量ステロイド療法が有効となる可能性があるが，羊水塞栓症にアナフィラキシーが必ず合併するわけではない[3]．羊水塞栓症では，肥満細胞からのトリプターゼ放出が高まることが知られているが，常にヒスタミンなどの脱顆粒が亢進するわけではない[4]．羊水塞栓症によるショックでは，アナフィラキシーの合併を評価し，少量ステロイド療法の適応を検討する．

4 副腎クリーゼによるショック

　副腎クリーゼは，コルチゾールが絶対的または相対的に低下する病態であり，コルチゾールの生理作用が低下した状態である．コルチゾールは，副腎髄質や交感神経におけるカテコラミン合成に関与するばかりか，血管内皮細胞の過分極による細胞膜安定化作用や，グルココルチコイド受容体を介して血管内皮細胞などのタイトジャンクション分子であるオクルジン（occludin）などを転写段階で産生し[5, 6]，血管透過性亢進や細胞浮腫を抑制する．
　ショック病態や全身性炎症病態では，ストレス反応により正常より高い血漿コルチゾール濃度となるが，血漿コルチゾール濃度＜15μg/dLで相対的副腎機能低下を疑い，血漿コルチゾール濃度＜2μg/dLで絶対的副腎機能低下を疑う．ショック管理における低栄養や播種性血管内凝固症候群の合併により，副腎皮質細胞はオートファジーやアポトーシスを起こすばかりか，副腎出血を合併し，副腎は絶対的機能不全となる可能性がある．ショック遷延の状態では副腎クリーゼを疑い，血漿コルチゾール濃度を適時測定し，少量ステロイド療法の適応を評価するとよい．ショック管理における250μg ACTH負荷試験は，ショック管理における鎮痛・鎮静の影響により，反応に乱雑さが認められ，必ずしも鋭敏ではない．血漿コルチゾール濃度30〜50μg/dLレベルの維持を，急性期管理では目標とする．

5 甲状腺機能低下によるショック

　甲状腺ホルモンは，心拍数，心機能，血管透過性の調節に関与する．徐脈傾向を伴うショック，ショックの持続するケースでは，甲状腺ホルモン（T3, T4）およびTSHの測定を行う．甲状腺ホルモンの半減期は，正常時では約7日だが，ショックなどの急性期は4日レベルに短縮

表2　メチルプレドニゾロン少量持続投与法

経過日	メチルプレドニゾロン	静脈内投与法
初期のARDS		
ローディング	1 mg/kg	30分間で投与
1〜14日目	1 mg/kg/日	持続投与
15〜21日目	0.5 mg/kg/日	持続投与
22〜25日目	0.25 mg/kg/日	持続投与
26〜28日目	0.125 mg/kg/日	持続投与
難治的ARDS		
ローディング	2 mg/kg	30分間で投与
1〜14日目	2 mg/kg/日	持続投与
15〜21日目	1 mg/kg/日	持続投与
22〜25日目	0.5 mg/kg/日	持続投与
26〜28日目	0.25 mg/kg/日	持続投与
29〜30日目	0.125 mg/kg/日	持続投与

文献10より引用

される．グルココルチコイドはT3からT4への転換を抑制する作用があり，甲状腺ホルモン受容体と親和性の強いT3を維持するために，少量ステロイド療法が有効である．T4補充（レボチロキシン：チラーヂン®S）で甲状腺ホルモンを補充する場合には，初日500μg，2日目より100μg/日とするが，甲状腺ホルモンはコルチゾール代謝を促進させるため，血漿コルチゾール濃度が低下する可能性に注意する．コルチゾール分泌低下による2次性甲状腺機能低下の可能性も含めて，血漿コルチゾール濃度を測定する必要があり，甲状腺ホルモンの検索とあわせて，少量ステロイド療法の適応を評価するとよい．

6 敗血症性ショック

現在，Surviving Sepsis Campaign guidelines[7]では，輸液や血管作動薬に反応しない敗血症性ショックに対して，ヒドロコルチゾン1日量300 mg以下の静脈内投与を推奨している．これらは，2002年にJAMAに報告されたAnnaneら[8]のデータを基盤とする．Annaneら[9]は2009年にJAMAにsystematic reviewとして，重症敗血症や敗血症性ショックにおける少量ステロイド療法の有効性とステロイドパルス療法の無効性をまとめている．現在，MeduriやAnnaneら[10]は，重症敗血症や敗血症性ショックだけではなく，急性肺傷害に対しても少量メチルプレドニゾロンの持続投与法を推奨している（表2参照）．このような少量ステロイド療法は，ステロイドパルス療法と異なり，再感染症増加や免疫抑制を導くというエビデンスはない．このため，敗血症性ショックに限らず，重症敗血症では少量ステロイド療法を推奨する気風がある．

一方，敗血症や急性肺傷害の管理において，治療成績を高めるために留意すべきことは低栄養や播種性血管内凝固症候群に対する早期からの対応であり，随伴する副腎機能低下を予防することである．副腎機能が低下した場合は，エビデンスに関係なく，少量ステロイド療法をステロイドカバーとして施行せざるをえない．

Cons 反対論

　敗血症性ショックや重症敗血症において，少量ステロイド療法は，相対的あるいは絶対的副腎機能不全を合併した場合にのみ，ステロイド補充療法としての意義がある．少量ステロイド療法を施行する際には，ステロイドカバーとしての位置づけを明確とすべきである．

　通常，輸液や血管作動薬に反応しない敗血症性ショックは，発症後1日以上が経過した場合や汎発性腹膜炎のようなグラム陰性菌などの菌体成分が血中できわめて高い病態である．このような病態では，ステロイドを使用する前に，エンドトキシン吸着療法などの別な治療が有効かもしれない．

　敗血症の急性期は，血漿コルチゾール濃度の上昇によりグルココルチコイド受容体数が減少しており，病態生理学的にはグルココルチコイドの抗炎症作用を期待しにくい．

1 鎮痛・鎮静による偽性副腎クリーゼ

　敗血症性ショックの管理において，交感神経緊張を緩和するために鎮痛と鎮静が施されている場合には，これらの鎮痛薬や鎮静薬による副腎機能低下を評価する必要がある．多くの鎮痛薬や鎮静薬は視床下部–下垂体系を介した間接的なコルチゾール分泌抑制に加え，副腎皮質を直接に抑制し，コルチゾール分泌を低下させる薬理作用をもつ．

　海外でよく用いられるエトミデートやミダゾラム[11]などのベンゾジアゼピン系鎮静薬，また，本邦でもよく用いられるプロポフォール[12]，そして，合成麻薬であるフェンタニール[13]などのオピオイドは，下垂体前葉からのACTHの放出を抑制し，さらに副腎皮質からのコルチゾール分泌を直接的に抑制する可能性がある．鎮静に用いられているアドレナリンα_2作動薬デクスメデトミジン[14]も副腎皮質束状帯におけるコルチゾール産生を抑制する作用がある．このような鎮痛・鎮静の副腎機能抑制を念頭に置き，少量ステロイド療法に際しては，まず昼夜の覚醒リズムを含めて，鎮痛と鎮静を適正化する必要がある．

2 敗血症病態におけるグルココルチコイド受容体発現

　敗血症病態初期のwarm shockの病態では，一般にフリー体のコルチゾールが上昇することが知られている．コルチゾールの担体であるコルチコステロイド結合グロブリンは好中球エラスターゼの基質であり，敗血症で増加する好中球から放出される好中球エラスターゼによりコルチコステロイド結合グロブリンが切断され，フリー体のコルチゾールの遊離が高まる[15]．さ

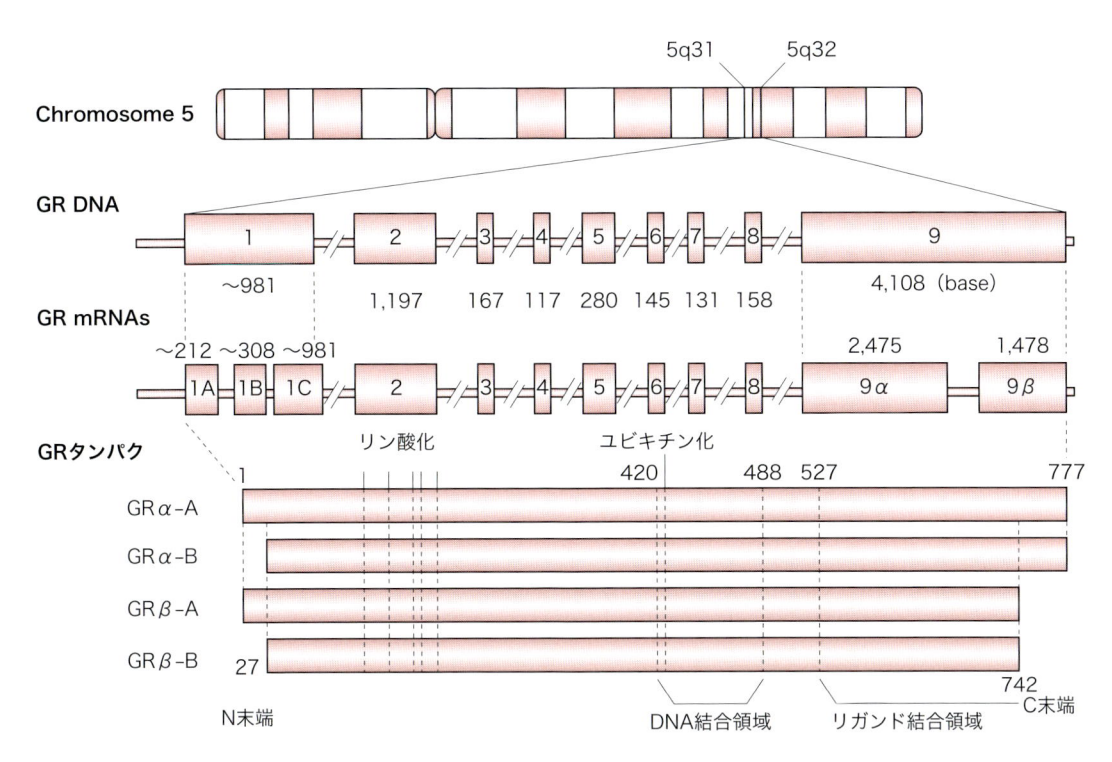

図　グルココルチコイド受容体の転写と翻訳

　らに，敗血症性ショックでは血清アルブミン濃度の低下と並行して，コルチコステロイド結合グロブリンが低下する傾向があり[16]，フリー体のコルチゾールが増加し，グルココルチコイド受容体作用が増強しやすい．

　このような観点より，少量ステロイド療法を用いる際には血漿コルチゾール濃度が$50\,\mu g/dL$を超えていないこと，用いるならば間歇的投与ではなく持続投与とすることが，病態生理学的に期待される．

> **MEMO ❶　グルココルチコイド受容体作用**
>
> 　ヒトのGR遺伝子はクロモゾーム5q31-32に位置し，Nuclear Receptor Subfamily 3, Group C, member1（*NR3C1*）に分類されている．GRのDNAは図に示すように9つのエクソンから構成され，GR mRNAへの転写段階でエクソン9の選択的スプライシングのために9αと9βの2つのバリアントが生じ，翻訳後のC末端領域の違いからリガンド結合活性をもつGRαと活性とリガンド結合活性をもたないGRβが生成される．エクソン1などのスプライシングを加えるとGRには少なくとも7種類以上のmRNAが存在し，翻訳開始点の選択などにより，タンパクレベルではGRαA，GRαB，GRβA，GRβB，GRγなどの表現型が存在する．

このGRのうち核内へ移行してさまざまな物質の転写活性を直接に調節するのはGRαである．GRβはグルココルチコイドと結合できず，GRαと結合することでGRαとグルココルチコイドの結合を抑制する．GRγはさまざまな腫瘍細胞に発現が増加することが知られており，グルココルチコイドと結合するものの，その作用力価は弱い．GRは脳（大脳皮質，視床背側核，海馬，嗅覚皮質，小脳扁桃，縫線核），肺，心臓，肝臓，腎臓，膵臓，骨格筋，脂肪組織，血管内皮，免疫担当細胞，炎症性細胞などのさまざまな細胞に発現しているが，同一の細胞種といえども，その発現量は均質ではない．

　通常GRαは，細胞質内でHSP90，HSP70，イムノフィリンなどと結合することでグルココルチコイドとの結合ポケット構造を形成している．このリガンド結合領域にグルココルチコイドが結合するとGRα-グルココルチコイド複合体となり，核内へ約30分以内に移行する．GRα-グルココルチコイド複合体は転写因子NF-κBと直接に結合し，NF-κB活性を減じることで炎症性物質や炎症性サイトカインなどの産生を抑制する．また，GRα-グルココルチコイド複合体はFosファミリーやJunファミリーと結合することで，それらが結合するDNA上のAP-1転写活性領域phorbol 12-o-tetradecanoate-13-acetate-responsive element（TPA-responsive element：TRE）の活性を抑制する．NF-κBやAP-1は，炎症病態における炎症性物質産生と細胞の生死を制御する代表的な転写因子である．また，核内へ移行したGRα-グルココルチコイド複合体は，DNA上のglucocorticoid response element（GRE）と結合し，MAPK phosphatase 1（MKP-1），inhibitory-κB（I-κB），IL-1 receptor antagonist，lipocortin-1などの転写を直接的に高め，炎症を制御する．

　以上の機序をふまえると，グルココルチコイド投与により，GRαを介した抗炎症作用が期待できるが，グルココルチコイド投与によりGRαは比較的速やかに消失してしまう点に，作用持続性が期待できない．さらに，敗血症病態では血漿コルチゾール濃度の上昇によりグルココルチコイド受容体が減少していることが基礎研究で確認された[17]．

■おわりに

　現在，ショックに対するステロイド療法は，ステロイドパルス療法ではなく，少量ステロイド療法である．現在，私は，適切な鎮痛・鎮静状態で，かつ副腎機能低下が進行する状態において，MeduriやAnnaneらが推奨する，メチルプレドニゾロン少量持続投与（表2）を用いることが多い．この手法は，私の臨床においては，敗血症性ショックだけではなく，重症急性肺傷害にも効果を示す．このような方法を，本邦でも再評価していくとよい．

文献・参考図書

1) Matsuda, N., et al. : Histamine H1- and H2-receptor gene and protein levels are differentially expressed in the hearts of rodents and humans. J Pharmacol Exp Ther, 309 : 786-795, 2004
   ↑ヒトの心房筋や心室筋にはヒスタミンH1受容体やH2受容体が発現し，陽性変力作用や陽性変時作用に関与している．

2) Tole, J. W., Lieberman, P. : Biphasic anaphylaxis: review of incidence, clinical predictors, and observation recommendations. Immunol Allergy Clin North Am, 27 : 309, 2007
   ↑アナフィラキシーは2相性に出現する可能性があり，72時間までは再発する可能性がある．

3) Benson, M. D. : A hypothesis regarding complement activation and amniotic fluid embolism. Med Hypotheses, 68 : 1019-1025, 2007
   ↑羊水塞栓症は，補体を活性化させるが，アナフィラキシーが生じるという明確なエビデンスはない．

4) Benson, M. D., et al. : Immunologic studies in presumed amniotic fluid embolism. Obstet Gynecol, 97 : 510-514, 2001
   ↑羊水塞栓症では，肥満細胞からのトリプターゼ放出が高まること可能性があるが，常にヒスタミンなどの脱顆粒が亢進するわけではない．

5) Harke, N., et al. : Glucocorticoids regulate the human occludin gene through a single imperfect palindromic glucocorticoid response element. Mol Cell Endocrinol, 25 ; 295 : 39-47, 2008
   ↑グルココルチコイドによるオクルジン産生作用と血管透過性維持についての原著論文．

6) Harhaj, N. S., Antonetti, D. A. : Regulation of tight junctions and loss of barrier function in pathophysiology. Int J Biochem Cell Biol, 36 : 1206-1237, 2004
   ↑血管透過性バリアとして働くタイトジャンクションタンパクについての総説．ショック病態では，オクルジンだけではなく，ZO-1ファミリー，クロージンなどの発現に，グルココルチコイドが強く関与する可能性が示唆される．

7) Dellinger, R. P., et al. : Surviving Sepsis Campaign: international guidelines for management of severe sepsis and septic shock: 2008. Crit Care Med, 36 : 296-327, 2008
   ↑米国集中治療医学会やヨーロッパ集中治療医学会などの15の集中治療医学会が連動して改訂した2008年の敗血症管理の治療ガイドライン．

8) Annane, D., et al. : Effect of treatment with low doses of hydrocortisone and fludrocortisone on mortality in patients with septic shock. JAMA, 288 : 862-871, 2002
   ↑ヒドロコルチゾン50 mg 1日4回投与とフルドロコルチゾン50 μg 1日1回投与により，敗血症性ショック患者の死亡率が有意に改善したという，敗血症性ショックにおける少量ステロイド療法の有効性を強く示した原著論文．

9) Annane, D., et al. : Corticosteroids in the treatment of severe sepsis and septic shock in adults : a systematic review. JAMA, 301 : 2362-2375, Review, 2009
   ↑大量ステロイド療法ではなく，少量ステロイド療法がショック離脱率と28日死亡率を改善させるというsystematic review．ここで用いられた少量ステロイド療法は，分割投与，持続投与などの投与方法がまちまちであり，投与方法に関する明確なエビデンスは未だ得られていない．

10) Meduri, G. U., et al. : Activation and regulation of systemic inflammation in ARDS: rationale for prolonged glucocorticoid therapy. Chest, 136 : 1631-1643, 2009
    ↑Meduri達は，急性肺傷害に対しても少量ステロイド療法の有効性を提唱しており，現在，少量メチルプレドニゾロンの持続投与法を推奨している．

11) Broadbear, J. H., et al. : Self-administration of methohexital, midazolam and ethanol: effects on the pituitary-adrenal axis in rhesus monkeys. Psychopharmacology, 178 : 83-91, 2005
    ↑ミダゾラムの副腎抑制作用を，サルで評価した原著論文．

12) Lambert, A., et al. : On the assessment of the in vitro biopotency and site (s) of action of drugs affecting adrenal steroidogenesis. Ann Clin Biochem, 23 : 225-229, 1986
    ↑プロポフォールの鎮静薬の副腎抑制作用を，モルモットで評価した原著論文．

13) Hall, G. M., et al. : Site of action of fentanyl in inhibiting the pituitary-adrenal response to surgery in man. Br J Anaesth, 65 : 251-253, 1990
    ↑フェンタニールの副腎抑制作用をヒトで評価した原著論文．

14) Maze, M., et al. : Effects of dexmedetomidine, a novel imidazole sedative-anesthetic agent, on adrenal steroidogenesis : in vivo and in vitro studies. Anesth Analg, 73 : 204-208, 1991
    ↑デクスメデトミジンの副腎抑制作用をイヌで評価した原著論文．

15) Hammond, G. L., et al. : A role for corticosteroid-binding globulin in delivery of cortisol to activated neutrophils. J Clin Endocrinol Metab, 71 : 34-39, 1990

　↑好中球から放出される好中球エラスターゼによりコルチコステロイド結合グロブリンが切断され，フリー体のコルチゾールの遊離が高まる．

16) Beishuizen, A., et al. : Patterns of corticosteroid-binding globulin and the free cortisol index during septic shock and multitrauma. Intensive Care Med, 27 : 1584-1591, 2001

　↑敗血症病態ではコルチコステロイド結合グロブリンが低下するために，フリー体のコルチゾール濃度が上昇し，グルココルチコイド受容体作用が強まる．

17) Kamiyama, K., et al. : Modulation of glucocorticoid receptor expression, inflammation, and cell apoptosis in septic guinea-pig lungs using methylprednisolone. Am J Physiol Lung Cell Mol Physiol, 295 : L998-6, 2008

　↑モルモットに大腸菌リポポリサッカライドを腹腔内投与して作成した敗血症モデルでは，血漿コルチゾール濃度が時系列で高まり，肺や血管や免疫担当細胞のグルココルチコイド受容体数発現が正常より低下する．グルココルチコイド受容体数は，メチルプレドニゾロン投与により，さらに減少することが確認された．

第4章 ショック治療のエビデンス 〜Pros & Cons〜

バゾプレシン Pros & Cons

Pros 賛成論 **Cons 反対論**

布宮　伸

ここが論点！

Pros 賛成論
- 生理学的に AVP（バゾプレシン）は，低血圧時に血中濃度が上昇して昇圧効果を発揮するが，種々のショック患者で血中 AVP 濃度の減少が報告されている
- さまざまな動物実験や症例報告で，ショック治療における AVP の有用性が認められており，一部ではガイドラインにも収載されている

Cons 反対論
- これまでに示されたショック治療における AVP の有用性の根拠はほとんどが動物実験や症例報告にとどまり，エビデンスとなり得る大規模な無作為比較臨床試験は行われていない
- AVP の血管収縮作用はきわめて強力で，虚血性副作用をきたさないで昇圧作用を発揮する至適用量は未だに不明であり，臨床使用は時期尚早である

■はじめに

　視床下部で合成され下垂体後葉から分泌されるバゾプレシン（arginine vasopressin：AVP）は，強力な抗利尿作用をもつホルモンで，生理的濃度（1〜7 pg/mL）では血圧に対する作用はみられないが，低血圧時にはストレスホルモンとして血中濃度が（およそ10〜200 pg/mLまたはそれ以上に）上昇し，抗利尿作用を失いながら，血管平滑筋を収縮させて昇圧作用を示すようになる[1]．低血圧刺激による AVP 放出は，下垂体における貯蔵量の10〜20％程度が一気に動員されると考えられているが，一方で，放出された AVP は肝・腎で急速に代謝されるため，血中半減期は10〜35分程度と短い．したがって，低血圧によって一時的に急上昇した AVP の血中濃度は，低血圧が遷延することで下垂体後葉での枯渇と肝・腎での代謝により，急速に低下すると考えられている[2]．

これまでにもさまざまな動物実験でショック治療におけるAVPの有用性が報告されているが，ショック治療におけるAVPの位置づけには未解決の問題が多い．本稿では，臨床的重要性と頻度の観点から，敗血症性ショックと外傷性（出血性）ショックに絞って，AVP治療の根拠について概説する．

敗血症性ショック

Pros 賛成論

1 ガイドラインに記載されている治療法である

　敗血症の病態生理が次第に明らかになるに伴い，現在の敗血症治療の世界標準と目されるSurviving Sepsis Campaign guidelines[3]（SSCG2008）では，敗血症性ショックに対する昇圧薬の第1選択はノルアドレナリン（NA）もしくはドパミンであり，AVPは低容量（200～300 mg/日）ステロイドとともにカテコラミン不応性ショックに対する第2選択として位置づけられている．

2 有用性を示す臨床試験

　理論的根拠[1,4]に基づき，Landryらのグループは敗血症性ショックに対する無作為臨床試験[5]を行い，敗血症性ショック患者におけるAVPの昇圧作用，カテコラミン削減効果，腎機能改善効果などを見出した．一方，Russellら[6]は，「生理的投与量」（0.01～0.04 U/分で血中濃度が25～100 pg/mL）と「薬理学的投与量」（0.04 U/分を超える投与量で血中濃度を100 pg/mL以上に保つ）の概念を持ち出し，高用量では腸間膜や腎，冠動脈などの収縮による虚血性副作用の危険を警告しながら，「生理的投与量」であれば，腸管や心筋虚血などの副作用なく昇圧作用が得られることを確認した[7]．これらの成績が，2008年のVASST[8]として有名な，多施設無作為比較臨床試験の敢行につながっている．

　VASSTでは，成人敗血症性ショック患者778人を，生理的投与量のAVPを追加した群（AVP群）と5～15μg/分のNA増量群（NA群）に分け，その予後を検討したところ，副作用の頻度はNA群で心停止が，AVP群で指尖虚血が多い傾向があったものの総じて有意差はなく，28日死亡率，90日死亡率にも両群に有意差は認められなかったが，高用量のNAを必要としなかった軽症例のサブ解析ではAVP群で有意に死亡率が改善されたとしている（表1）．

　さらにこのVASSTは，治療薬としてステロイドを併用した589人でのサブ解析[9]も行われており，AVP群で28日死亡率の低下（35.9％ vs 44.7％，p＝0.03）が報告されている．

表1　VASST[8]

	NA群	AVP群	p値
28日死亡率（%）	39.3	35.4	0.26
90日死亡率（%）	49.6	43.9	0.11
ICU日数（日）	16	15	0.14
入院日数（日）	26	27	0.23
副作用（%）			
心筋虚血	1.8	2.0	1.00
心停止	2.1	0.8	0.14
致死性不整脈	1.6	2.0	0.79
腸管虚血	3.4	2.3	0.39
指尖虚血	0.5	2.0	0.11
脳血管障害	0.3	0.3	1.00
その他	0.5	1.3	0.45
サブ解析			
重症群			
28日死亡率（%）	42.5	44.0	0.76
90日死亡率（%）	52.8	51.8	0.84
軽症群			
28日死亡率（%）	35.7	26.5	0.05
90日死亡率（%）	46.1	35.8	0.04

> **MEMO ❶ VASST (Vasopressin and Septic Shock Trial)**
>
> 　2001～2007年にかけてカナダ，豪州，米国で行われた大規模な多施設臨床研究．5μg/分以上のNA（もしくはこれに相当するカテコラミン）投与下の成人敗血症性ショック患者778人を，0.01～0.03 U/分のAVPを追加した群と5～15μg/分のNA増量群の2群に分け，その予後を検討した．

Cons 反対論

1　臨床試験の問題点

　VASST以前に行われた敗血症性ショックに対するAVPの比較臨床試験はわずかに2つ[5, 7]

表2　VASSTの主な問題点[10]

① 対象から一定のハイリスク患者を除外しているため試験全体の死亡率が総じて低めに出ており，selection-biasの可能性を排除できない
② AVP群での副作用発現頻度はNA群と同程度になっているが，心疾患患者を対象から除外しなければ死亡率はもっと高くなるだろう
③ 試験開始時点での平均動脈圧が72〜73 mmHgもあり，カテコラミン不応性ショックに対するAVPの効果をみているとはいえない
④ 試験開始まで平均12時間もかかっているのは大きな問題．敗血症性ショック患者の予後を左右するのは，昇圧薬として何を使うかではなく，いかに短時間で昇圧させるかである

のみで，いずれも昇圧効果やカテコラミン削減効果，腎機能改善効果などは認められるものの，臓器障害や最終的な死亡率改善効果，安全性などを評価するには規模が小さい．また，VASSTにも，試験自体の問題点（表2）が数多く指摘されており[10]，AVPの有効性はわずかに軽症例でのサブ解析で確認されたにとどまっている．さらに，動物実験ながらAVPによって肝・腎・膵血流の低下を確認した報告[11]や，AVP追加によって逆に死亡率が上昇した観察研究[12]なども報告されており，最終的な結論を得るには未解決の問題が多い．

■ 現時点での結論[13]

SSCG2008以降も多くの報告があったが，いずれも決定的なものはない．結局は何か1つが最良ということではなく，**病態にあわせて昇圧薬の最適な組み合わせを探る**，というのが現時点ではベストではないか．また，AVPの投与量も，病態に合わせた再考が必要．

外傷性（出血性）ショック

Pros 賛成論

1 有効性を示す多くの基礎実験

外傷性ショックに対する晶質液大量投与による初期蘇生への反省（腹部コンパートメント症候群，肺水腫，心不全，腸管麻痺，希釈性凝固障害など）から，受傷直後から早期に昇圧薬を投与して輸液量を削減する流れが広まりつつある[14]．この背景にあるのは出血性ショックに対するAVP投与の有効性を示した多くの動物実験である[15〜17]．

表3 外傷性ショックに対する無作為臨床試験[18]

	対照群	AVP群	総計	p値
例数（人）	40	38	78	
24時間死亡率（%）	22.5	13.2	17.9	0.283
5日死亡率（%）	25.0	13.2	19.2	0.185
30日死亡率（%）	27.5	34.2	30.8	0.521
多臓器障害（%）	17.5	23.7	20.5	0.499
5日目までの晶質液量（L）	16.0	13.2		0.03
5日目までの血液製剤量（L）	5.4	3.8		0.04

2 有用性を示す臨床試験

　外傷性ショックに対するAVPの有効性を検討したはじめての無作為臨床試験[18]が，最近終了した．すでに4Lを上回る輸液を受けている患者や心肺蘇生を受けている患者などを除外した18歳以上の成人で，収縮期血圧が90 mmHgを下回る低血圧を示す受傷後6時間以内の外傷性ショック患者を対象に，AVP群にはAVP 4 U bolusの後，5時間にわたって生理食塩液200 mL/時とAVP 0.04 U/分を投与し，対照群は生理食塩液の輸液のみとしたところ，AVP群で5日間にわたって晶質液や血液製剤などの総輸液量が減少し，5日死亡率は有意に改善した（表3）．
　ヨーロッパにおいても同様の臨床試験（VITRIS-study）[19]が，現在進行中である．

> **MEMO 2　VITRIS-study (Vasopressin in Refractory Traumatic Hemorrhagic Shock)**
> 　原文はドイツ語で，Vasopressin zur Therapie eines therapierefraktären traumatisch-hämorrhagischen Schocks (Die VITRIS-Studie)．オーストリア，ドイツ，スイス，オランダを中心としたヨーロッパのドクターヘリチームによる多施設臨床研究．外傷現場での超早期からのAVP投与の効果を検討する目的で2007年より開始されているが，未だに終了していない．

Cons 反対論

1 これで有効と言えるのか

　外傷性（出血性）ショックに対する早期のAVP投与が，大量輸液のみによる蘇生に比べて有用であるかのような報告は，いずれも動物実験や数例の臨床報告のみである．
　観察研究ながら，外傷性ショック患者921人の大規模な検討[20]では，AVPだけでなく，NA，

フェニレフリン，ドパミンを含めた早期の昇圧薬使用は種類によらず予後不良の独立危険因子になるとして，外傷性ショックの初期蘇生は大量輸液を優先すべきであるとしている．

また，米国で敢行された無作為臨床試験[18]でも，5日死亡率は前述の通り低下したが，30日死亡率では有意差はないもののむしろAVP群で増加傾向にあり，副作用の頻度や臓器障害の程度にもAVPの有用性は認められていない（表3）．何よりこの臨床試験は，当初333人のエントリーを予定して計画されたが，症例集めの困難さや資金難などからわずか78人で終了しており，VITRIS-study[19]も，同様の理由で半ば頓挫している．

■ 現時点での結論

長年AVPの有効性を検討してきたVoelckelら[21]は，「外傷による死亡原因は失血と中枢神経障害であり，いかに止血術までの時間を稼ぐかがポイントである．大量の輸液を背負って移動するわけにはいかない戦場では有用かもしれないが，**出血性ショックに対する一般社会でのAVPのルーチン使用はまだ時期尚早**」と結論付けている．

■ おわりに

救急・集中治療領域ではエビデンスレベルの高い治療法が少ないが，その背景には質の高い大規模臨床比較試験が，米国においてすら行い難いという事情がある．ショック治療におけるAVPの意義も，その代表としてあげられよう．臨床医としては混乱するばかりである．

文献・参考図書

1) Landry, D. W., Oliver, J. A. : The pathogenesis of vasodilatory shock. N Engl J Med, 345 : 588-595, 2001
 ↑ショック治療におけるAVPの意義を示した代表的総説．

2) Rajani, R. R., et al. : Vasopressin in hemorrhagic shock : review article. Am Surg, 75 : 1207-1212, 2009
 ↑ショック治療におけるAVPの意義を振り返った最近の総説．

3) Dellinger, R. P., et al. : Surviving Sepsis Campaign : international guidelines for management of severe sepsis and septic shock. Intensive Care Med, 34 : 17-60, 2008（erratum in : Intensive Care Med, 34 : 783-785, 2008）
 ↑細かな問題が指摘されてはいるものの，現在の敗血症治療の世界標準とされているガイドライン．

4) Landry, D. W., et al. : Vasopressin deficiency contributes to the vasodilation of septic shock. Circulation, 95 : 1122-1125, 1997
 ↑敗血症患者では相対的AVP欠乏が生じており，0.01〜0.04 U/分のAVP持続投与で血中濃度が25〜100 pg/mLとなることを確認．

5) Malay, M. B., et al. : Low-dose vasopressin in the treatment of vasodilatory septic shock. J Trauma, 47 : 699-703, 1999
 ↑わずか10例の小規模試験ながら，敗血症性ショックに対する低容量AVPの昇圧作用を臨床的にはじめて確認した．

6) Holmes, C. L., et al. : Physiology of vasopressin relevant to management of septic shock. Chest, 120 : 989-1002, 2001
 ↑彼らが精力的な臨床試験を始めるにあたってのAVPの総説．その後の臨床試験におけるAVP投与量に影響したように思える．

7) Patel, B. M., et al. : Beneficial effects of short-term vasopressin infusion during severe septic shock. Anesthesiology, 96 : 576-582, 2002

↑ n＝24の小規模試験ながら，0.01〜0.04 U/分で血中濃度が25〜100 pg/mL程度の低容量AVPの安全性を確認した．

8) Russell, J. A., et al. : Vasopressin versus norepinephrine infusion in patients with septic shock. N Engl J Med, 358 : 877-887, 2008

↑ 敗血症性ショックに対して行われたこれまででもっとも大規模な多施設無作為比較臨床試験．

9) Russell, J. A., et al. : Interaction of vasopressin infusion, corticosteroid treatment, and mortality of septic shock. Crit Care Med, 37 : 811-818, 2009

↑ VASSTのサブ解析でステロイドを併用した589人での検討．

10) Parrillo, J. E. : Septic shock—vasopressin, norepinephrine, and urgency. N Engl J Med, 358 : 954-956, 2008

↑ VASSTに対する論説．

11) Krejci, V., et al. : Vasopressin in septic shock : effects on pancreatic, renal, and hepatic blood flow. Crit Care, 11 : R129, 2007

↑ ブタの腹膜炎モデルで，0.06 IU/kg/時のAVP投与によって主として門脈血流の減少による肝血流低下と膵・腎の微細循環減少を引き起こす．血圧上昇に相殺され尿量自体は保たれたものの，AVPの臨床使用には注意が必要．

12) Micek, S. T., et al. : Addition of vasopressin to norepinephrine as independent predictor of mortality in patients with refractory septic shock : an observational study. Surg Infect, 8 : 189-199, 2007

↑ 137人の観察研究ながら，AVPの追加により28日死亡率が悪化した（54.4％ vs 20.3％，$p < 0.05$）．

13) Maybauer, M. O., Walley, K. R. : Best vasopressor for advanced vasodilatory shock : should vasopressin be part of the mix? Intensive Care Med, 36 : 1484-1487, 2010

↑ 敗血症性ショックに対するAVPの意義を再考する新しい総説．

14) Cotton, B. A., et al. : The cellular, metabolic, and systemic consequences of aggressive fluid resuscitation strategies. Shock, 26 : 115-121, 2006

↑ 外傷性ショックに対する晶質液大量投与による初期蘇生の問題点を概説した総説．

15) Morales, D., et al. : Reversal by vasopressin of intractable hypotension in the late phase of hemorrhagic shock. Circulation, 100 : 226-229, 1999

↑ 出血性ショック時の昇圧にはNAやドパミンよりAVPの方が有用．

16) Voelckel, W. G., et al. : Arginine vasopressin, but not epinephrine, improves survival in uncontrolled hemorrhagic shock after liver trauma in pigs. Crit Care Med, 31 : 1160-1165, 2003

↑ 肝外傷による出血性ショック時には，アドレナリンよりもAVPが有用．

17) Raedler, C., et al. : Treatment of uncontrolled hemorrhagic shock after liver trauma : fatal effects of fluid resuscitation versus improved outcome after vasopressin. Anesth Analg, 98 : 1759-1766, 2004

↑ 肝外傷による出血性ショック時には，大量輸液よりもAVPが有用．

18) Cohn, S. M., et al. : Impact of low-dose vasopressin on trauma outcome: prospective randomized study. World J Surg, 35 : 430-439, 2011

↑ 2007〜2009年にかけて米国で行われた外傷性ショックに対する輸液蘇生とAVP追加の無作為臨床試験．

19) Lienhart, H. G., et al. : Vasopressin zur Therapie eines therapierefraktären traumatisch-hämorrhagischen Schocks. Die VITRIS.at-Studie. Anaesthesist, 56 : 145-150, 2007

↑ ヨーロッパで現在進行中の外傷性ショックに対するAVPの臨床試験を告知した論文．ただし，ドイツ語．

20) Sperry, J. L., et al. : Early use of vasopressors after injury: caution before constriction. J Trauma, 64 : 9-14, 2008

↑ 外傷性ショックの初期蘇生は大量輸液を優先すべきで，早期の昇圧薬使用は危険とした観察研究．

21) Voelckel, W. G., et al. : Vasopressin for hemorrhagic shock management: revisiting the potential value in civilian and combat casualty care. J Trauma, 69 : S69-74, 2010

↑ 長年，外傷性ショックとAVPの検討を続けてきた研究者の現時点での結論．

第4章 ショック治療のエビデンス ～Pros & Cons～

5 敗血症患者における血糖管理 Pros & Cons

Pros 賛成論　**Cons 反対論**

江木盛時

ここが論点！

Pros 賛成論
- 敗血症患者で生じる急性高血糖は，血清浸透圧上昇，好中球機能低下などの有害作用を呈する
- 急性期高血糖の制御により患者予後改善の報告がある

Cons 反対論
- 正常血糖帯（80～110 mg/dL）を目標とする強化インスリン療法を行うと低血糖の発生率が増加する
- 強化インスリン療法による患者予後悪化の報告がある

■ はじめに

敗血症患者では，急性期高血糖が頻繁に生じる．血糖管理により敗血症患者の予後が変わる可能性が示唆されており，敗血症患者の血糖管理は重要である．本稿では，敗血症患者の目標血糖値をどのように行うべきか解説する．

Pros 賛成論　高血糖の制御は，敗血症患者を救う

1 急性期高血糖の発生

敗血症患者では，血糖上昇ホルモン分泌促進・サイトカインの増加が生じ，

① 平滑筋の糖の取り込み障害および利用障害
② 肝臓での糖新生の増加

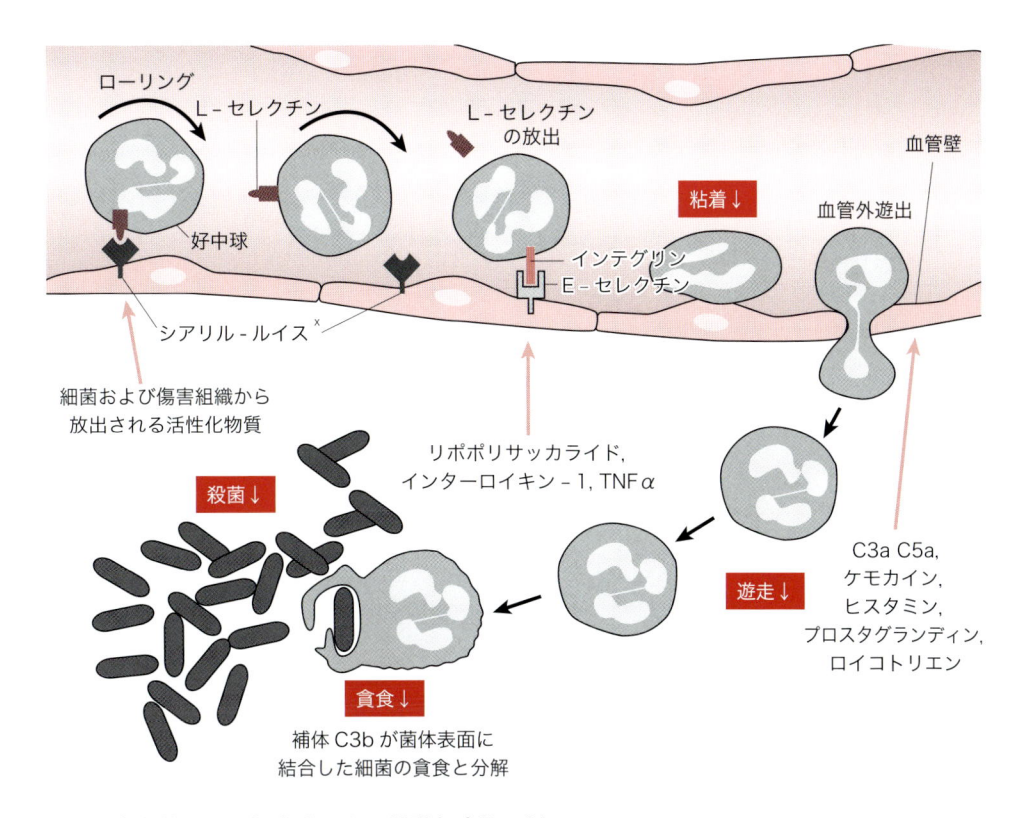

図1　高血糖による好中球による基礎免疫能の低下
200 mg/dL 以上の高血糖では，多核白血球の粘着能，走化能，貪食能，殺菌能の4つの重要な機能が総じて低下すると報告されている

③　グリコーゲン産生の減少
④　遊離脂肪酸の増加

などの炭水化物代謝の変化が生じる．これらの変化は，インスリン抵抗性の増大を惹起し，急性期高血糖を引き起こす．

また，ステロイド投与，高カロリー輸液，カテコラミン投与などの敗血症に対する治療も高血糖を惹起する（医原性高血糖）．このように，敗血症患者の急性期高血糖は，患者重症化に伴うストレス性高血糖と治療に伴う医原性高血糖が相加的に働いて生じる．

2 高血糖の有害性

高血糖が発生あるいは継続することにより，感染防御能が低下する．200 mg/dL 以上の高血糖では，多核白血球の粘着能・走化能・貪食能・殺菌能が低下することがさまざまな研究で報告されている（図1）．また，高血糖により，高浸透圧による中枢神経障害や浸透圧利尿による

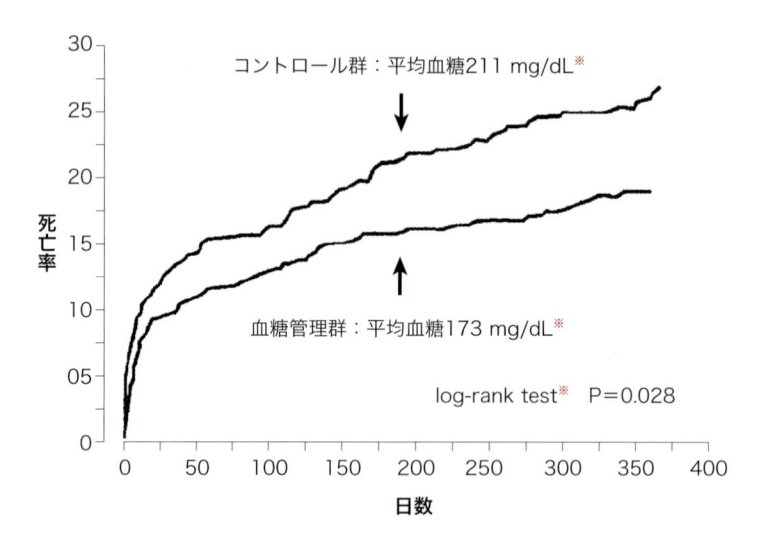

図2　DIGAMI studyの結果
※＝著者による注釈．文献1より引用

脱水などの体液バランスの失調が生じる．このため，高血糖は敗血症患者の予後に悪影響を与えると考えられている．

3 急性期高血糖の制御による急性期患者の予後改善の報告

❶ DIGAMI study

620名の糖尿病を合併した心筋梗塞患者を対象とし，高血糖許容療法（臨床上高血糖が問題とならない限りインスリンを使用しない：平均血糖値211 mg/dL）と高血糖抑制療法（目標血糖値126～196 mg/dL：平均血糖値173 mg/dL）を比較した多施設無作為化比較試験（randomized controlled trial：RCT）が1995年に報告された[1]．DIGAMI studyでは，高血糖抑制療法が，高血糖許容療法と比較して有意に1年後死亡率を低下させた（18.6％ vs. 26.1％，P＝0.027）（図2）．

❷ Leuven I study

2001年に1,548名の外科系重症患者を対象に強化インスリン療法（intensive insulin therapy：IIT）（目標血糖値80～110 mg/dL）の有効性を検討する1施設RCTが行われた．このLeuven I studyでは，IITは従来型血糖管理（目標血糖180～200 mg/dL）と比較して，ICU死亡率を3.4％有意に低下させ（P＝0.04），血液感染の発生率（IIT vs. 従来型：4.2％ vs. 7.8％，P＝0.003）および10日以上の抗菌薬投与率（11.2％ vs. 17.1％，P＜0.001）を有意に低下させた[2]．このため，Leuven I studyの報告以後，敗血症患者に対するIITの有効性が期待されるようになった．

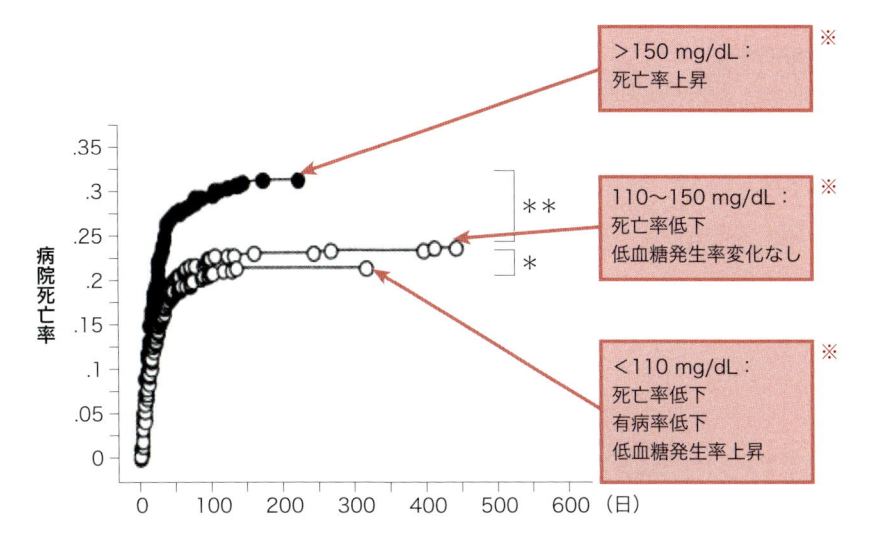

図3　Leuven studies のメタ解析の結果
＊ p＝0.02，＊＊ p＝0.007．※＝著者による注釈．文献4より引用

吹き出し注釈：
- ＞150 mg/dL：死亡率上昇
- 110〜150 mg/dL：死亡率低下，低血糖発生率変化なし
- ＜110 mg/dL：死亡率低下，有病率低下，低血糖発生率上昇

❸ Leuven II study

5年後の2006年にLeuven I study と同一の研究施設より，内科系重症患者1,200名を対象としたLeuven II study が報告された．本研究では，IIT のICU死亡率減少効果は軽微であり（IIT vs. 従来型：24.2％ vs. 26.8％, P＝0.31），血液感染の発生率（8％ vs. 7％, P＝0.5）および10日以上の抗菌薬投与率（21％ vs. 24％, P＝0.2）にも効果がなかった[3]．

❹ Leuven studies のメタ解析と Surviving Sepsis Campaign guidelines

2つのLeuven study をメタ解析した結果，110 mg/dL以下の血糖管理では，死亡率・有病率が減少するが，低血糖発生率が有意に上昇し，110〜150 mg/dLを目標とするならば，死亡率が軽減し低血糖発生率は増加しないが，有病率は減少しないと報告された[4]（図3）．この結果をもとに2008年版 Surviving Sepsis Campaign guidelines（SSCG）[5] は，敗血症患者で推奨される目標血糖値を150 mg/dL以下としている．

> **ポイント**
> 敗血症患者では，高血糖の発生は，糖尿病患者でなくても頻繁に生じる．180〜200 mg/dL以上の高血糖では，免疫能の低下，浸透圧の変化など有害作用が危惧される．高血糖を制御することで，患者死亡率や感染発生率が低下することが報告されている．

Cons 反対論　血糖はどこまで下げるべきか？

1　2008年版SSCGの問題点

　　2008年版SSCGにおける敗血症患者の血糖管理に関する推奨は，Leuven I studyの結果を中心に決定されている．しかし，Leuven I studyは，敗血症を対象とした研究ではなかったため，他の研究で血糖降下療法の効果の是非を再確認する必要があった．また，IITには，低血糖発生という副作用もあり，その有害性も考慮する必要があった．

2　低血糖の危険性

　　Leuven I studyでは，40 mg/dL以下と定義される低血糖は，IIT群で5.2％，従来群で0.8％発生した（オッズ比：6.7，P＜0.001）．しかし，敗血症患者を含む，重症患者ではどの程度の低血糖から有害となるかはよくわかっていない．後ろ向き観察研究では，低血糖の重症度は患者死亡と有意に関与し，たとえ軽度な低血糖（72 mg/dL未満）を生じた患者であっても，低血糖を起こさない患者と比べると有意に死亡率が高いという報告もある[6]．

> **ポイント**
> 　重度低血糖の発生は，氷山の一角であり，その背後に非常に多くの軽度低血糖が発生している．重症患者にとって有害となりうる低血糖の閾値はいまだ不明確で，軽度低血糖であっても，予後悪化に関与している可能性は否定できない．

3　強化インスリン療法の有効性に否定的な報告

❶VISEP trial

　　2008年，ドイツのSepNetにより，537名の敗血症患者を対象にIITの有効性を検討したVISEP trial[7]が報告された．VISEP trialは，敗血症患者を対象として，IITの効果を検証した最初のRCTである．VISEP trialでは，IIT群による28日死亡率の低下は1.3％と軽微で統計学的有意差はなかった（P＝0.74）．また，90日死亡率の検討では，IITは有意でないが4.3％死亡率を増加させた（P＝0.31）．さらに，IITは赤血球輸血率を有意に9.4％増加させ（P＝0.02），透析必要率を有意でないが5％増加させた（P＝0.19）．

　　VISEP trialでの低血糖（40 mg/dL以下）の発生率は，コントロール群の4.1％と比較して，IIT群では17.0％と有意に増加した（P＜0.001）．多変量解析を用いて，患者重症度や群分け等を調整した後も，低血糖の発生は，敗血症患者の90日死亡率の増加にかかわると報告された（ハザード比3.3：P＜0.001）．

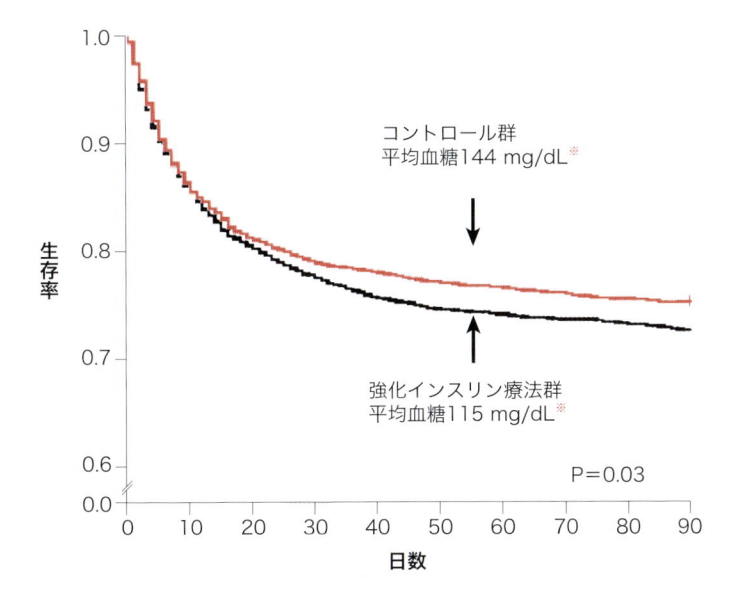

図4 NICE-SUGAR trialの結果
※＝著者による注釈．文献8より引用

❷NICE-SUGAR trial

　NICE-SUGAR trialは，4カ国42施設6,022名の集中治療患者を対象にIITの有効性を検討した最大のRCTで，IIT（目標血糖値：80〜108 mg/dL：平均血糖値115 mg/dL）の90日死亡率に対する効果を通常血糖管理群（目標血糖値144〜180 mg/dL：平均血糖値144 mg/dL）と比較した研究である．NICE-SUGAR trialでは，IITは28日死亡率を有意でないが1.5％上昇させ（P＝0.17），90日死亡率を2.6％有意に上昇させた（IIT vs. 従来型：27.5％ vs. 24.9％，P＝0.02）（図4）[8]．また，血液培養陽性率は両群間で有意差はなかった（P＝0.57）．
　重症敗血症患者を対象としたサブグループ解析でも，IITは90日死亡率を有意でないが2.5％上昇させた．NICE-SUGAR trialにおいても，VISEP study同様，敗血症患者に対するIITの有害性が報告されたことになる（図4）．

4 NICE-SUGAR trial以降のメタ解析

　Friedrichらは，集中治療患者に対するIITに関する26のRCT（13,549名の重症患者）のメタ解析を報告した．外科系および内科系ICU患者のいずれにおいてもIITは，死亡率に対する有意な効果は存在しなかった[9]（表）．

表　強化インスリン療法が死亡率に与える影響：メタ解析

	死亡数/総患者数		リスク比（95％CI）	P値
	IIT	通常血糖管理		
外科系ICU患者	549/3,113	545/3,051	0.85（0.69-1.04）	P＝0.11
内科系ICU患者	1,129/3,549	1,120/3,564	1.02（0.95-1.09）	P＝0.61
全ICU患者	1,678/6,662	1,665/6,615	0.93（0.84-1.04）	P＝0.20

文献9より

> **ポイント**
> 　間歇的血糖測定（1〜4時間ごとの血糖測定）を用いた強化インスリン療法に関し，Leuvan study以降，その有効性を再現した研究はない．死亡率上昇の報告もあるため，現在，強化インスリン療法は推奨できない．
> 　強化インスリン療法は，持続血糖測定装置など低血糖の発生を軽減できる方法を有する施設でのみ実験的に行うのが妥当である．

■おわりに

　高血糖が発生あるいは継続することにより，感染防御能が低下することがよく知られており，敗血症患者における血糖降下療法は重要である．敗血症患者に対する強化インスリン療法は，低血糖の発生頻度が高く，やや高めの140〜180 mg/dLを目標とする血糖管理が，現在，妥当である[10]．今後，小型で正確な機器によって持続血糖測定とclosed loop血糖管理が行えるようになれば，新たな知見が生まれる可能性は十分にあり，敗血症の血糖管理は今後も研究が進められると考えられる．

> **MEMO ① close loop 血糖管理**
> 　持続的血糖モニターとインスリンポンプの両者を使用し，コンピュータ制御で血糖状態に応じた必要インスリン量を計算し，補充を行う方法．血糖の推移に応じてリアルタイムにインスリン投与量を変化させることで，高血糖も低血糖も生じない理想的な血糖管理が可能となる可能性がある．

文献・参考図書

1) Malmberg, K., et al. : Randomized trial of insulin-glucose infusion followed by subcutaneous insulin treatment in diabetic patients with acute myocardial infarction (DIGAMI study) : effects on mortality at 1 year. J Am Coll Cardiol, 26 : 57-65, 1995

2) Van den Berghe, G., et al. : Intensive insulin therapy in critically ill patients. N Engl J Med, 345 : 1359-1367, 2001

3) Van den Berghe, G., et al. : Intensive insulin therapy in the medical ICU. N Engl J Med, 354 : 449-461, 2006

4) Van den Berghe, G., et al. : Intensive insulin therapy in mixed medical/surgical intensive care units : benefit versus harm. Diabetes, 55 : 3151-3159, 2006

5) Dellinger, R. P., et al. : Surviving Sepsis Campaign: international guidelines for management of severe sepsis and septic shock : 2008. Crit Care Med, 36 : 296-327, 2008

6) Egi, M., et al. : Hypoglycemia and outcome in critically ill patients. Mayo Clin Proc, 85 : 217-224, 2010

7) Brunkhorst, F. M., et al. : Intensive insulin therapy and pentastarch resuscitation in severe sepsis. N Engl J Med, 358 : 125-139, 2008

8) Finfer, S., et al. : Intensive versus conventional glucose control in critically ill patients. N Engl J Med, 360 : 1283-1297, 2009

9) Friedrich, J. O., et al. : Does intensive insulin therapy really reduce mortality in critically ill surgical patients? A reanalysis of meta-analytic data. Crit Care, 14 : 324, 2010

10) Bellomo, R., Egi, M. : What is a NICE-SUGAR for patients in the intensive care unit? Mayo Clin Proc, 84 : 400-402, 2009

第4章 ショック治療のエビデンス ～Pros & Cons～

Pros & Cons

6 ショックと蛋白分解酵素阻害薬 Pros & Cons

Pros 賛成論 **Cons 反対論**

射場敏明

ここが論点！
- ショックの本態は組織循環障害である
- その改善には血流，血圧の維持とともに血管障害への対策が必要である

Pros 賛成論
- メカニズム的には有用と考えられ，実際にこれが検証された病態もある

Cons 反対論
- どのような対象にどのようなタイミングで投与すればよいのかは十分検討されていない

■ はじめに

　ショックの概念が単なる**血圧低下から臓器循環不全状態と変化**するにつれ，その対応も血圧の上昇から循環不全の改善へと変化しつつある．特に**原因として注目されているのが，活性化好中球とそれによる血管内皮障害**であり，選択的エラスターゼ阻害薬や生理的プロテアーゼインヒビターである活性化プロテインC，アンチトロンビンの効果が期待されている．

Pros 賛成論

1 合成，抽出蛋白分解酵素阻害薬

❶ ウリナスタチンおよび類似の蛋白分解酵素阻害薬

　現在ショック（急性循環不全）を適応疾患として保険収載されている蛋白分解酵素阻害薬はウリナスタチン（ミラクリッド®）のみである．ウリナスタチンは，ライソゾーム膜の安定化作用により，トリプシン，キモトリプシン，プラスミン，ヒアルロニダーゼ，クレアチンホスホキナーゼ，リパーゼ，カルボキシペプチダーゼBなど，各種蛋白分解酵素の遊離を抑制する．

```
通常の侵襲              過大侵襲
   ↓                      ↓
  好中球                  好中球
   ↓                      ↓
 エラスターゼ          エラスターゼ ← 合成蛋白分解酵素阻害薬
   ↑(不活化)              ↓
α₁-アンチトリプシン   【組織障害】
                       ・弾性線維
                       ・プロテオグリカン
                       ・膠原線維
                       ・アンチトロンビン
                       ・α₂-プラスミンインヒビター
```

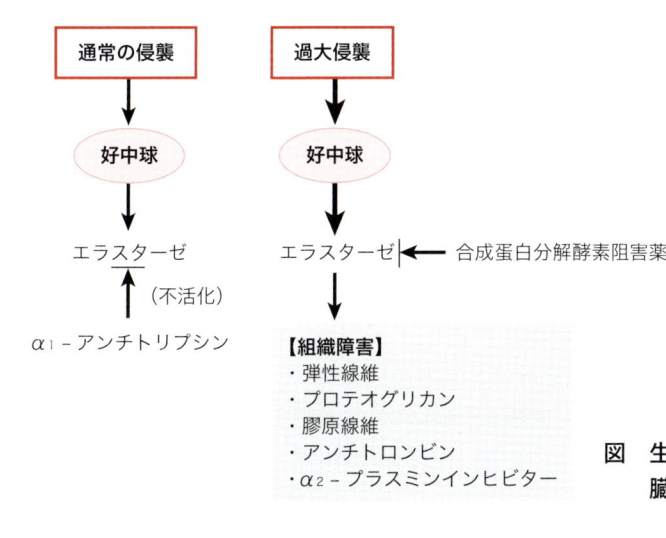

図　生体に侵襲が加わった際の二次性臓器不全とエラスターゼ

また血管内皮細胞表面の接着分子発現を抑制し，活性化好中球による血管内皮細胞障害を緩和する．さらには活性酸素種の除去作用もあるといわれている．健常人の尿から精製され，出血性ショック，細菌性ショック，外傷性ショック，熱傷性ショックを適応疾患としている．

本邦ではウリナスタチンと同様のコンセプトで1970年代に合成蛋白分解酵素阻害薬が開発され，80年代以降，盛んに用いられてきた．これらの代表としてはガベキサートメシル酸塩（FOY®）とナファモスタットメシル酸塩（フサン®）があり，ともに急性膵炎とDIC（disseminated intravascular coagulation：播種性血管内凝固）を適応症としている．両剤とも多価蛋白分解酵素阻害効果を有し，急性膵炎においてはトリプシンやリパーゼなどの膵由来の消化酵素阻害効果が，DICにおいては蛋白分解のカスケード反応である凝固反応の抑制効果が期待されている．

❷ ショックにおけるエラスターゼの役割とその阻害薬

その後時代は下り，従来「種々の病態にもとづく急性の血圧低下反応」と位置づけられてきたショックは，現在では「**組織の酸素需要と供給に不均衡をもたらす，全身的な循環障害**」と捉えられるようになり，また基礎疾患ごとに個別対応することが必要と考えられるようになってきた．このようななかで，特に感染症を基礎病態とする**敗血症性ショックの病態形成に関しては，好中球由来の蛋白分解酵素であるエラスターゼの果たす役割がクローズアップされる**ようになった．好中球エラスターゼは好中球由来の蛋白分解酵素のうちでもっとも強力な活性を有する分子量が約3万程度の中性プロテアーゼで，好中球のアズール顆粒（ライソゾーム）に存在している．生理的状態では，好中球内で貪食した細菌や異物を消化，分解し，好中球外においては，エラスチン，コラーゲン，フィブロネクチン，血液凝固第XIII因子などを分解する．

一方，生体に侵襲が加わった際に生じる二次性臓器不全において果たす役割が注目されている．好中球エラスターゼは，侵襲下では，生体の構成成分である弾性線維やプロテオグリカン，膠原線維，アンチトロンビン，α₂-プラスミンインヒビターを不活化する（図）．そして通常の状態ではごく短時間で生理的プロテアーゼ阻害酵素であるα₁-アンチトリプシンと結合して

不活化されるが，侵襲が過大である場合には，α_1-アンチトリプシンは，好中球から放出される活性酸素種やミエロペルオキシダーゼ，ラクトフェリンなどにより不活化されて相対的不足状態となり，結果として未処理のエラスターゼが組織を傷害することになると考えられている．

　このような状態で過剰のエラスターゼを処理することを目的として合成されたのが**新世代の合成蛋白分解酵素阻害薬である**．シベレスタットナトリウム（エラスポール®）はその代表であり，現在SIRS（systemic inflammatory response syndrome：全身性炎症反応症候群）に伴う急性肺障害に対して使用が認められているが，認証の際に行なわれた第三相無作為比較試験では，コントロール群と比較して人工呼吸器からの離脱が1週間程度早くなることが検証された[1]．また実験レベルでは，エンドトキシンやコブラ毒で惹起された肺血管透過性亢進を抑制し，急性肺障害モデルにおける肺への好中球浸潤および肺障害そのものを抑制することが報告されている．ただし同薬に関しては投与タイミングの重要性がいわれており，肺障害が顕性になった状態では効果が十分に発揮されないとされている（海外で実施された追試[2]では治療の開始が遅れたため効果が検証されなかった）．したがってSIRS発症後72時間以内で，急性肺傷害を合併する可能性が高いと考えられる時点での治療開始が推奨されている．通常1日4.8 mg/kgを250〜500 mLの生理食塩水に希釈して24時間持続投与を行うが，配合禁忌の薬剤が多いため独立ラインを用いることが多い．投与期間については，一般にまず5日間の投与を行い，効果が認められれば最大14日間までの延長が認められている．好中球エラスターゼは，先にも述べたように基質特異性が少なく，全身で作用するため，シベレスタットナトリウムの効果は肺障害以外でも期待されている．特にショックは全身の恒常性が失われる強い侵襲下でみられる現象なので，対象として妥当かもしれない．

2 生理的蛋白分解酵素阻害薬

❶ 活性化好中球による血管内皮細胞障害と臓器障害

　抽出もしくは合成の蛋白分解酵素阻害薬に加え，生体には元来，生理的蛋白分解酵素阻害物質が備わっており，これらがショックの治療薬として期待されている．ショックを含めた重症感染症では，病原体自身やその菌体成分であるエンドトキシン，あるいは外毒素などによって自然免疫の活性がみられる．このうち活性化単球は，TNF-αやIL-1βなどの炎症性サイトカインを産生し，これによって最前線で働く好中球が活性化される．このようなサイトカイン産生からはじまる炎症反応が過剰になると，活性化好中球は接着分子を介して血管内皮細胞に粘着，固定し，好中球エラスターゼや活性酸素種などの組織傷害因子を放出して血管内皮細胞を傷害する．非侵襲時に血管内皮細胞は，NOやプロスタグランジンI$_2$などを産生して臓器の適切な循環を維持しているが，侵襲下で活性化好中球による血管内皮細胞障害が起こると，これらの産生調節が損なわれ，血管透過性の亢進や抗血栓機能の低下，好中球や血小板の接着が促進される．そしていよいよ侵襲が強くなり，血管抵抗の減少がみられるようなショック状態へと進行していくと臓器不全状態に陥ることとなる．TNF-αなどの炎症性サイトカインは，過剰に産生されると血管壁でのNO合成酵素を誘導し，これによる過剰なNO産生は敗血症性ショックをもたらす．また，血圧低下や微小血栓形成により重要臓器での虚血再灌流が引き起こされ

ると，これらも臓器不全の原因となる．そしてこのような虚血再灌流性臓器障害の発症にも，活性化好中球による血管内皮細胞障害は重要な役割を果たすと考えられている．

❷ 活性化プロテインCおよびアンチトロンビン

このように侵襲時に認められる臓器障害の発症過程には，活性化好中球による血管内皮細胞障害が重要な役割を担っており，白血球の活性化を抑制し，血管内皮細胞障害を軽減する薬剤が侵襲時の病態治療に有効と考えられる．活性化プロテインCは，そのセリンプロテアーゼ活性に依存して単球からの炎症性サイトカインの産生を抑制し，本来の働きである凝固抑制機能に加えて，活性化好中球による組織傷害を緩和することが知られ，重症感染症の治療薬として広く用いられている[3]．そして現在も**ショックを対象とした2本の臨床試験**〔Efficacy and Safety of Drotrecogin Alfa (Activated) in Adult Patients With Septic Shock (NCT00604214)，Activated Protein C and Corticosteroids for Human Septic Shock (APROCCHS) (NCT00604214)〕**が進行中**である．

活性化プロテインCと同じ生理的セリンプロテアーゼとしてアンチトロンビンがある．本邦ではDICの治療薬として広く用いられているが，その作用は抗凝固にとどまらず，活性化プロテインCと同様に血管内皮の保護作用，およびそれに基づく循環改善作用が報告されている．

Cons 反対論

合成，もしくは抽出製剤の最大の弱点は有用性を裏づける質の高い**エビデンスが存在しない**ことで，このためいわゆるローカルドラッグとしての位置づけしかない．またウリナスタチンやガベキサートメシル酸塩，あるいはナファモスタットメシル酸塩については1970年代の開発であるため，認証の際に行なわれた臨床試験は現在の国際標準の水準に達していない．当然その結果も日本語で報告されているため，海外からの評価を受けることができない．一方シベレスタットナトリウムについては新good clinical practice基準で臨床試験が行われたが，やはり英文で公表されなかったため注目されることはなかった．

生理的蛋白分解酵素阻害薬のうち，活性化プロテインCについては，現在国際標準治療の位置づけとなっている[4]．しかし同薬については，重症敗血症のうちでも特に死亡リスクの高い症例の死亡率を改善させるが，軽症例に用いた場合には生存率の改善効果がみられないばかりか，むしろ出血のリスクを上昇させることが報告されている[5]（表）．また同薬は本邦での認証は行われておらず，使用することはできない．これに対し，本邦で使用できるのはアンチトロンビン濃縮製剤であるが，同薬に関する大規模臨床試験では重症敗血症の生存率を改善する効果は検証することができなかった[6]．そればかりか特にヘパリンを併用した際には出血リスクが増大することも報告されているので注意が必要である．

表　出血イベントの比較

臨床試験薬剤	出血	コントロール群	治療群	有意差
PROWESS 活性化プロテインC	すべて	12.1 %	12.5 %	p = 0.84
PROWESS 活性化プロテインC	重大	2.0 %	3.5 %	p = 0.06
ADRESS 活性化プロテインC	すべて	6.0 %	5.7 %	p = 0.71
ADRESS 活性化プロテインC	重大	1.2 %	2.4 %	p = 0.02
XPRESS 活性化プロテインC	すべて	8.1 % ヘパリン非併用	10.8 % ヘパリン併用	p = 0.05
XPRESS 活性化プロテインC	重大	2.5 % ヘパリン併用	2.3 % ヘパリン併用	p = 0.72
KyberSept アンチトロンビン	すべて	12.8 %	22.0 %	RR：1.71 95 % CI：1.42-2.06
KyberSept アンチトロンビン	重大	5.7 %	10.0 %	RR：1.75 95 % CI：1.31-2.33

■おわりに

　ショックへの対応は単に血圧の回復だけでは不十分である．それとともに血流の改善や酸素運搬能の回復などが不可欠である．そして**選択的エラスターゼ阻害薬や生理的セリンプロテアーゼ阻害薬には血管内皮保護作用と組織循環改善効果が期待されている**．しかしながら，これらには未だ十分なエビデンスが存在せず，また有害事象が懸念されるものもあるので注意が必要である．

文献・参考図書

1) 玉熊正悦 ほか：好中球エラスターゼ阻害剤：ONO-5046 Naの全身性炎症反応症候群に伴う肺障害に対する有効性と安全性の検討．臨床医薬，14：289-317，1988
2) Zeiher, B. G., et al. and STRIVE Study Group : Neutrophil elastase inhibition in acute lung injury : Results of the STRIVE study. Crit Care Med, 32 : 1695-1702, 2004
3) Bernard, G., et al. : Efficacy and safety of recombinant human acitvated protein C for severe sepsis. N Engl J Med, 344 : 699-709, 2001
4) Dellinger, R. P., et al. : Surviving Sepsis Campaign: international guidelines for management of severe sepsis and septic shock : 2008. Crit Care Med, 36 : 296-327, 2008
5) Abraham, E., et al. : Drotrecogin alfa（activated）for adults with severe sepsis and a low risk of death. N Engl J Med, 353 : 1332-1341, 2005
6) Warren, B. L., et al. : Caring for the critically ill patient. High-dose antithrombin III in severe sepsis: a randomized controlled trial. JAMA, 286 : 1869-1878, 2001

索引 Index

欧文

A

α1-アンチトリプシン 237
acute kidney injury 162
ADAMTS-13 184
AKI 162
ALI 56, 151
APACHE II 138
ARDS 56, 151
AT III 57
AT製剤 182
AVP 221

C

chemical mediator 121
Cytokine Theory of Disease 190

D

de-escalation 56
diagnostic peritoneal lavage ... 88
DIC 116, 121, 175
DIGAMI study 230
DPL 88
dysoxia 190
Dダイマー 112

E

Early Goal-Directed therapy ... 186
EGDT 48, 186

F

FAST 81
focused assessment with sonography for trauma 81
Forrester 分類 103

J

Japan Advanced Trauma Evaluation and Care 86
JATEC™ 86

L

Larrey point 129
Leuven I study 230
Leuven II study 231
LIP 156
lower inflection point 156
low output syndrome 103

M

MPM II 138

N

neurogenic shock 87
NICE-SUGAR trial 233
NOMI 59
Noninvasive Positive Pressure Ventilation 158
non renal indication 162, 171
NPPV 158

O

open lung strategy 151

P

PCPS 98
PDE III阻害薬 56
PEEP 118
permissive hypercapnea 156
PMX-DHP 59
preventable death 80
primary survey 86

R

RASS 159
recruitment maneuver 156
renal indication 171
rescue therapy 151
Richmond Agitation-Sedation Scale 159
RIFLE 分類 167
rTM 183

S

SAPS II 138
ScvO$_2$ 48
sepsis 53
Sepsis Management Bundle 189
Sepsis Resuscitation Bundle ... 189
septic shock 53
severe sepsis 53
Severe Sepsis Bundle 189
SOFA 138
SSCG 46, 186
SSCG2008 222
Stanford A型 125, 126
supranormalization theory 187
Surviving Sepsis Campaign guidelines 186
Swan-Ganz カテーテル 100

T

TAE 82

U

UIP 156
upper inflection point 156

V

VALI ·· 155
VAP ·· 158
VASST ··· 222
ventilator-associated lung injury
 ·· 155
ventilator-associated pneumonia
 ·· 158
VISEP trial ······································ 232
VITRIS-study ································· 225

W

Wells スコア ·································· 111

和 文

あ

アドレナリン ···························· 56, 67
アドレナリン受容体 ················· 198
アナフィラキシー ······················ 64
アナフィラキシーショック ······ 61
アナフィラキシー様反応 ········· 64
アンチトロンビン ····················· 120

い

遺伝子組換えトロンボモジュリン
 ·· 183
インスリン ····································· 57

う

ウリナスタチン ·························· 236

え

炎症性サイトカイン ················· 239

か

外傷性消化管穿孔 ······················ 88
外傷性ショック ·························· 81
改訂ジュネーブスコア ··········· 111
過換気 ··· 49
下大静脈フィルター ················ 114
活性化好中球 ······························ 236
活性化プロテインC ······· 175, 239
カテコラミン ························ 48, 197
ガベキサートメシル酸塩 ······· 120
間欠的空気圧迫法 ···················· 114

き

機械分娩 ······································· 116
急性冠症候群 ······················ 47, 124
急性期DIC診断基準 ················ 175
急性期高血糖 ······························ 228
急性血液浄化療法 ···················· 162
急性呼吸促迫症候群 ··············· 119
急性腎傷害 ·································· 162
急性大動脈解離 ············· 125, 126
急性腹症 ··· 49
急速輸液 ··· 47
強化インスリン療法 ··············· 228
胸腔穿刺 ······································· 131
胸腔ドレーン ······························ 134
胸腔ドレナージ ························ 131
胸痛 ·· 110
筋性防御 ··· 49
緊張性気胸 ·································· 131

け

血液浄化療法 ······························ 171
血液培養検査 ································ 55
血管内皮障害 ······························ 236
血管内皮保護作用 ···················· 240
血小板濃厚液 ································ 77
血栓溶解療法 ······························ 113

血糖管理 ······································· 228

こ

抗凝固療法 ······················· 113, 114
抗菌薬 ·· 56
高サイトカイン血症 ··············· 190
膠質液 ····································· 55, 75
好中球エラスターゼ ··············· 237
高齢者 ·· 49
呼吸困難 ······························ 110, 117
呼吸不全 ······································· 116
骨髄輸液針 ···································· 87
コルチコステロイド ·················· 57

さ

サイトカイン・セオリー ······· 190

し

シベレスタットナトリウム ···· 238
出血性ショック ············· 70, 82, 87
循環虚脱 ······································· 116
常位胎盤早期剥離 ···················· 116
晶質液 ····································· 55, 75
ショック ······················ 106, 117, 197
ショック指数 ································ 73
神経原性ショック ······················ 87
人工呼吸器関連肺炎 ··············· 158
人工呼吸器関連肺損傷 ·········· 155
新鮮凍結血漿 ······················ 77, 120
心タンポナーデ
 ························ 123, 124, 126, 127, 129
心囊開窓術 ·································· 129
心囊ドレナージ ······· 123, 126, 129
深部静脈血栓症 ························ 114

す

救い得た死 ···································· 80

せ

- 生理的蛋白分解酵素阻害物質 …… 238
- 赤血球濃厚液 …………………………… 76
- 全身性炎症性反応 ……………………… 119
- 選択的エラスターゼ阻害薬 …………… 236

そ

- 造影剤 …………………………………… 69
- 組織酸素代謝失調 ……………………… 190
- 組織循環改善効果 ……………………… 240
- 組織低灌流 ……………………………… 48
- 蘇生 ……………………………………… 47

た

- 代謝性アシドーシス …………………… 52
- 多臓器不全 ……………………………… 52
- ダナパロイド Na ………………………… 179
- 弾性ストッキング ……………………… 114

ち

- 腸管壊死 ………………………………… 51
- 鎮静 ……………………………………… 57
- 鎮痛 ……………………………………… 57

て

- 帝王切開 ………………………………… 116
- 低血糖 …………………………………… 228
- 低酸素血症 ……………………………… 106

と

- ドパミン ………………………………… 56
- ドブタミン ……………………………… 56
- ドレナージ ……………………………… 56
- トロンボモデュリン …………………… 57

な

- ナファモスタットメシル酸塩 ………… 120

に

- 二相性アナフィラキシー ……………… 66
- 乳酸アシドーシス ……………………… 50
- 乳酸クリアランス ……………………… 190

の

- ノルアドレナリン ……………………… 56

は

- 敗血症性ショック ……………………… 48
- 肺血栓塞栓症 …………………………… 106
- 肺高血圧 ………………………………… 121
- 肺高血圧症 ……………………………… 117
- バイタルサイン …………………… 47, 82
- 肺動脈カテーテル ……………………… 120
- 肺保護戦略 ……………………………… 151
- 肺保護的戦略 …………………………… 119
- 播種性血管内凝固症候群 ……………… 175
- バゾプレシン ………………… 48, 56, 221
- 反跳痛 …………………………………… 49

ひ

- 非心原性肺水腫 ………………………… 121
- 非侵襲的陽圧換気 ……………………… 158
- ヒドロコルチゾン ……………………… 57
- 非閉塞性腸管虚血症 …………………… 51
- 標準化 …………………………………… 159

ふ

- 腹臥位療法 ……………………………… 154
- 腹部触診 ………………………………… 58
- 腹部大動脈瘤 …………………………… 47
- 腹部膨満 ………………………………… 49
- 腹部膨隆 ………………………………… 58
- プラトー圧 ……………………………… 153
- プロカルシトニン ……………………… 50
- プロテアーゼインヒビター …………… 236

へ

- 閉塞性ショック …………………… 87, 131

め

- メロペン® ……………………………… 49

も

- 門脈ガス血症 …………………………… 59
- 門脈内ガス ……………………………… 51

よ

- 羊水塞栓症 ……………………………… 116

り

- リクルートメント ……………………… 156
- リクルートメント手技 ………… 119, 156

編者プロフィール

松田直之（Matsuda Naoyuki）

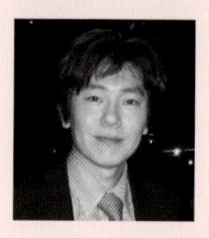

名古屋大学大学院医学系研究科 救急・集中治療医学分野教授，名古屋大学減災連携研究センター減災医学分野教授，名古屋大学医学部附属病院救急部・集中治療部部長

1993年3月北海道大学医学部卒業（北海道大学医学部69期生）．医学部卒業後，砂川市立病院で臨床研修をした後，当時救命率の低かった敗血症病態の解明のために北海道大学大学院医学研究科外科系大学院へ進学．大学院時代は，日常一般診療に加え，薬理学，生化学，解剖学を基盤とした病態モデルの多角的研究スタイルを確立．2000年に学位総説「心筋細胞内情報伝達系への病態修飾」で大学院を修了し，北海道大学および京都大学における救急部および集中治療部の立ち上げ人として活躍した．大学経験が長いことより，夜間急病センターを含めた200を超える施設での初期診療・救急医療，手術室麻酔，院内講演などのアルバイト経験をもつ．2010年2月1日より，名古屋大学大学院医学系研究科 救急・集中治療医学分野に異動し，東海地方および，名古屋大学医学部や名古屋大学病院に，急性期医療拡充を展開している．

ブログ：救急一直線 http://blog.goo.ne.jp/matsubomb/
資格：救急科専門医，集中治療専門医，麻酔科指導医，Infection Control Doctor など
賞与：米国集中治療医学会 Annual Scientific Award（2004年，2010年），米国集中治療医学会 Annual Citation Award（2006年，2011年），日本集中治療医学会 優秀論文賞（2004年，2010年），日本救急医学会 丸茂賞（2003年），日本麻酔科学会山村記念賞（2009年）など

レジデントノート別冊　救急・ERノート2

ショック―実践的な診断と治療
ケースで身につける実践力と Pros & Cons

2011年7月20日　第1刷発行
2014年6月20日　第2刷発行

編　集　松田直之
発行人　一戸裕子
発行所　株式会社　羊　土　社
　　　　〒101-0052
　　　　東京都千代田区神田小川町 2-5-1
　　　　TEL　03（5282）1211
　　　　FAX　03（5282）1212
　　　　E-mail　eigyo@yodosha.co.jp
　　　　URL　http://www.yodosha.co.jp/
装　幀　野崎一人
印刷所　株式会社　三秀舎

© YODOSHA CO., LTD. 2011
ISBN978-4-7581-1342-7

本書に掲載する著作物の複製権・上映権・譲渡権・公衆送信権（送信可能化を含む）は（株）羊土社が保有します．
本書を無断で複製する行為（コピー，スキャン，デジタルデータ化など）は，著作権法上での限られた例外（「私的使用のための複製」など）を除き禁じられています．研究活動，診療を含み業務上使用する目的で上記の行為を行うことは大学，病院，企業などにおける内部的な利用であっても，私的使用には該当せず，違法です．また私的使用のためであっても，代行業者等の第三者に依頼して上記の行為を行うことは違法となります．

JCOPY ＜（社）出版者著作権管理機構　委託出版物＞
本書の無断複写は著作権法上での例外を除き禁じられています．複写される場合は，そのつど事前に，（社）出版者著作権管理機構（TEL 03-3513-6969，FAX 03-3513-6979，e-mail：info@jcopy.or.jp）の許諾を得てください．

memo

新刊 あきらめるのはまだ早い！
"最後の砦"ファイバー挿管のコツをこの1冊に

これならできる ファイバー挿管
── エアウェイスコープ、トラキライト実践ガイド付き

著 青山和義　新日鐵八幡記念病院麻酔科主任医長
　　　竹中伊知郎　新日鐵八幡記念病院手術部部長/麻酔科主任医長

雑誌「LiSA」の人気連載を単行本化。喉頭鏡による挿管が困難な症例に対する最終手段とされるが難易度の高いファイバースコープによる気管挿管を中心に、エアウェイスコープやトラキライトを加えた3種類の気管挿管補助器具の具体的な使用法とそのコツやトラブル発生時の対処法まで、初歩から丁寧に解説。オールカラーで写真、図表を多用するなど、効率的に修得できるよう工夫が施されている。単行本化に際し新章を追加し、全面的に加筆・修正を加え、コンテンツのさらなる充実を図る。麻酔、救急、集中治療に携わる若手医師のスキルアップに寄与する実践書として、また上級医の指導書として最適。

目次
- 第1部 ファイバースコープ≪基礎・準備編≫
- 第2部 ファイバースコープ≪実践編≫
- 第3部 ファイバースコープ≪応用編≫
- 第4部 エアウェイスコープ　第5部 トラキライト

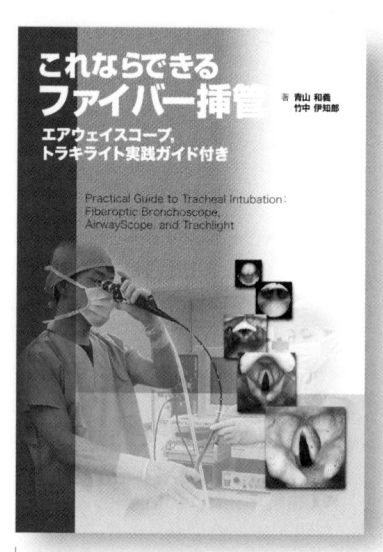

定価 8,400円 (本体 8,000円+税5%)
- B5　頁312　カラー図・写真402
- ISBN 978-4-89592-676-8

新刊 ライン確保の精度を高める実践的副読本

LiSAコレクション 中心静脈・動脈穿刺

編集 中馬理一郎　慈恵会新須磨病院麻酔科部長
　　　鈴木利保　東海大学医学部外科学系・診療部麻酔科教授

雑誌「LiSA」連載を単行本化したシリーズ、"LiSAコレクション"第1弾。麻酔科医のみならず研修医にとっても会得すべきとされる基本手技のひとつであるが、安全上慎重な施行が求められるライン確保のテクニックに焦点をあてた実践的副読本。中心静脈穿刺および動脈穿刺を2大テーマとし、カテーテルの挿入法や留置法を具体的に説明するのみならず、症例ごとに起こりうるトラブルシューティングについて解説。加えて前提となる解剖や機器に関する知識、合併症や安全対策などにまで言及。実践する上での必須の知識を網羅しコンパクトにまとめた1冊。

目次
- 【第1部】中心静脈穿刺編
  - 1／中心静脈穿刺の基礎知識　2／中心静脈穿刺の実際
  - 3／中心静脈カテーテルのトラブルシューティング
- 【第2部】動脈穿刺編
  - 4／動脈穿刺の基礎知識　5／動脈穿刺の実際
  - 6／動脈カテーテルのトラブルシューティング

定価 4,830円 (本体 4,600円+税5%)
- B5　頁216　図・写真144　ISBN 978-4-89592-678-2

＊内容の詳細はWEBで http://www.medsi.co.jp

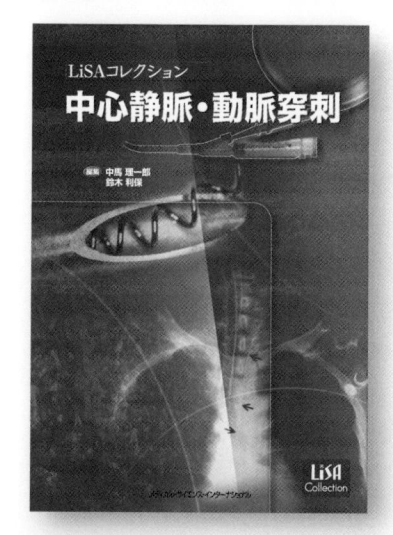

MEDSi メディカル・サイエンス・インターナショナル
113-0033　東京都文京区本郷1-28-36 鳳明ビル
TEL 03-5804-6051　FAX 03-5804-6055
http://www.medsi.co.jp
E-mail info@medsi.co.jp

救急・ER・ICU 関連書籍

救急・当直で必ず役立つ！
骨折の画像診断
改訂版
全身の骨折分類のシェーマと
症例写真でわかる読影のポイント

福田国彦，丸毛啓史，小川武希／編

全身の代表的な骨折を1冊に凝縮．豊富な症例写真と簡潔な解説で，見るべきポイントがつかめ，基本的な撮像法も身につく！購入者特典として「骨折の分類」の一覧をダウンロードできるので，診療中もサッと調べられる！

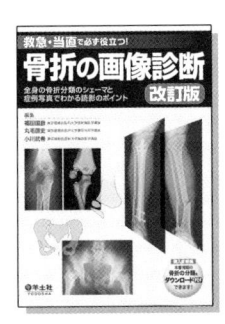

- ■ 定価（本体 5,400円＋税）
- ■ B5判　■ 299頁　■ ISBN 978-4-7581-1177-5

あてて見るだけ！
劇的！
救急エコー塾
ABCDの評価から骨折、軟部組織まで、
ちょこっとあてるだけで役立つ手技のコツ

鈴木昭広／編

「レジデントノート」で大好評の特集・連載がついに単行本化！救急の現場で絶対役立つエコーの手技をわかりやすく解説．よく使う腹部や心臓のエコーだけでなく、気道や胃、骨折まで手軽にみられるようになる！

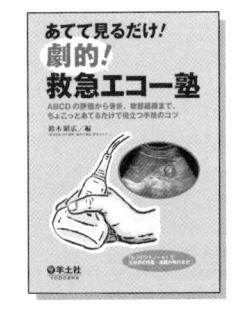

- ■ 定価（本体 3,600円＋税）
- ■ A5判　■ 189頁　■ ISBN 978-4-7581-1747-0

ERでの
非典型症状にだまされない！
救急疾患の目利き術

寺沢秀一／監，安藤裕貴／編

救急専門医ですら時に診断が難しい非典型症状の患者さん．本書では同一疾患のさまざまな非典型例をとりあげ，重篤な疾患を見逃さないための"目利き"のポイントを解説します．救急に携わるすべての医師必携！

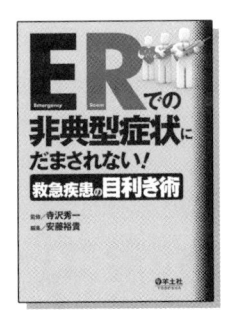

- ■ 定価（本体 4,200円＋税）
- ■ B5判　■ 215頁　■ ISBN 978-4-7581-1746-3

Surviving ICUシリーズ
ARDSの治療戦略
「知りたい」に答える、現場の知恵とエビデンス

志馬伸朗／編

- ■ 定価（本体 4,600円＋税）
- ■ B5判　■ 238頁
- ■ ISBN 978-4-7581-1200-0

ICUに強くなる！現場で
必要な考え方が身につく

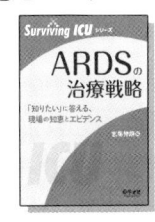

敗血症治療
一刻を争う現場での疑問に答える

真弓俊彦／編

- ■ 定価（本体 4,600円＋税）
- ■ B5判　■ 246頁
- ■ ISBN 978-4-7581-1201-7

日々の悩みを解消！エキスパートの考え方がみえてくる！

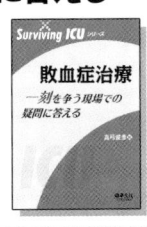

発行　羊土社 YODOSHA　〒101-0052　東京都千代田区神田小川町2-5-1　TEL 03(5282)1211　FAX 03(5282)1212
E-mail：eigyo@yodosha.co.jp
URL：http://www.yodosha.co.jp/

ご注文は最寄りの書店，または小社営業部まで

レジデントノート

プライマリケアと救急を中心とした総合誌

年間定期購読料（送料サービス）
- 月刊のみ　12冊
  定価（本体24,000円＋税）
- 月刊＋増刊
  増刊を含む定期購読は羊土社営業部までお問い合わせいただくか、ホームページをご覧ください。
  URL：http://www.yodosha.co.jp/rnote/

月刊
毎月1日発行　B5判　定価（本体2,000円＋税）

初期研修医から指導医まで日常診療を徹底サポート！

現場に出てすぐに使える日常診療の基本から一歩進んだ最近のエビデンス、進路情報までかゆいところに手が届く！

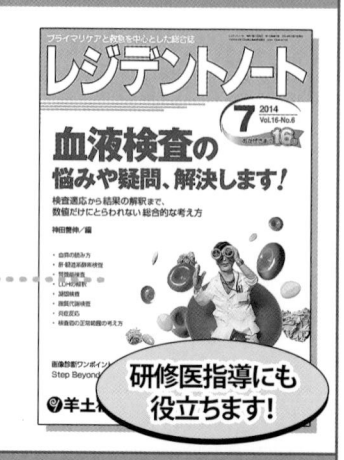

研修医指導にも役立ちます！

増刊 レジデントノート
1つのテーマをより広くより深く

□ B5判　□ 年6冊発行

レジデントノート増刊 Vol.16 No.5

病棟でのあらゆる問題に対応できる！
入院患者管理パーフェクト

石丸裕康／編

● 入院患者に日々生じる主疾患以外の問題を解決する秘訣を伝授！

レジデントノート増刊 Vol.16 No.2

疾患の全体像「ゲシュタルト」をとらえる
感染症の診断術

臨床像の核心とその周辺がみえてくる！

西垂水和隆，成田　雅／編

● 感染症の診断力向上のカギは疾患の全体像，ゲシュタルトにあり！

レジデントノート増刊 Vol.15 No.17

見逃さない！救急CTの読み方

急性腹症や頭部疾患などで誰もが悩む症例から学ぶ

早川克己／編

● 正確なCT読影のための見逃さないコツが身につく！

発行　羊土社 YODOSHA
〒101-0052　東京都千代田区神田小川町2-5-1　TEL 03(5282)1211　FAX 03(5282)1212
E-mail：eigyo@yodosha.co.jp
URL：http://www.yodosha.co.jp/

ご注文は最寄りの書店，または小社営業部まで

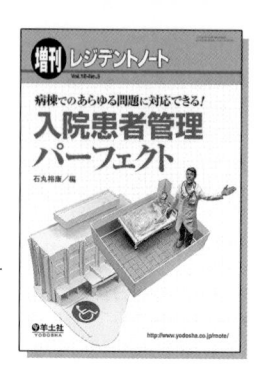